Dr. Maria Bellinger, Ursula Kocs

Gerontopsychiatrie und Neurologie

1. Auflage, 1. korrigierter Nachdruck

Bestellnummer 6613

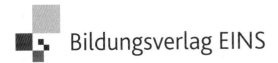

Bildungsverlag EINS

Vorwort

Bei Durchsicht der gängigen Lehrbücher zur Altenpflegeausbildung stößt man häufig auf zwei Extreme: ein Teil der Werke lehnt sich sehr stark an die Literatur aus dem Bereich der Krankenpflege an, wird dadurch sehr ausführlich und in vielen Teilbereichen den speziellen Anforderungen der Altenpflege nicht gerecht. Der andere Teil vereinfacht und verkürzt das Stoffgebiet derart, dass manche Sachverhalte schlicht falsch dargestellt werden und ein Verständnis ohne Vorkenntnisse kaum möglich ist.

Das vorliegende Lehrbuch bietet hier eine gelungene Alternative. Der Inhalt orientiert sich an den Altenpflege-Lehrplänen der verschiedenen Bundesländer, geht aber darüber hinaus auch auf strukturelle Aspekte der Versorgung und auf die Bedürfnisse der in der Altenpflege tätigen Menschen in. Dabei liegt der Schwerpunkt eindeutig auf den Besonderheiten der Krankheitsverläufe im Alter, wodurch sich das Buch sowohl von den gängigen Psychiatriebüchern als auch von den Lehrbüchern für die Krankenpflege unterscheidet.

Besonders hervorzuheben ist der enge Praxisbezug mit einer Vielzahl von Fallbeispielen und Übungsaufgaben für den Unterricht. Dadurch werden die beschriebenen Erkrankungen auch für Leser ohne Vorkenntnisse anschaulich und nachvollziehbar und können leicht zu den eigenen Erfahrungen aus der täglichen Arbeit in Bezug gebracht werden.

Darüber hinaus will dieses Lehrbuch angehende Altenpflegerinnen und -pfleger und zur kritischen Auseinandersetzung mit dem Berufsalltag anregen, zur Selbstreflexion und Wahrnehmung eigener Bedürfnisse anhand konkreter Fälle immer wieder ermuntern und nicht zuletzt auch einen Beitrag zur Verbesserung der Berufszufriedenheit und zur Verringerung der hohen Aussteigerrate aus diesem Beruf leisten, indem es auch schwierige Themen wie Gewalt oder Burn-out aufgreift und Lösungsansätze diskutiert. Dazu eignet sich das psychiatrisch-neurologische Stoffgebiet aufgrund seiner vielfältigen Berührungspunkte mit ethischen Fragestellungen wie Suizidalität, geschlossene Unterbringung, Krankheitseinsicht etc. natürlich in besonderer Weise.

Wir hoffen, dass unser Lehrbuch für angehende Altenpflegerinnen und -pfleger ein hilfreicher Baustein auf dem Weg zur Professionalität wird und freuen uns über Anregungen und Kritik.

M. Bellinger, U. Kocs

Die Autorinnen

Dr. med. Maria M. Bellinger, geb. 1964, Fachärztin für Neurologie und Psychiatrie, Zusatzausbildung in Psychotherapie mit tiefenpsychologischem Schwerpunkt. Berufstätigkeit vorwiegend im stationären Bereich mit langjähriger Erfahrung in den Gebieten Allgemeinpsychiatrie, Gerontopsychiatrie und Neurologie einschließlich Rehabilitationsmedizin. Seit 1990 Fachlehrerin für Krankheitslehre an einer Altenpflegeschule sowie für Neurologie und Psychiatrie an mehreren Krankenpflegeschulen und einer psychiatrischen Fachpflege-Weiterbildungseinrichtung.

Ursula Kocs, geb. 1965, Arbeit als Altenpflegerin in Kronstadt (Rumänien), Studium der Psychologie in Würzburg und Mannheim, unterrichtet Psychologie und Gerontopsychiatrie an mehreren Berufsfachschulen im Rhein-Neckar-Dreieck.

Inhaltsverzeichnis

www.bildungsverlag1.de

Bildungsverlag EINS
Sieglarer Straße 2, 53842 Troisdorf

ISBN 978-3-8242-**6613**-5

1 Einführung in die gerontopsychiatri-sche und neurologische Pflege

Die Gegenstände dieses Buches sind die Gerontopsychiatrie, die Neurologie und die Pflege. Zu Beginn dieses Kapitels ist es notwendig diese Begriffe zu klären.

Was ist Gerontopsychiatrie? Eine Wortanalyse ergibt die Wortteile:

Geronto	=	Greis (geron)
psych	=	Seele (Psyche)
iatrie	=	Heilung (iatreia)

Das Nachschlagen in Fremdwörterlexikas ergibt, dass Gerontopsychiatrie sich mit der Heilung der Seele des alten Menschen beschäftigt.

Wo etwas geheilt wird, muss etwas krank sein. Man kann also sagen, die Gerotopsychiatrie beschäftigt sich mit den Krankheiten der Seele und deren Heilung beim alten Menschen.

Definition
Gerontopsychiatrie ist die Lehre von den seelischen Erkrankungen und ihrer Behandlung beim alten Menschen.

Was ist Neurologie? Versuchen Sie auch diesen Begriff durch eine Wortanalyse zu erarbeiten.

Definition
Neurologie ist die Lehre von den Nerven und Nervenkrankheiten.

Worin bestehen nun die Unterschiede zwischen seelischen Erkrankungen und Erkrankungen des Nervensystems?

Neurologische Erkrankungen entsprechen meistens dem klassischen Krankheitsmodell (vgl. Krankheitslehre), demzufolge Krankheit ein regelwidriger Zustand körperlicher Funktionen mit nachweisbarer Ursache und durchschaubarer Pathogenese[1] ist. Dies kann auf psychische Krankheiten nur zum Teil übertragen werden.

Im Psychologieunterricht haben Sie sicherlich erfahren, dass die Seele sich im Erleben und Verhalten des Menschen zeigt. Eine kranke Seele bedeutet also eine Auffälligkeit im Verhalten und Erleben. Menschen mit einer seelischen Erkrankung verhalten sich anders, sie empfinden, denken, erleben anders als die meisten „gesunden" Menschen. Dabei sind die Ursachen für diese Störung in vielen Fällen unklar. Häufig kann die Auffälligkeit auch nicht eindeutig mit einer körperlichen Erkrankung in Verbindung

---

[1] Pathogenese = Krankheitsentstehung

gebracht werden. Deshalb spricht man in den letzten Jahren nicht mehr von psychischen Erkrankungen, sondern eher von psychischen Störungen.

In diesem Buch werden seelische Störungen und Störungen des zentralen und peripheren Nervensystems gemeinsam dargestellt, weil die Überschneidungen und Berührungspunkte beider Bereiche sehr zahlreich sind.

1.1 Psychische Störungen

Eine allgemein gültige Definition psychischer Störungen gibt es bis heute nicht. Zu Beginn dieses Kapitels haben wir gesagt, psychische Störungen sind Störungen im Verhalten und Erleben des Menschen. Doch wann ist menschliches Verhalten und Erleben gestört?

Eine Möglichkeit wäre, zu sagen Verhalten und Erleben ist gestört, wenn es von der Norm abweicht, wenn es anders ist als bei den meisten Menschen. Doch dann müssten alle Exzentriker, alle Sonderlinge oder alle Menschen mit ungewöhnlichen Eigenschaften oder Fähigkeiten für krank erklärt werden. Deswegen hat sich die WHO[2] Kriterien überlegt, anhand derer bei einem Menschen von einer psychischen Störung ausgegangen werden darf.

Psychisch krank ist jemand der:
– Über einen längeren Zeitraum klinisch auffallendes Verhalten zeigt
– Subjektiv unter diesen Symptomen leidet
– Durch die Symptome in mindestens einem Funktionsbereich (Arbeit, soziale Beziehungen, Selbstversorgung usw.) eingeschränkt ist
– Für sich oder andere gefährlich ist

Aufgaben

1. Überlegen Sie sich Verhaltensweisen von denen sie meinen, dass sie auf gestörtes Verhalten schließen lassen. Sind diese Menschen psychisch krank?
2. Denken Sie an psychisch kranke Bewohner. Welche der oben angeführten Kriterien sind bei ihnen erfüllt?
3. Denken Sie zurück an Ihren ersten Liebeskummer. Wahrscheinlich wollten Sie mit niemandem mehr sprechen, sperrten sich in Ihr Zimmer ein, wollten nichts mehr essen – Sie zeigten ein auffallendes Verhalten. Sicherlich haben Sie auch sehr unter den Symptomen gelitten. Da Sie sich auch nicht auf Schule oder Arbeit konzentrieren konnten, waren Sie auch in einem Funktionsbereich eingeschränkt. Vielleicht hatten Sie

---

2 WHO = Word Health Organisation = Weltgesundheitsorganisation

sogar Selbsttötungsgedanken, waren also für sich selbst gefährlich. Warum wurden Sie trotzdem nicht für psychisch krank erklärt? Was hätte noch dazu kommen müssen, damit Sie psychisch krank gewesen wären?

Definition

Gesundheit – das ist ein Zustand vollkommenen körperlichen, psychischen und sozialen Wohlbefindens (WHO).

Eine klare Trennlinie zwischen psychischer Gesundheit und psychischer Krankheit kann in vielen Fällen nicht gezogen werden. Das bedeutet, dass sich jeder Mensch irgendwo auf einem Kontinuum einordnen lässt zwischen psychischer Gesundheit, psychischer Krankheit, psychischer Behinderung bzw. chronischer psychischer Krankheit.

Psychisch gesund   psychisch krank   psychisch behindert

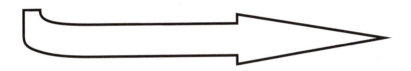

1.1.1 Entstehung psychischer Störungen

Bezüglich der Entstehung psychischer Störungen werden zahllose Bedingungen diskutiert, die für das abweichende Verhalten und Erleben verantwortlich gemacht werden können. Einigkeit herrscht darüber, dass mehrere Faktoren zusammentreffen müssen, damit psychische Krankheiten entstehen.

Aufgaben

1. Versuchen Sie zu erklären, warum eine Frau nach dem Tod ihres Mannes in eine tiefe Depression verfällt und eine andere nicht.
2. Zwei 80-jährige Männer sind unterschiedlich krank. Der eine leidet unter einer schweren Demenz, lebt in einem Pflegeheim als Schwerstpflegefall. Der andere lebt daheim, ist manchmal etwas verwirrt, geht zwar fast nie aus dem Haus, kann sich aber alleine anziehen, essen usw. Wie könnte man das unterschiedliche Verhalten erklären, wenn nach dem Tod dieser Männer, ein ähnlicher Grad an zerstörter Hirnmasse festgestellt wird (aufgrund der Alzheimer Krankheit)?

Jeder Mensch ist eine Leib-Seele-Einheit. Was der Mensch tut, denkt oder fühlt ist immer das Ergebnis eines Zusammenspiels von Körper und Seele. Wie sich der Mensch im Laufe seines Lebens entwickelt, ist abhängig von lebensgeschichtlichen Faktoren wie Erziehung, sozialen Einflüssen, Lebensbedingungen. Abhängig von diesen Bedingungen und dem körperlichen Allgemeinzustand entwickelt sich eine Persönlichkeit mit all ihren Eigenheiten, ihrer Anpassungsfähigkeit und ihrer Selbsteinschätzung.

Diese Persönlichkeit wird ständig irgendwelchen Belastungen ausgesetzt, die sie je nach ihren bisherigen Erfahrungen, Fähigkeiten und Ressourcen zu bewältigen versucht. Werden diese Belastungen subjektiv zu groß für diese Person, können Symptome psychischer Erkrankung erscheinen.

Je nach den Bedingungen auf die dieser kranke Mensch nun trifft, werden die krankhaften Symptome weiter bestehen (chronifizieren), sich verstärken oder sie werden wieder verschwinden (heilen).

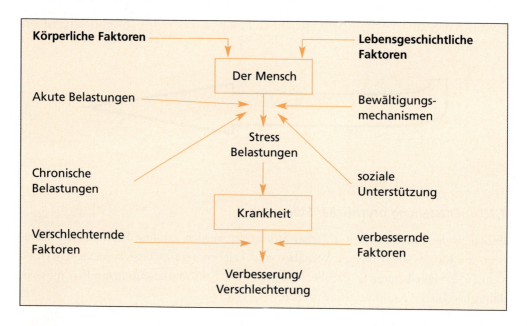

Aufgaben

1. Bilden Sie Arbeitsgruppen und suchen Sie anhand des Schemas Faktoren, die einen Einfluss auf die Entstehung und den Verlauf psychischer Krankheiten haben.

2. Diskutieren Sie anhand des Schemas Freuds (1923) Aussage: „Krankwerden ist die ökonomischste Lösung für einen psychischen Konflikt, auch wenn später die Unzweckmäßigkeit dieses Auswegs deutlich wird."

Entstehung und Verlauf psychischer Störungen sind also entscheidend davon abhängig, wie belastbar der Mensch ist. Die Belastbarkeit eines Menschen ist zum Teil genetisch bedingt, im Laufe seines Lebens nimmt sie in dem Maße zu, wie er gelernt hat, mit Belastungen oder Stress umzugehen (vgl. Stresstheorie bzw. Copingstrategien).

Psychische Störungen, die mit dem Alter zusammen hängen, haben oft eine sehr lange Vorgeschichte, die unauflöslich mit dem Individuum verbunden ist. Betreuende müssen auf die zahllosen Faktoren achten, die zu dieser Entstehungsgeschichte beigetragen haben.

1.1.2 Besonderheiten psychischer Störungen im Alter

Aus internationalen Daten geht hervor, dass zwischen 25 % und 30 % der über 65-jährigen Bevölkerung an einer psychischen Störung leiden (Cooper & Sosna, 1983; Sonsna & Wahl, 1983). In Altersheimen werden sogar mehr als 60 % aller Bewohner als „psychisch krank" eingestuft. Der Unterschied zwischen älteren und jüngeren Menschen besteht darin, dass ältere Menschen

– Auf eine lange Lebensgeschichte zurückblicken können
– Aufgrund ihres Alters zahlreichen Belastungen ausgesetzt sind, die für jüngere Menschen so nicht vorhanden sind. Faktoren die zu dieser Mehrbelastung im Alter führen sind:
  • Körperliche Faktoren (wie Gehbehinderung, Inkontinenz, Schwerhörigkeit)
  • Seelische Faktoren (wie Einsamkeit, Trauer, Depression)
  • Gesellschaftliche Faktoren (wie Ausgrenzen und Abschieben alter Menschen).

Die Lebensgeschichte

Im Laufe seines Lebens lernt jeder Mensch mit Stress oder Belastungen umzugehen. Das Kind lernt Strategien mit den Verboten der Eltern umzugehen, später lernt es den Umgang mit den Geboten der Schule, den Pflichten im Beruf, in der Familie usw. Abhängig von diesen Strategien (Copingmechanismen) wird der Mensch Situationen eher als belastend empfinden oder nicht.

Das Alter ist ein Lebensabschnitt, der mit zahlreichen Veränderungen im körperlichen, sozialen und familiären Bereich verknüpft ist. Ob der Mensch diese Veränderungen als Belastung empfindet und wie er mit diesen Belastungen umgeht, ist abhängig von den Bewältigungsstrategien, die er im Laufe seines Lebens gelernt hat.

Fallbeispiel

Frau E. ist das jüngste von 4 Kindern, das Nesthäkchen. Obwohl ihre Eltern früh starben, erlebte sie ihre Kindheit als überaus glücklich. Sie erzählt, dass es ihr an nichts fehlte, da ihre größeren Brüder sie immer beschützten. Schwierig wurde es, als ihre Brüder in den Krieg mussten und sie hilflos zurückblieb. Doch sie fand eine Stelle als Hausmädchen bei einer sehr energischen und gütigen Frau. Bei dieser blieb sie bis nach Kriegsende und fühlte sich glücklich. Dann verstarb die Frau plötzlich und Frau E. stand alleine

Fallbeispiel

und völlig verzweifelt in einer zerbombten Stadt. Zum Glück traf sie ihren zukünftigen Mann, der sie praktisch von der Straße holte. Die Ehe war sehr harmonisch. Der Mann ging arbeiten und Frau E. kümmerte sich um die Kinder. Ihre erste Krise hatte sie, als die Kinder von zu Hause weg zogen. Doch nachdem es ihr gesundheitlich so schlecht ging, schaffte es die Tochter, in der Nähe der Mutter eine Anstellung zu finden. So richtig blühte Frau E. auf, als ihr Mann in Rente ging. Er war ein begeisterter Theaterbesucher und führte sie einige Jahre durch die großen Theater der Bundesrepublik. Dann erkrankte er. Frau E. war verzweifelt, überfordert und wurde selber krank. Der Mann musste in ein Pflegeheim wo er bald starb. Die Tochter nahm Frau E. bei sich auf. Da entstanden jedoch bald große Probleme. Frau E. fühlte sich vernachlässigt und der Schwiegersohn fühlte sich durch sie eingeengt. Frau E. litt unter Appetitlosigkeit, Verdauungsstörungen, Schlaflosigkeit und unter Ängsten, wenn sie alleine zu Hause war. Mit Mühe setzte der Schwiegersohn einen Urlaub ohne Frau E. durch. Für Frau E. wurde ein Platz in der Kurzzeitpflege besorgt. Nach einer Woche musste sie gerontopsychiatrisch behandelt werden. Sie litt an einer schweren Depression.

Frau E. hat nie gelernt mit neuen Situationen alleine fertig zu werden. Ihre Bewältigungsstrategie bestand ein Leben lang darin, sich und ihr Schicksal an andere Menschen zu binden. Dadurch wurden Verlusterlebnisse auch besonders schlimm für sie.

Körperliche Faktoren

Körperliche Erkrankungen können Ursache oder Folge einer psychischen Störung sein. Beispielsweise kann eine Herzschwäche zu einem gestörten Hirnstoffwechsel und somit zu Verwirrtheitszuständen führen.

Umgekehrt können körperliche Leiden eine Folge von psychischen Störungen sein und den Verlauf der psychischen Störung negativ beeinflussen. Es kann z. B. zu körperlichen Leiden kommen, wenn durch eine depressiven Verstimmung Essen und Hygiene vernachlässigt wird. Durch Austrocknung oder Unterzuckerung kann zu der depressiven Verstimmung noch ein Verwirrtheitszustand kommen.

Körperliche Faktoren die zu psychischen Störungen führen können sind im Einzelnen in Kapitel 3 unter 3.1, Ursachen organischer Psychosyndrome dargestellt.

Seelische Faktoren

Schwierigkeiten im Alter sind beinahe unvermeidlich und die Fähigkeit sich damit abzufinden ist von großer Bedeutung für die seelische Gesundheit. Die häufigsten seelischen Probleme sind:

- **Trauer:** Je älter wir werden, um so mehr Menschen sterben in unserer Umgebung. Der Prozess der Überwindung des Verlustes kann langwierig und einschneidend sein. Beim Verlust des Lebenspartners z. B. muss der Überlebende sich mit Kummer, Verzweiflung, Mutlosigkeit und vielleicht Schuldgefühlen auseinandersetzen. Das kostet viel Zeit und Kraft.
- **Bewältigung des Älterwerdens:** Wir müssen uns alle damit abfinden, dass das Leistungsvermögen im Laufe des Lebens langsam abnimmt. Manchen Menschen fällt diese Anpassung so schwer, dass sie mit großen Schwierigkeiten zu kämpfen haben.
- **Verlust der Zukunftsperspektive:** Solange wir jung sind, beschäftigen wir uns vor allem mit der Gegenwart und der Zukunft. Wenn etwas nicht nach unseren Vorstellungen läuft, rechnen wir damit, dass wir noch viele Jahre vor uns haben, vieles noch besser machen können. Bei Älteren ist das anders. Viele von ihnen rechnen mit ihrem baldigen Tod. Das Alter ist die Zeit in der wir Bilanz ziehen: „Wie war mein Leben?" Die Bilanz fällt nicht immer erfreulich aus und den alten Menschen bleibt oft keine Zeit oder keine Möglichkeit mehr, Schaden wieder gut zu machen oder Versäumtes nachzuholen.

Gesellschaftliche Faktoren

Mit dem Älterwerden sind auch zahlreiche Veränderungen der gesellschaftlichen Situation verbunden.
- **Verlust der bezahlten Arbeit:** Für manche Menschen ist das Ende des Erwerbslebens gleichbedeutend mit einem Statusverlust. Statt Geschäftsmann, Lehrer oder Metzger sind sie nun Rentner. Das kann zu einem Gefühl der Nutzlosigkeit führen. Auch die Beziehung zwischen Ehepartnern ändert sich. Bei traditioneller Rollenteilung ging der Mann morgens aus dem Haus und die Frau konnte sich den Tag einteilen wie sie wollte. Wenn der Mann nun Rentner ist, haben viele Frauen das Gefühl, eingeengt zu werden.
- **Verlust der gesellschaftlichen Rolle:** Mit dem Alter verändert sich die gesellschaftliche Rolle. Wenn die Kinder das Haus verlassen, verliert man die Rolle des Ernährers (Empty Nest Syndrome). Mit der Berentung verliert man die Rolle des Fachmanns auf einem Gebiet. Man muss akzeptieren, dass der Betrieb auch ohne einen läuft, dass man ersetzbar ist.
- **Einstellung der Gesellschaft zum Alter:** Heute wird in der Gesellschaft Jugendlichkeit überbewertet. In der Werbung sehen wir vorwiegend junge Menschen mit Eigenschaften, die als positiv gelten: gutes Aussehen, Sportlichkeit, Dynamik usw. Ältere Menschen kommen schlecht weg. Alt ist „out". Manche Ältere leiden sehr darunter, den Idealen der Gesellschaft nicht mehr entsprechen zu können. Sie fühlen sich als Belastung und nicht als Mitglied der Gesellschaft.
- **Verlust von Kontakten:** Durch die Berentung vermissen viele Menschen den Kontakt zu Kolleginnen und Kollegen. Diese Lücke können viele Menschen nicht ausfüllen.

Später sterben allmählich die Altersgenossen im Freundes- und Familienkreis. Vereinsamung und Isolation können die Folge sein.

– **Verlust der vertrauten Umgebung:** Wenn die Hilfsbedürftigkeit zunimmt, müssen viele ältere Menschen das vertraute Umfeld verlassen und zu den Kindern oder in ein Heim ziehen. Viele Menschen deren Gedächtnis sich verschlechtert, können sich noch lange an den vertrauten Dingen und an der Routine des Alltags festhalten. Gelingt dies nicht mehr, wird das Ausmaß der Störungen besonders deutlich.

Aufgaben

1. Untersuchen Sie die Lebensgeschichte psychisch kranker Bewohner. Welche speziellen, mit dem Alter verbundenen Belastungen haben zu dieser Störung geführt?
2. Tragen Sie die gefundenen Faktoren in das Schema auf Seite 4 dieses Kapitels ein.

1.1.3   *Klassifikation psychischer Störungen*

Körperliche Krankheiten unterscheidet man z.B. aufgrund unterschiedlicher Krankheitserreger oder aufgrund sichtbarer körperlicher Veränderungen. Die Ursachen psychischer Krankheiten sind vielschichtig und oft nicht eindeutig nachweisbar. Verschiedene „Schulen" vertreten unterschiedliche Lehrmeinungen die teilweise deutlich voneinander abweichen. Psychische Störungen werden daher heute eher anhand ihrer Symptome beschrieben.

Als international verbindlich sind zwei Klassifikationssysteme psychischer Störungen anerkannt (siehe auch Seite 45):
– ICD (Diagnoseschlüssel der Weltgesundheitsorganisation)
– DSM-IV (Diagnostisches und Statistisches Manual Psychischer Störungen der amerikanischen psychiatrischen Gesellschaft, in der 4. Überarbeitung vorliegend)

Eine Übersicht über die Einteilung psychischer Störungen im Alter gibt folgende Abbildung:

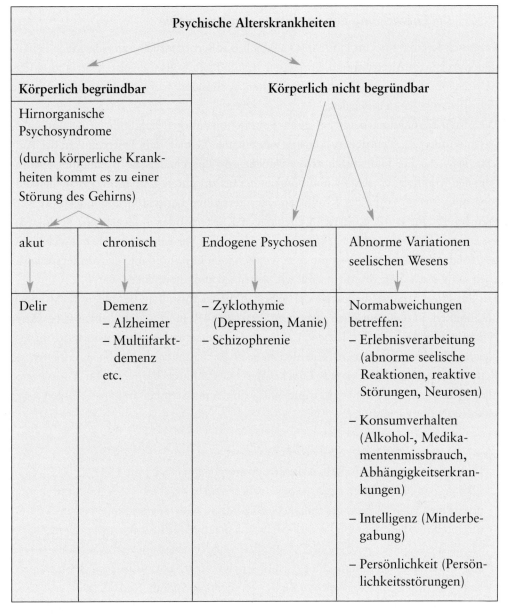

Triadisches System der Einteilung psychischer Krankheiten (nach Kurt Schneider)

1.2 Gerontopsychiatrische und neurologische Pflege

1.2.1   Die Entwicklung der Psychiatrie und Neurologie

Psychisch Kranke sind im Laufe der Geschichte außerordentlich unterschiedlich behandelt worden. Im Altertum und Mittelalter bestimmte jeweils die geistige Strömung (das Menschenbild), wie psychische Krankheiten verstanden wurden und damit, wie die Betroffenen behandelt wurden.

Die ersten Einrichtungen für psychisch Kranke mit rational begründeten Behandlungszielen wurden zur Zeit der Aufklärung eingerichtet. Gemäß dem Leitgedanken der Aufklärung versuchte man durch zeitgebundene sozialpsychiatrische Behandlungsmethoden, den Kranken aus seiner Unmündigkeit heraus zu führen. Durch eine offene Behandlung ohne Zwang sollte der Kranke zu einer geregelten Lebensführung hingeführt werden. Im 19. Jh. wurden, meist in ehemaligen Klöstern oder aufgegebenen Schlössern, psychiatrische Heil- und Pflegeanstalten errichtet. Die Verwahrung der Kranken in ruhiger, friedvoller Umgebung konnte diese vor Schaden bewahren und sie vor den Ansprüchen der Gesellschaft draußen schützen, denen sie nicht gewachsen waren.

Für das Pflegepersonal bedeutete die Arbeit in diesen Anstalten, besondere Belastungen auszuhalten. In den deutschen „Irrenanstalten" des 19. Jahrhunderts lebten Irrenwärterinnen zusammen mit den Patienten. Sie lebten und schliefen mit den Kranken in den gleichen Räumen zusammen. Wie allgemein in der Krankenpflege üblich, erhielten sie Kost und Logis und ein kleines Entgelt. Der Direktor war unmittelbarer Vorgesetzter aller Bediensteten und die Wärter und Wärterinnen mussten bei ihm auch Ausgeh- oder Heiratserlaubnisse einholen.

Wünschenswerte Eigenschaften des Irrenwartspersonals im Jahr 1834:
„Wenn man nämlich erwägt, was ein solcher Wärter bei diesen teils gewalttätigen, bösartigen, gefährlichen, unreinlichen, verkehrten, widerspenstigen, eigensinnigen, törichten, in den mannigfaltigsten Wahnvorstellungen befallenen, von den heftigsten Leidenschaften und Trieben beherrschten, teils wieder höchst gefühlvollen, für alle Eindrücke überempfindlichen und im Übermaß darauf zurück wirkenden Kranken zu leisten hat. Welchen Grad von Geduld, Standhaftigkeit, Mut, Intelligenz, Besonnenheit, Gewandtheit und Pflichttreue mit Freundlichkeit und Gefälligkeit in seinem Benehmen man auch bei mäßigsten Ansprüchen von ihm fordern muss, wenn man zugleich erwägt, wie er nicht nur der beständige Genosse des Kranken aus unteren Ständen, sondern auch des höheren und gebildeten sein soll, so sieht man sich billig mit Verlegenheit danach um, wo ein solches Personal von einigen vierzig Menschen herzunehmen sein dürfte."

1854 schreibt ein anderer Autor: „Nicht leicht und angenehm ist es, stets in Gemeinschaft mit Geisteskranken zu leben, die, oft von den heftigsten Leidenschaften beherrscht, reizbar und eigensinnig sind, sich widerspenstig betragen und erfüllt von Menschenhass, erwiesene Gefälligkeiten zurückweisen. Der Wärter muss deshalb Selbstbeherrschung besitzen, um so manchen Verdruss, der sich immer wieder erneuert, geduldig aufnehmen und beleidigendes Geräusch ruhig anhören können. Es muss derselbe kräftig, gesund und gewandt sein, um die Mühen und Anstrengungen seines Dienstes zu ertragen, den Tobsüchtigen schnell und ohne sich zu verletzen, bändigen und unschädlich machen können, auch muss derselbe große Wachsamkeit und schnellen Blick haben, um die erste Annäherung eines neuen Anfalls oder Krankheit zu bemerken. Ebenso notwendige Eigenschaften desselben seien Mut und schnelle Entschlossenheit, um im Augenblicke der Gefahr nicht die Gegenwart des Geistes zu verlieren und demnächst unbedingter Gehorsam in alle Befehle die ihm der Arzt erteilt, da der geringste Ungehorsam und jedes eigenmächtige Handeln nicht nur tadelnswert sondern auch strafbar ist." (zitiert nach Schädle-Deininger & Villinger, 1996, S. 20)

Nach 1850 kam die These auf, dass „Irre sein" eine Erkrankung des Gehirns ist (Wilhelm Griesinger: „Geisteskrankheiten sind Gehirnkrankheiten"). Dies führte in der Medizin zu einer Aufwertung des Psychiatrie als Fachgebiet und zur Einrichtung der ersten Psychiatrischen Lehrstühle an den Universitäten Göttingen und Berlin. Damit minderten sich die moralischen Vorwürfe gegen die Irren etwas. Für die Pflegekräfte bedeutete das, dass Irrenpflege Krankenpflege wurde. Es erschienen erste Lehrbücher und Fachzeitschriften.

Mit der Machtergreifung der Nationalsozialisten im Januar 1933 änderte sich auch die Einstellung den psychisch Kranken gegenüber:

Im Reichsgesetzblatt S. 1309 kann man lesen:
„Für den einzelnen Menschen sowohl als auch insbesondere die Gesamtheit des Volkes ist von besonderer Wichtigkeit, dass auch die Geisteskrankheiten vererbt werden, und zwar nach denselben Erbgesetzen, die wir kennengelernt haben. Diese Erkenntnis ist heute nicht nur deshalb wichtig, weil durch die Zunahme dieser erblichen Störung mit einer Verschlechterung der Rasse zu rechnen ist, sondern auch aus wirtschaftlichen Gründen. Am auffälligsten wirkt sich dieser wirtschaftliche Verlust bei den erbbedingten Geistesstörungen aus. Viele der unheilbar Kranken müssen oft viele Jahre, ja das ganze Leben, in Heil- und Pflegeanstalten untergebracht werden. Für deren Verpflegung entsteht ein Aufwand, der wirtschaftlich

zu einem großen Teil als verloren gelten muss. Man kann bei vorsichtiger Schätzung annehmen, dass in Deutschland Jahr für Jahr 180 Mio. Reichsmark für die Anstaltsverpflegung geistig Abnormer aufgewendet werden müssen. Hier handelt es sich jedoch nicht um diese wirtschaftlichen Aufwendungen der erbbedingten Geistesstörungen, vielmehr um die für das Volk noch viel ernstere Frage, ob durch diese erblichen seelischen Störungen eine Rassenverschlechterung des Volkes bedingt wird.

Mit dem so genannten Polenfeldzug begann die „Euthanasie-Aktion". Die in den polnischen Heil- und Pflegeanstalten untergebrachten Kranken wurden in vorher ausgehobenen Massengräbern erschossen. Für den Großteil der ausgewählten Opfer wurde die Vergiltung mit Gas als die praktikabelste Methode erachtet. Die Patienten wurden aus den psychiatrischen Krankenhäusern mit Sammeltransportern in ausgewählte Anstalten transportiert (z. B. Hadamar, Grafeneck, Bernburg, Sonnenschein etc.) und dort ermordet. Die Krankenakten wurden vernichtet oder entsprechend gefälscht, die Angehörigen erhielten Post, ihr Verwandter sei an Hirnhautentzündung oder Pneumonie verstorben. Die Aktion (bekannt unter dem Decknamen „T4") wurde dann in allen Teilen des Deutschen Reiches und in Österreich durchgeführt, unter weitgehender Abschirmung von der Öffentlichkeit. Heute sollte es nachdenklich stimmen, das über die Tötung von mehr als 100 000 psychisch Kranken und geistig Behinderten sowie über die Zwangssterilisation von über 400 000 „Geistesgestörten" in der Öffentlichkeit so wenig bekannt ist. Es sollte uns nachdenklich stimmen, dass auch heute der Mord an Geisteskranken nicht die gleiche Verachtung findet, wie das bei Gesunden der Fall ist.

Um die Jahrhundertwende herrschte in psychiatrischen Anstalten eine katastrophale Überbelegung, viele Patienten waren über Jahre hospitalisiert. Mitte der 50-er Jahre verbrachten die meisten neu aufgenommenen psychisch Kranken nur noch 4 bis 12 Wochen in stationärer Behandlung (Finzen & Schädle Deininger, 1997). Diese Veränderung ist hauptsächlich durch die Entwicklung und Anwendung wirksamer Psychopharmaka eingetreten. Es wurde eine völlige Umstrukturierung der Psychiatrie dringend notwendig, da der Ausbau und die Reform der bestehenden Krankenhäuser eine zeitgemäße psychiatrische Krankenversorgung nicht mehr gewährleisten konnten. Im Jahr 1971 erteilte der Deutsche Bundestag den Auftrag für die Enquete „Lage der Psychiatrie in der Bundesrepublik Deutschland". Danach verbesserten sich die Bedingungen unter denen psychisch Kranke in den vollstationären Einrichtungen der Bundesrepublik leben mussten. Es wurde die Notwendigkeit erkannt, ein Versorgungsnetz zu schaffen, dass eine lückenlose Betreuung der Patienten in stationären, teilstationären und ambulanten Einrichtungen erlaubt.

Heute wird der Anteil der psychiatrisch behandlungsbedürftigen Menschen, die älter als 65 Jahre alt sind, auf ca. 15 % geschätzt. Von diesen benötigen rund 1 % eine stationäre Behandlung und die übrigen 14 % eine ambulante Diagnostik und Therapie. Durch den stetigen Anstieg des Anteils älterer Menschen in unserer Gesellschaft – Prognosen schwanken zwischen 22,2 % und 28,7 % für das Jahr 2030 – steigt auch die Zahl älterer Menschen mit psychischen Störungen.

Vor diesem Hintergrund ist eine Verschärfung der ohnehin schon problematischen Versorgungslage für psychische Alterskranke zu erwarten. In allen Versorgungsbereichen ist Mangel an Plätzen für psychisch Alterskranke unterschiedlicher Intensität festzustellen. Besonders problematisch ist zudem das nur schmal gefächerte, nicht individualisierte Angebot an ambulanten Hilfen für diesen Personenkreis. Auch psychotherapeutische Angebote für alte Menschen fehlen weitgehend.

Die Gründe für diese Missstände werden zum einen darin gesehen, dass alte Menschen die ihnen angebotenen psychotherapeutischen Hilfen aus Unkenntnis oder wegen generationsspezifischen Vorurteilen ablehnen. Viel schwerwiegender sind aber Vorurteile bei den professionellen Helfern. Auch heute ist die Meinung verbreitet, dass psychische Störungen im Alter Leiden darstellen, die nicht oder nur minimal zu beeinflussen, geschweige denn zu therapieren oder zu rehabilitieren sind.

Die dauerhafte Versorgung psychiatrisch und neurologisch kranker alter Menschen erfolgt zunehmend in geschlossenen Stationen von Alten- oder Pflegeheimen. Es gibt Schätzungen, denen zufolge bis zu 80 % der Heimbewohner ein hirnorganisches Psychosyndrom haben.

Diagnose	Häufigkeit von neurologischen und psychiatrischen Erkrankungen in Altenpflegeeinrichtungen	
	Pflegeheim	Altenheim
Demenz	57 %	38 %
Depression	12 %	16 %
Alkoholismus	5 %	5 % – 10 %
Schizophrenie	1 %	1 %
Persönlichkeitsstörung	5 %	4 %
Parkinson	15 %	5 %
Schlaganfall	18 %	7 %

Die Neurologie als eigenständiges Fach hat sich erst spät von der Psychiatrie getrennt, über lange Zeit war der „Nervenarzt" Vertreter beider Fachrichtungen. Auch heute muss der angehende Neurologe im Rahmen seiner Ausbildung noch für ein Jahr in einer psychiatrischen Klinik arbeiten und umgekehrt der Psychiater für ein Jahr in einer neurologischen Klinik. Die Neurologie als Fachgebiet beschäftigt mir Erkrankungen des Gehirns (z. B. Schlaganfall, Hirntumor, Epilepsie, Multiple Sklerose), des Rückenmarks (Durchblutungsstörungen, Tumore), der peripheren Nerven (Gesichtslähmung,

Bandscheibenvorfall) und der Muskeln. Viele Untersuchungs- und Therapieverfahren werden sowohl in der Neurologie wie in der Psychiatrie angewandt (siehe Kapitel 2). An spezifischen neurologische Pflegekonzepten soll das Bobath-Konzept erwähnt werden, welches speziell für den Umgang mit Patienten mit Halbseitenlähmungen entwickelt wurde (siehe Kapitel 5.1.2).

Im Unterschied zur Psychiatrie ist bei den neurologischen Erkrankungen in der Regel eine organische Veränderung nachweisbar, auch wenn deren Ursache noch nicht für alle Krankheitsbilder im Detail geklärt ist (z. B. bei der multiplen Sklerose). Die Neurologie ist damit den klassischen medizinischen Fächern und deren naturwissenschaftlicher Methodik näher als die Psychiatrie.

1.2.2   Pflegen/Betreuen

Durch den immer größer werdenden Anteil neurologisch und (oder) psychisch kranker Bewohner, werden immer häufiger auch Altenpflegerinnen mit der Tatsache konfrontiert diese Menschen zu pflegen, zu betreuen.

 Aufgaben

1. Schreiben Sie auf weiße Kärtchen, was Pflege alter Menschen bedeutet.
2. Überlegen Sie nun, wodurch sich die Pflege alter Menschen von der Pflege psychisch kranker alter Menschen unterscheidet. Schreiben Sie jeden Punkt auf ein farbiges Kärtchen.
3. Sammeln Sie nun alle Kärtchen an der Pinnwand und erarbeiten Sie so die Besonderheiten psychiatrischer Pflege.

Grob umrissen hat die psychiatrische Pflege folgende Aufgaben (vgl. Schädle-Deininger, H. & Villinger, U., 1996):

– Wahrnehmen, stärken und fördern von Fähigkeiten und Ressourcen des Patienten.
– Üben und Pflegen von größtmöglicher Autonomie im täglichen Leben.
– Angehörige und Umfeld in die Bemühungen einbeziehen.
– Tages- und Wochenstrukturierung im lebenspraktischen Bereich (z. B. Hygiene, Haushaltsführung, Freizeitgestaltung).
– Pflege der Beziehung zu sich selbst und zu anderen, schwerpunktmäßig im alltäglichen Sinn: Konversationsthemen, Teilnahme an kommunalen Festen, Geburtstag feiern ...
– Begleitung des Patienten bei der Auseinandersetzung mit seiner Erkrankung und ihren Folgen.
– Pflege des Klimas, der Atmosphäre, des Milieus, um Entwicklungen, Veränderungen überhaupt erst möglich zu machen.

– Beobachten und Wahrnehmen von Veränderungen (Symptome, Wirkung und Nebenwirkung von Medikamenten, soziales Verhalten, Fortschritte).

– Überwachung der Medikamenteneinnahme, Motivation zum eigenständigen Umgang mit Medikamenten.

– Pflegeprozess anwenden: Lebenssituation und Interessen, Vorlieben und Abneigungen des Patienten mit ihm erarbeiten, Pflegebedarf erheben, sich mit dem Patienten auf erreichbare Ziele einigen. Maßnahmen festlegen und begleiten.

– Vermittelnde und entlastende Aufgaben zwischen dem Patienten, seinen Angehörigen, Nachbarn und Freunden mit dem Ziel, die Beziehungen aufrecht zu erhalten.

– Für Informationsfluss sorgen, mit anderen Diensten zusammenarbeiten.

– Auswertung und Dokumentation der Pflegemaßnahmen

1.2.3 Anforderungen an den Pflegenden

Die Pflege psychisch kranker alter Menschen stellt sehr hohe Anforderungen an die Pflegenden.

 Aufgabe

In der vorherigen Aufgabe haben Sie die Besonderheiten psychiatrischer Pflege erarbeitet. Nehmen Sie diese Kärtchen wieder zur Hand und suchen Sie zu jedem Punkt, welche Anforderungen an die Pflegenden entstehen.

Pflegende müssen
• auf die jeweiligen psychischen Besonderheiten Rücksicht nehmen
• die Nähe zu psychisch veränderten Menschen aushalten
• eine konstruktive Beziehung zu diesem Menschen aufbauen, die weder den Pflegenden überfordert, noch dem Bewohner schadet.

Einige Schlüsselqualifikationen, die bei der Bewältigung dieser Anforderungen helfen, werden nun vorgestellt.

Selbstreflexion

Im Umgang mit psychisch kranken Menschen ist Selbstreflexion ein grundlegendes Werkzeug. Es ist wichtig sich selbst wahrnehmen zu lernen. Darüber hinaus muss jeder daran arbeiten, sich selbst und andere zu respektieren, zu tolerieren und zu akzeptieren.

Fragen, die jeder für sich klären sollte, sind:
– Was kann ich gut, was macht mir Spaß?
– Was fällt mir schwer? Wann muss ich mich zu etwas zwingen?
– Wie gehe ich mit meinen Problemen um?
– Wie merke ich, dass ich ungelöste Probleme mit mir herumschleppe?

– Welche Werte und Normen sind mir besonders wichtig?
– Welches sind meine wunden Punkte?
– Wann platzt mir der Kragen?
– Wie schütze ich meine wunden Punkte vor Verletzung?
– Wie reagiere ich in unvorhergesehenen Situationen?
– Wo suche ich mir Hilfe?
– Welche Unterstützung brauche ich?
– Was geht in mir vor, wenn mir jemand von seinen Wahnvorstellungen erzählt?
– Wie geht es mir, wenn ein verwahrloster, ungepflegter Mensch mir begegnet?
– Wie geht es mir, wenn ein Bewohner mich persönlich ablehnt?
– Wie geht es mir, wenn ich nicht zu Wort komme?
– Etc.

Einfühlungsvermögen

Es ist nicht nur wichtig sich selbst zu kennen und zu verstehen. Man muss fähig werden, die Bewohner zu verstehen. Einfühlungsvermögen bedeutet, sich in die Lage des Anderen zu versetzen, ihn zu verstehen, nachfühlen zu können wie es ihm geht. In der Fachliteratur benutzt man dafür das Wort Empathie.

Auch diese Fähigkeit kann entwickelt werden. Es könnte z. B. zu der Ausbildung gehören, einmal eine vollständige Körperwäsche im Bett über sich ergehen zu lassen, um nachempfinden zu können, wie ein Bewohner fühlt, wenn er eine solche Prozedur über sich ergehen lassen muss.

Aufgabe

Üben Sie Einfühlungsvermögen, indem Sie sich ganz konkret in die Lage alter Menschen versetzen, indem Sie erleben, wie Menschen aufgrund der altersbedingten Körperveränderungen die Welt erleben. Setzen Sie sich eine starke Brille auf, so dass Sie nicht mehr klar sehen können, verstopfen Sie Ihre Ohren mit Oropax, so dass Sie nicht mehr gut hören können, binden Sie Ihre Beine bis zu den Knien zusammen und Ihre Oberarme an den Körper, so dass Ihre Bewegungsfreiheit und Ihr Aktionsradius eingeschränkt ist. Mit einer Halskrause kann auch die Bewegungsfreiheit des Kopfes eingeschränkt werden. Beschreiben Sie Ihre Gefühle möglichst genau.
Stellen Sie sich vor:
– Sie gehen nach einem stressreichen Arbeits-/Schultag in den Keller und wissen, dort angekommen nicht mehr, was Sie holen wollten.
– Sie fahren durch eine fremde Stadt, weil Sie dort einen Vorstellungstermin haben. Sie haben sich total verfahren und die Zeit schreitet voran.

– Nach Zubereitung eines Gemüsesalates nehmen Sie die elektrische Küchenmaschine zwecks Reinigung auseinander. Sie versuchen mit der Gebrauchsanleitung die Einzelteile wieder zusammenzubauen. Die Teile passen aber nicht mehr zusammen.

Beschreiben Sie Ihre Gefühle in den jeweiligen Situationen möglichst genau. Stellen Sie sich vor, sie kommen innerhalb einer Woche zum wiederholten Male in diese Situation. Wie verändern sich Ihre Gefühle?

Auch bei psychisch gesunden Menschen spielt das Gehirn ab und zu „verrückt". Jeder von uns kennt Merkfähigkeitsstörungen in Prüfungssituationen, Orientierungsstörungen in Stresssituationen, das Gefühl der Hilflosigkeit und Angst z. B. bei Verlust eines nahestehenden Menschen, das Gefühl nicht klar denken zu können, wenn man verliebt ist. Wir verspüren Angst, Wut, Ohnmacht in Situationen, die uns überfordern, von denen wir meinen, sie nicht bewältigen zu können. Von diesen Gefühlen müssen wir ausgehen, wenn wir uns in die geistige und emotionale Lage von psychisch kranken alten Menschen hineinversetzen wollen. Wir müssen uns selbst in unseren eigenen psychisch schwachen Anteilen verstehen. Erst dann sind wir bereit, uns in die „verrückte" Welt der psychisch Kranken hineinzuversetzen, zu versuchen, sie in ihren Äußerungen und in ihrem Verhalten zu verstehen.

Beziehungspflege

Psychiatrische Pflege ist immer Beziehungspflege. Die Beziehungspflege, d. h. die Art und Weise, wie Pflegende den psychisch Kranken begegnen, ist in der Betreuung psychisch kranker alter Menschen die wirksamste Behandlungsmethode. Wichtigste Grundlage für eine „heilsame Beziehung" ist eine respektierende, wohlwollende innere Haltung dem Bewohner gegenüber.

Grundeinstellung

Gebote pflegerischen Verhaltens nach Rest:
– Stelle Dir den Kranken ohne seine Krankheit vor, identifiziere ihn nie mit seiner Krankheit oder seinem Zustand.
– Beachte die Folgen seines jetzigen Zustandes.
– Lass den Kranken immer über seine Veränderungen reden.
– Versuche, bedeutende Personen aus seinem Leben in Deinen Umgang mit einzubeziehen, seine Persönlichkeit zu wahren.
– Sei objektiv, nie gefühllos, korrigiere Deine Gefühle.
– Lass den Kranken soviel entscheiden wie möglich.
– Hilf ihm, sein Leben und seinen Tod zu akzeptieren und so zu leben und zu sterben, wie er es sich vorstellt.
– Beachte seine Souveränität und Deine Gleichheit mit ihm.

- Der Kranke ist abhängig von uns, unser Ansehen von ihm.
- Achte seine Integrität und Freiheit, drohe ihm nie.
- Der Kranke ist die wichtigste Person für Deinen Beruf.
- Er unterbricht Dich nicht, er ist Deine Arbeit. Wir erweisen ihm keine Gunst, wenn wir ihm dienen.
- Er ist ein Mensch mit Gefühlen, Sehnsüchten wie die Deinen.
- Mische Dich nicht ein in seine persönliche Angelegenheiten.

Kommunikation

Ein wichtiges Mittel der Beziehungspflege ist die Kommunikation. Grundlagen der Kommunikation sind Inhalt eines eigenen Faches in der Altenpflegeausbildung. Hier sollen nur einige Punkte aufgezählt werden, die besonders in der Kommunikation mit psychisch Kranken von großer Bedeutung sind.

- **Präsent sein:** Durch das Verhalten eindeutig zeigen, dass man ansprechbar ist. Vielen Bewohnern fällt es leichter, beim Spaziergang oder bei der Grundpflege ein Thema anzuschneiden. Mit gemeinsamem Tun schaffen wir Gelegenheit dazu. Der Bewohner muss spüren, dass der Pflegende aufmerksam ist. Umgekehrt muss ich dem Bewohner klar mitteilen, wenn ich nicht ansprechbar bin oder wenn ich nur mit halbem Ohr zuhöre.
- **Zuhören:** Aktiv zuhören ist eine Kunst, die jedoch gelernt werden kann. Wichtig ist darauf zu achten, dass man nicht durch eigene Probleme, durch Verallgemeinerungen, durch stereotype Redewendungen oder z. B. durch den Flecken am Pullover des Bewohners abgelenkt wird.
- **Interpretieren:** Wir machen uns dauernd ein inneres Bild von unseren Mitmenschen. Wichtig ist es, dieses innere Bild zu hinterfragen und es vom Bewohner selbst oder von Kollegen korrigieren zu lassen.
- **Nonverbale Kommunikation:** Pflegende können psychisch Alterskranke besser verstehen, je mehr sie auf ihre nonverbale Kommunikation achten. Umgekehrt, können Pflegende durch nonverbale Kommunikation viel ausdrücken, was vor allem von dementen Bewohnern eher verstanden wird als Worte.

Diese Aufzählung ist nicht vollständig und dient nur als Denkanstoß. Kommunikative Fähigkeiten sind aber genau wie Empathie oder die Fähigkeit zur Selbstreflexion unabdingbar, um psychisch kranke alte Menschen zu verstehen, eine Beziehung zu ihnen aufzubauen und um ihnen zu helfen, ihre Probleme zu bewältigen, wo es möglich ist. Wenn die psychischen Veränderungen unumkehrbar sind (z. B. bei einer Demenz), helfen diese Fähigkeiten, den Bewohnern mehr Lebensqualität zu schenken ihren Lebensabend möglichst würdevoll zu leben.

Als Pflegende in der Gerontopsychiatrie, müssen wir uns immer bewusst sein, dass wir durch unser Verhalten den Krankeitsverlauf, das Erleben und Verhalten der Bewohner entscheidend mitbestimmen.

Zusammenfassung

Gerade bei alten Menschen

- entstehen psychische Störungen häufig durch eine Verflechtung seelischer, körperlicher und sozialer Bedingungen und Ursachen.
- sind Symptome unterschiedlicher Krankheiten nicht so klar von einander abgrenzbar wie bei jüngeren Menschen, sie fließen ineinander über.
- steht häufig nicht die Heilung der Erkrankung im Vordergrund, sondern die Erhaltung der Lebensqualität.
- erstreckt sich die Behandlung – die therapeutische Beziehung – über lange Zeiträume – bis zum Tod.

2 Untersuchungsmethoden, anatomische Grundlagen, allgemeine Psychopathologie

2.1 Untersuchungsmethoden

Im ersten Kapitel haben wir gesehen, dass die Unterscheidung zwischen normal und psychisch krank sehr schwierig sein kann. Wenn psychische und / oder neurologische Symptome erstmals auftreten, wenn sie sehr diskret sind und wenn ihre Ursachen unklar sind, gibt es eine Reihe von Untersuchungsmethoden, die eine genauere Zuordnung der Beschwerden ermöglichen.

Aufgaben
1. Welche diagnostischen Methoden/Untersuchungsverfahren kennen Sie?
2. Überlegen Sie, welche davon in der Diagnostik psychiatrischer und neurologischer Krankheiten hilfreich sein könnten.

Grundlage jeder Diagnostik ist die körperlich-neurologische Untersuchung des Patienten. Sie gehört zur Befunderhebung in der Psychiatrie, weil immer eine körperliche Erkrankung als Ursache eines bestimmten psychischen Symptoms ausgeschlossen werden muss. Da psychische Symptome im Hinblick auf ihre Ursache unspezifisch sind, kann eine depressive Verstimmung als Symptom eines Hirntumors oder einer Gehirnentzündung ebenso auftreten wie im Rahmen einer Konfliktreaktion und erfordert dann natürlich eine völlig andere Behandlung. Außerdem kann eine zusätzlich vorhandene körperliche Erkrankung eine Kontraindikation für bestimmte Psychopharmaka darstellen (Glaukom für Antidepressiva, Krampfanfälle für Neuroleptika etc.).
Überprüft werden bei der neurologischen Untersuchung die Funktion der Hirnnerven, die Sensibilität (für Berührung, Schmerz, Lageempfinden, Temperatur), die motorischen Funktionen (Beweglichkeit und Kraft der Muskulatur), die Koordination der Bewegungen und die Reflexe.
Je nach Ergebnis der körperlichen Untersuchung werden dann weitere diagnostische Verfahren angewendet:

- **EEG (Elektro-Enzephalographie)**
  Die Aufzeichnung der Hirnströme (ähnlich der EKG-Untersuchung am Herzen) erlaubt eine Beurteilung der elektrischen Aktivität der Hirnzellen, diese ist erhöht bei epileptischen Anfallsleiden und kann verringert/verlangsamt sein bei organischen Hirnschädigungen, z. B. bei Demenz oder bei einem Hirntumor. Für die Ableitung des

EEG werden Elektroden mit einem Netz an der Kopfhaut befestigt, die Untersuchung dauert etwa 20 min. und ist völlig schmerzlos.

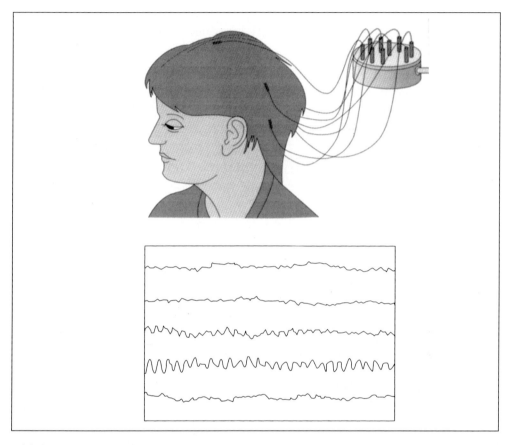

Ableitung einer EEG-Kurve

- **NLG (Nervenleitgeschwindigkeit)** und **EMG (Elektro-Myographie)**
  Die Leitfähigkeit eines Nerven für elektrischen Strom erlaubt eine Beurteilung seiner Funktion, die Leitgeschwindigkeit ist verzögert bei Entzündungen des Nerven oder bei Polyneuropathien, sie ist nicht mehr messbar bei traumatischer Durchtrennung eines Nerven. Zur Messung der NLG werden meist Oberflächenelektroden aufgeklebt, dann wird ein Stromreiz ausgelöst, der den Nerven entlang läuft und in seiner Geschwindigkeit gemessen werden kann. Diesen Reiz spürt der Patient als unangenehmes Zucken.

- Bei der **EMG-Untersuchung** wird eine Nadelelektrode in den zu untersuchenden Muskel eingestochen und die elektrische Aktivität der Muskelzellen in Ruhe und bei Anspannung gemessen. Dadurch kann bei einer Lähmung unterschieden werden, ob die Ursache in einer Schwäche des Muskels oder in einem fehlenden Nervensignal an den Muskel liegt. Der Nadeleinstich ist so schmerzhaft wie bei einer i.m. Injektion, unangenehm kann dann auch im Laufe der Untersuchung die Aufforderung sein, den Muskel (mit der liegenden Nadel) anzuspannen.

- **Doppler-Sonographie**
  Ultraschalluntersuchung der hirnversorgenden Blutgefäße. Ermöglicht die Erkennung von Gefäßverengungen z. B. bei Arteriosklerose und eine Messung der Gehirndurchblutung. Die Untersuchung ist schmerzfrei und unschädlich, der Patient nimmt auf einem Liegesessel Platz und muss lediglich den Hals frei machen. Die Untersuchung dauert etwa 20 min.

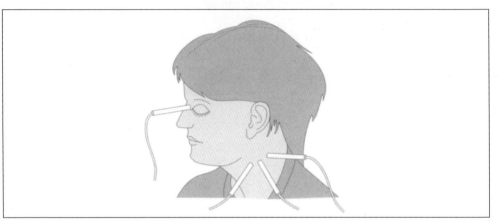

Doppler-Sonographie der hirnversorgenden Arterien

- **CT (Computertomographie)**
  Spezielle Röntgenuntersuchung, die durch Computerberechnung aus vielen Einzelbildern eine genaue Darstellung des Gehirns und der Schädelknochen ermöglicht. So können Blutungen, Hirntumore, Schädel-Hirn-Verletzungen oder Schlaganfälle diagnostiziert werden. Die Durchführung einer CT des Kopfes dauert etwa 5 min.

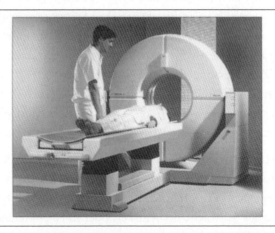

Computertomograph mit liegendem Patienten

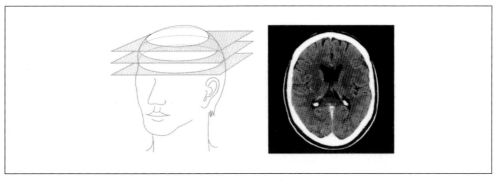

CCT: Darstellung der Schnittebenen und eines Bildes

- **MNR (Kernspintomographie)**

  Durch starke Magnetkräfte werden die in allen Geweben vorhandenen Wasserstoff-teilchen zum Schwingen gebracht und setzen dabei Energie frei. Diese Energie ist mit sehr aufwendigen Computerprogrammen messbar und kann in ein Bild des unter-suchten Gewebes umgerechnet werden. Mit dieser Untersuchung lassen sich schon sehr kleine Veränderungen (<0,5 cm) darstellen, besonders Tumore, Gefäßverengun-gen, Entzündungen, Schwellungen (Ödem) oder Schrumpfungen (Atrophie) des Gehirns, Durchblutungsstörungen u. a. Die Untersuchung erfordert einen sehr koope-rativen Patienten: er muss 20 min. ruhig in einer engen Röhre liegen bleiben, dabei das sehr laute Geräusch des Gerätes hören, ohne zu erschrecken oder sich zu bewegen. Die Untersuchung ist schmerzfrei und unschädlich, aber wegen der Enge des Gerätes nicht für unruhige oder ängstliche Patienten geeignet.

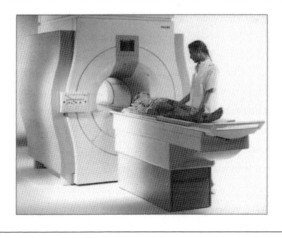

Kernspintomograph mit liegendem Patienten

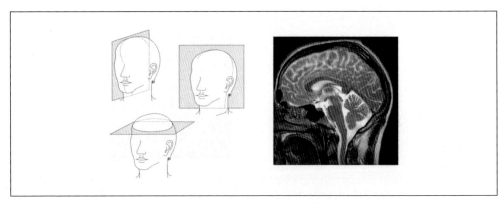

MNR; Darstellung der Schnittebenen und eines Bildes

- **Liquoruntersuchung**
  Die Entnahme von Liquor („Nervenwasser") erfolgt im Bereich der Lendenwirbelsäule, da hier keine Gefahr mehr besteht, das Rückenmark zu verletzen. Der Liquor
  ist verändert (erhöhte Zellzahl, erhöhte Eiweißkonzentration) bei entzündlichen
  Erkrankungen des ZNS (Multiple Sklerose, Meningitis) oder bei Tumorerkrankungen
  des Nervensystems.

- **Laboruntersuchungen**
  Auch eine Blutuntersuchung hilft bei der Ursachenabklärung psychiatrischer und
  neurologischer Erkrankungen. Untersucht werden v. a. Blutbild, Elektrolyte, Leberwerte, harnpflichtige Substanzen, Blutzucker, Schilddrüsenwerte und bei speziellen
  Fragestellungen evtl. zusätzlich Vitamine (B12, Folsäure), Hormone (Cortisol, Pro-
  laktin), Blutalkoholgehalt oder Blutspiegel von Drogen, außerdem Hepatitis-, Lues-
  und HIV-Diagnostik.

Manchmal kann es auch hilfreich sein, zur genauen Erfassung psychischer Symptome
psychologische Testverfahren einzusetzen (siehe auch Gerontologie Band 1). Ihre
Anwendung erlaubt eine statistisch auswertbare Erhebung bestimmter psychischer Phä-
nomene und damit z. B. den Vergleich der Schwere eines Symptoms vor und nach der
Behandlung. Unterschieden werden <u>Leistungstests</u>, die Fähigkeiten wie Konzentration,
Merkfähigkeit, Gedächtnis überprüfen und <u>Persönlichkeitstests,</u> die bestimmte Persönlichkeitsmerkmale erfassen. Daneben gibt es noch eine Reihe von Symptomfragebögen,
die bestimmte Symptome wie Angst, Depression oder zwanghaftes Verhalten abfragen
und eine Abstufung nach Schweregrad erlauben.

Beispiele häufig verwendeter Testverfahren:

Testverfahren	Aussagekraft
Mini-Mental-Status	überprüft Orientierung und Merkfähigkeit, wird eingesetzt in der Demenzdiagnostik
Freiburger Persönlichkeitsinventar	überprüft Charaktereigenschaften wie Geselligkeit, Offenheit, Aggressivität, Nervosität, wird eingesetzt zur Persönlichkeitsdiagnostik
d2-Test	überprüft Aufmerksamkeit und Konzentration unter Zeitdruck
HAWIE-Test, Mehrfach-Wahl-Wortschatz-Test	Intelligenztests, werden eingesetzt zur Leistungsdiagnostik, ermitteln den sog. Intelligenzquotienten
Benton-Test	überprüft visuelle Merkfähigkeit, wird eingesetzt zur Diagnostik organischer Psychosyndrome

Aufgabe

1. Sie begleiten eine Heimbewohnerin zum Nervenarzt. Nach der körperlichen Untersuchung sagt der Arzt, er werde nun zur weiteren Abklärung noch ein EEG, eine Doppleruntersuchung und ein CCT veranlassen. Die Bewohnerin fragt Sie im Wartezimmer ängstlich, was denn da jetzt auf sie zukomme. Wie erklären Sie ihr die geplanten Untersuchungen?

Bisher haben wir gesehen, welche apparativen Zusatzuntersuchungen neben der körperlichen Untersuchung zu diagnostischen Zwecken eingesetzt werden können.

Um nun die Notwendigkeit eines bestimmten Untersuchungsverfahrens bei einer bestimmten Symptomatik zu verstehen und seine Aussage beurteilen zu können, sind Kenntnisse der Neuroanatomie notwendig. Diese werden im folgenden Abschnitt dargestellt.

2.2 Anatomische Grundlagen

Definition

Das **Nervensystem** dient der Aufnahme, Verarbeitung, Speicherung und Weiterleitung von Informationen mittels elektrischer und biochemischer Vorgänge.

Funktionell kann man ein animalisches und ein vegetatives Nervensystem unterscheiden.

Das **animalische (willkürliche) Nervensystem** beinhaltet die bewussten Wahrnehmungen, Empfindungen und Bewegungen. Der sensible Anteil ist für die Aufnahme und Weiterleitung bewusster Empfindungen und Sinneswahrnehmungen, z. B. Schmerzen, zuständig. Der motorische Anteil steuert die willkürliche Motorik, d. h. die bewussten Bewegungsabläufe des Menschen.

Die Kontrolle der Bewegungsabläufe erfolgt durch den sensiblen Anteil des animalischen Nervensystems. Erst das koordinierte Zusammenwirken von sensiblem und motorischem Anteil macht koordinierte Bewegungsabläufe möglich.

Das **vegetative (unwillkürliche) Nervensystem** wird auch als autonomes Nervensystem bezeichnet und steuert die unbewusst bleibenden Funktionen der Organe. Das autonome Nervensystem gliedert sich in zwei Untersysteme, den **Sympathikus** (vermittelt Stress- und Fluchtreaktion) und den **Parasympathikus** (vermittelt Ruhe und Entspannung). Beide Untersysteme arbeiten antagonistisch (als Gegenspieler), d. h. dass nach Bedarf die Tätigkeit eines Organs von einem der Untersysteme gesteigert, von dem anderen hingegen gedämpft wird. Normalerweise befinden sich die beiden Systeme in einem Gleichgewicht. Zu den typischen Wirkungen gehören z. B. beim

- Sympathikus: Herzfrequenzanstieg, Atemfrequenzsteigerung, Blutdruckanstieg, Pupillenerweiterung und Dämpfung der Magen-Darm-Tätigkeit.
- Parasympathikus: Herzfrequenzabfall, Atemfrequenzabfall, Blutdrucksenkung, Pupillenverengung und Steigerung der Magen-Darm-Tätigkeit.

Organ	Sympathikuswirkung	Parasympathikuswirkung
Herzmuskel	Zunahme von Frequenz und Kontraktionskraft	(Mäßige) Abnahme von Frequenz und Kontraktionskraft
Haut-, Schleimhaut- und Eingeweidegefäße	Verengung	Keine Wirkung bekannt
Bronchien	Erweiterung	Verengung
Magen-Darm-Trakt	Verminderung von Darmbewegungen	Steigerung von Darmbewegungen
Verdauungsdrüsen	Verminderung der Sekretion	Steigerung der Sekretion
Stoffwechsel	Förderung abbauender Stoffwechselvorgänge	Förderung aufbauender Stoffwechselvorgänge
Nebennieren	Steigerung der Adrenalinausschüttung	Verminderung der Adrenalinausschüttung
Sexualorgane des Mannes	Auslösung der Ejakulation	Auslösung der Erektion
Tränendrüsen	Keine Wirkung bekannt	Steigerung der Sekretion
Pupille	Erweiterung	Verengung

Aufgabe

Sammeln Sie Beispiele für Situationen, die zu einer Aktivierung des Sympa-thikus führen. Welche Schäden können aus einer dauernden Überaktivität des Sympathikus entstehen?

Anatomisch besteht das Nervensystem aus einem peripheren und einem zentralen Anteil. Das zentrale Nervensystem (ZNS) besteht aus dem Gehirn und dem Rücken-mark, das periphere (PNS) aus den Nerven, die vom Rückenmark ausgehend den gan-zen Körper durchziehen.

Das **Gehirn** besteht aus den beiden Hälften des **Großhirns**, dem **Hirnstamm** und dem **Kleinhirn**. Es nimmt eine zentrale Rolle als Reizverarbeitungs- und Steuerungsorgan ein. Die beiden Großhirnhälften sind durch dicke Faserbündel, den sogenannten **Balken**, miteinander verbunden, so weiß die linke Hirnhälfte immer, was die Rechte tut und umgekehrt. Das Gehirn ist durch den Schädelknochen vor äußeren Einflüssen geschützt. Beim Erwachsenen wiegt es ca. 1300 Gramm, **Furchen** (Sulci) und **Windungen** (Gyri) tragen zu einer Vergrößerung seiner Oberfläche bei. Die außen gelegene Hirnrinde (**graue Substanz**), bestehend aus Millionen von Nervenzellen umgibt die im Inneren gele-gene **weiße Substanz**, die aus markhaltigen Nervenfasern besteht.

Jede Großhirnhälfte besteht aus vier Anteilen:
dem **Stirnlappen** (vorne oder frontal gelegen = Frontallappen),
dem **Scheitellappen** (oben oder parietal gelegen = Parietallappen)
dem **Hinterhauptslappen** (hinten oder occipital gelegen = Occipitallappen) und
dem **Schläfenlappen** (seitlich oder temporal gelegen = Temporallappen).

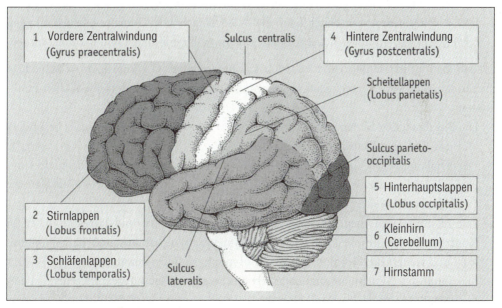

Ansicht des Gehirns von außen

Die Verarbeitung von Reizen, die von den Sinnesorganen aufgenommen werden, erfolgt in spezifischen Bereichen des Gehirns. Diese Funktionsbereiche werden als **Rindenfelder** bezeichnet:

- Von der **motorischen Rinde** gehen Befehle an die Muskulatur der gegenüberliegenden Körperhälfte, d. h. die Rinde der rechten Großhirnhälfte steuert die Bewegungen der linken Körperseite und umgekehrt. Bei einer Schädigung resultiert eine halbseitige Lähmung (Hemiparese). Die wichtigste motorische Nervenbahn von der Hirnrinde durch den Hirnstamm zum Rückenmark heißt **Pyramidenbahn.**
- Die **sensible Rinde** verarbeitet eingehende Wahrnehmungen, z. B. Schmerzen, Temperatur oder Berührung. Erst wenn ein sensibler Reiz bis hierher gelangt, nehmen wir ihn wahr. Bei einer Schädigung können sensible Reize nicht mehr wahrgenommen werden.
- Das **motorische Sprachzentrum** (Broca-Zentrum) regelt die Wortbildung und Sprechweise. Bei einer Schädigung kommt es zu einer motorischen Aphasie (schwere Störung des sprachlichen Ausdrucks bei erhaltenem Sprachverständnis).
- Das **sensorische Sprachzentrum** (Wernicke-Zentrum) ist für das Sprachverständnis zuständig, wird es geschädigt, kommt es zu einer sensorischen Aphasie (schwere Störung des Sprachverständnisses bei erhaltenem Sprachvermögen).
- Das **Sehzentrum** verarbeitet das von der Netzhaut des Auges kommende Bild zu einem bewussten Seheindruck. Durch Vergleich mit vorher bekannten Seheindrücken ist „Erkennen" möglich. Bei Schädigung resultiert eine sogenannte Rindenblindheit, d. h. trotz gesundem Auge kann der Betroffene nichts sehen, weil sein Gehirn die Seheindrücke nicht mehr verarbeiten kann.
- Die **Hörrinde** ist für die Verarbeitung von Höreindrücken zuständig, bei einer Schädigung können Geräusche nicht mehr erkannt werden.
- Das **Riechzentrum** verarbeitet über die Nase eingehende Geruchswahrnehmungen, wird es geschädigt, können Gerüche nicht mehr wahrgenommen und erkannt werden.

Neben den Rindenfeldern gibt es auch im Inneren des Gehirns noch verschiedene Ansammlungen von Nervenzellen, sogenannte Kerngebiete mit unterschiedlichen Funktionen:

- Die **Basalganglien** bilden ein Zentrum für die Feinsteuerung der Motorik, besonders Haltung und unwillkürliche Bewegungen.
- Der **Thalamus** wird auch „Tor zum Bewusstsein" genannt, er filtert eingehende Sinneseindrücke und entscheidet, welche Informationen in unser Bewusstsein (an die Großhirnrinde) weitergeleitet werden.
- Der **Hypothalamus** liegt am Übergang zwischen Großhirn und Hirnstamm, er ist Kontrollzentrum des Vegetativen Nervensystems (Sympathikus und Parasympathikus) und steuert die Hormonabgabe der Hypophyse (Hirnanhangdrüse).
- Das **Limbische System,** zusammengesetzt aus verschiedenen kleineren Kernen, steuert Gefühle, Sexualtrieb, Lust und Unlust.

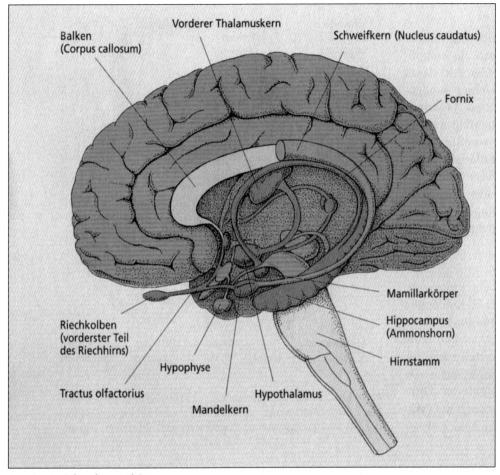

Innenansicht des Gehirns

Die Verbindung zwischen dem Großhirn und dem Rückenmark stellt der **Hirnstamm** her, er besteht aus

    Mittelhirn (Mesencephalon): hier entspringen Hör- und Sehnerv,

    Brücke (Pons): hier verläuft die Pyramidenbahn und

    verlängertem Mark (Medulla oblongata): hier sitzt das Atemzentrum.

An Rückseite des Hirnstammes unterhalb der beiden Großhirnhälften liegt das **Kleinhirn**. Es besteht ebenfalls aus zwei Hälften, im Unterschied zum Großhirn kreuzen seine Bahnen nicht, d. h. die rechte Kleinhirnhälfte ist für die rechte Körperhälfte zuständig. Aufgaben des Kleinhirns sind:

- die Regulation des Muskeltonus
- die Feinabstimmung (Koordination) von Bewegungen und
- die Verarbeitung von Lageempfindungen zur Steuerung des Gleichgewichtes.
  Schädigung des Kleinhirns (z. B. bei Multipler Sklerose) führen zu unkontrolliert-vergröbert wirkenden Bewegungen (**Ataxie**) und zu Gleichgewichtsstörungen und Schwindel.

Zum Schutz vor äußeren Einflüssen und vor dem Eindringen von Krankheitserregern sind Gehirn und Rückenmark von drei Schichten von **Hirnhäuten** umgeben, die auch arterielle und venöse Blutgefäße enthalten. Von außen nach innen sind dies:

- die harte Hirnhaut (Dura mater), die dem Schädelknochen direkt anliegt,
- die Spinngewebshaut (Arachnoidea), die Dura und Pia elastisch miteinander verbindet,
- die weiche Hirnhaut (Pia mater), die direkt auf der Hirnoberfläche liegt.

Ein weiterer Schutzmechanismus ist das **Nervenwasser (Liquor):**
im Inneren der Großhirnhälften befindet es sich in zwei Hohlräumen, den sogenannten **Ventrikeln,** außen um das Gehirn herum (zwischen Spinngewebshaut und weicher Hirnhaut) zirkuliert das Nervenwasser bis hinunter in die Wirbelsäule. Hier kann es zu diagnostischen Zwecken entnommen werden (Liquoruntersuchung). Der **Liquor,** etwa 200 ml einer wasserklaren Flüssigkeit, bildet eine Art Polster oder Stoßdämpfer für das Gehirn im Schädelinneren und das Rückenmark innerhalb der Wirbelsäule.

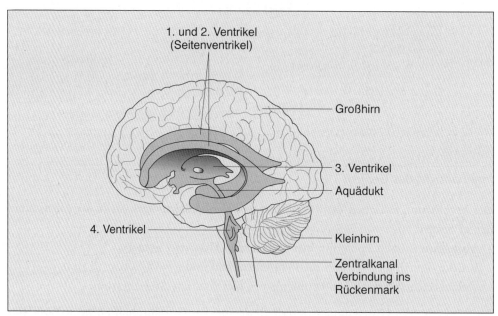

Gehirn mit Ventrikelsystem

Aus dem Hirnstamm entspringen 12 so genannte **Hirnnerven,** die Muskeln, Sinnesorgane und Drüsen im Bereich von Kopf und Hals versorgen In der Reihenfolge ihres Austrittes aus dem Hirnstamm werden sie von 1–12 nummeriert:

1. **Riechnerv**
   (Nervus Olfactorius)

   → dient der Geruchswahrnehmung

2. **Sehnerv**
   (Nervus Opticus)

   → dient der Weiterleitung des Seheindrucks von der Netzhaut zur Sehrinde

3. **Augenmuskelnerv**
   (Nervus oculomotorius)

   → der dritte, vierte und sechste Hirnnerv steuern gemeinsam die Augenbewegungen. Fällt einer der Nerven aus, schauen beide Augen nicht mehr in die gleiche Richtung und der Patient sieht alles doppelt

4. **Augenmuskelnerv**
   (Nervus trochlearis)

5. **Drillingsnerv**
   (Nervus trigeminus)

   → Enthält sensible Fasern für die Gesichtshaut und motorische Fasern zu den Kaumuskeln

6. **Augenmuskelnerv**
   (Nervus abducens)

7. **Gesichtsnerv**
   (Nervus facialis)

   → Innerviert die mimischen Gesichtsmuskeln sowie Tränen- und Speicheldrüsen, leitet die Geschmacksempfindungen von der Zunge zum Gehirn. Bei einer Lähmung (Facialisparese) hängt der Mundwinkel herunter, das Auge kann nicht geschlossen werden und die Stirn kann nicht gerunzelt werden.

8. **Hör- und Gleichgewichtsnerv**
   (Nervus vestibulocochlearis)

   → Der eine Teil leitet Schallwellen vom Innenohr zum Hörzentrum, der andere leitet Informationen über die Lage und Bewegung des Körpers im Raum an das Gleichgewichtszentrum weiter. Schädigungen des Nerven führen zur Schwerhörigkeit bzw. zu Gleichgewichtsstörungen und Schwindel.

9. **Schlundnerv**
   (Nervus glossopharyngeus)

   → Versorgt motorisch die Schlundmuskulatur und ermöglicht so das Schlucken.

10. **Eingeweidenerv**
    (Nervus vagus)

    → Der längste Hirnnerv, bildet den Parasympathikusanteil des vegetativen Nervensystems, innerviert Herz, Magen, Darm, Bronchien etc. (siehe unter vegetatives

Nervensystem) und vermittelt an diesen
Organen Ruhe und Entspannung

11. **Halsnerv**   →   Versorgt motorisch am Hals die Muskeln
    (Nervus accessorius)   für Kopfdrehung und Schulterhebung.

12. **Zungennerv**   →   Versorgt motorisch die Zungenmuskula-
    (Nervus hypoglossus)   tur, die wichtige Funktionen beim Kauen,
    Schlucken und Sprechen wahrnimmt.

Aufgaben

1. Sie gehen über eine Straße. Plötzlich hören Sie, dass jemand Ihren Namen
    ruft. Sie drehen sich um, schauen, können aber niemanden sehen, den Sie
    kennen. Welche Hirnnerven sind bei dieser Handlung aktiv?

2. Nun sehen Sie eine Freundin, der sie zuwinken. Welche Teile Ihres Groß-
    hirns werden dabei aktiviert? Wo erfolgt die Feinabstimmung der Bewe-
    gung?

Damit das Gehirn seine komplexe Funktion jederzeit optimal erfüllen kann, benötigt es
jede Menge Sauerstoff und Nährstoffe: 20 % der Blutmenge, die bei jedem Herzschlag
gefördert wird, verbraucht alleine das Gehirn!

Die **Blutversorgung des Gehirns** erfolgt durch vier Arterien:

Eine rechte und eine linke **Halsschlagader (Arteria carotis)** teilen sich im Bereich des
Unterkiefers in die Arteria carotis interna für das Großhirn und die Arteria carotis exter-
na für Gesichtsmuskulatur und Kopfhaut.

Eine rechte und eine linke **Wirbelschlagader (Arteria vertebralis)**, die in den Querfort-
sätzen der Halswirbel nach oben ziehen und durch das große Hinterhauptsloch in das
Schädelinnere gelangen, vereinigen sich vor dem Hirnstamm zur Arteria basilaris und
versorgen Hirnstamm und Kleinhirn mit Blut.

Zwischen den A. carotis internae und der A. basilaris gibt es verbindende Gefäße (den
Circulus arteriosus Willisi), so dass bei Verschluss einer Carotisarterie über die Verbin-
dungsgefäße immer noch genügend Blut in die entsprechende Hirnregion transportiert
werden kann.

Die Venen für den Rückfluss des Blutes verlaufen im Wesentlichen an der Hirnoberfläche bzw. zwischen Gehirn und Schädelknochen (sogenannte Sinus).

Damit nun Informationen von Gehirn zum Körper und vom Körper in das Gehirn gelangen können, braucht es eine Verbindung „nach unten". Diese Verbindung stellt das **Rük-
kenmark** dar. Es liegt, von den Hirnhäuten umgeben, geschützt im Inneren der Wirbelsäule. Es ist ca. 40 cm lang und endet in Höhe des 12. Brustwirbels. Das Rückenmark
ist unterteilt in 31 Segmente, entsprechend der Unterteilung der Wirbelsäule in 7 Halswirbel, 12 Brustwirbel, 5 Lendenwirbel, das Kreuzbein und das Steißbein. Zwischen den
Wirbelkörpern befinden sich die **Bandscheiben**, sie bestehen aus einer gallertigen Sub-

stanz und dienen der Stoßdämpfung bei Bewegungen und der Anpassung der Wirbelsäule an verschiedene Körperhaltungen.

Ein Querschnitt durch das Rückenmark zeigt im Inneren eine schmetterlingsförmige Struktur: die graue Substanz, umgeben von der weißen Substanz, die aus markhaltigen Nervenfasern besteht. Die graue Substanz besteht aus **Nervenzellen**, die eine Reizverarbeitung im Rückenmark ermöglichen. Hier werden von Gehirn kommende Signale umgeschaltet auf die Spinalnerven, die dann die Wirbelsäule verlassen und zu den Muskeln von Armen, Rumpf und Beinen ziehen.

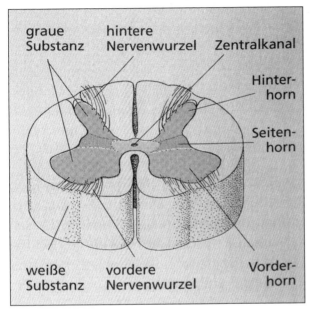

Querschnitt durch das Rückenmark

Die graue Substanz ist unterteilt in die

Vorderhörner (Ansammlung **motorischer** Nervenzellen, verlassen als Vorderwurzel das Rückenmark, leiten Befehle von Gehirn zum Muskel),

Seitenhörner (Ansammlung von Zellen des Sympathikus-Anteils des vegetativen Nervensystems) und

Hinterhörner (Ansammlung **sensibler** Nervenzellen, über die Hinterwurzel gelangen sensible Reize aus der Peripherie in das Rückenmark und werden von dort zum Gehirn weitergeleitet)

Vorderwurzel und Hinterwurzel vereinigen sich zum Spinalnerven, der durch das Zwischenwirbelloch die Wirbelsäule verlässt und sich dann in verschiedene Äste aufteilt:

→ die hinteren Äste versorgen Hals- und Rückenmuskulatur und Haut,

→ die vorderen Äste vereinigen sich zu Nervengeflechten (Plexus), bevor sie sich in die einzelnen peripheren Nerven aufteilen:

Plexus cervicalis (Halsgeflecht) aus den Wurzeln C1-C4, innerviert Haut und Muskulatur von Hals und Schultern sowie das Zwerchfell.

Plexus brachialis (Armgeflecht) aus den Wurzeln C5-Th1, innerviert neben Teilen der Schulter nach Aufteilung in die drei großen Armnerven (Nervus Medianus, Nervus Ulnaris, Nervus Radials) die Arm- und Handmuskeln sowie sensibel die Haut der Arme.

Plexus lumbalis (Lendengeflecht) aus den Wurzeln L1-L4, innerviert die Haut im Genitalbereich und Unterbauch, im weiteren Verlauf dann als Nervus Femoralis die Oberschenkelmuskulatur.

Plexus sacralis (Kreuzbeingeflecht) aus den Wurzeln L4-S3, bildet den Ischiasnerv, der v. a. die Unterschenkel- und Fußmuskulatur innerviert.

Plexus pudendus (Schambeingeflecht) aus den Wurzeln S3-S5, innerviert Genitalorgane und Blase und Rectum (Enddarm).

Die **Funktion des peripheren Nervensystems** besteht in der Weiterleitung von Impulsen, die über das Rückenmark vom Gehirn kommen, an die betreffenden Muskeln (efferente = fortleitende Bahn) bzw. in umgekehrter Richtung die Weiterleitung sensibler Wahrnehmungen über das Rückenmark an das Gehirn (afferente = hinleitende Bahn). Dazu braucht es anatomische Strukturen, die Informationen aufnehmen und weiterleiten können: die **Nervenzellen** (Neuronen).

Jedes Neuron besteht aus einem **Zellkörper** mit Zellkern, den **Dendriten** (Zellfortsätze für die Informationsaufnahme) und einem **Axon** (Zellfortsatz für die Informationsweitergabe). Jedes Axon wird zur elektrischen Isolierung von einer Schutzhülle (**Markscheide**) umgeben. Die Gesamtheit der Neurone ist zum Schutz und zur Ernährung in Bindegewebe (Gliazellen) eingebettet.

Je nach Funktion werden **motorische und sensible Neurone** unterschieden. Motorische Neurone leiten Nervenimpulse zu den Muskeln, sensible leiten z. B. Schmerzempfindungen von der Haut zum ZNS. Als **Bahnen** bezeichnet man Neurone gleicher Funktion, die sich anatomisch zusammen geschlossen haben, z. B. die Pyramidenbahn, die das wichtigste Bahnsystem der willkürlichen Motorik darstellt.

An der Membran (Außenhülle) der Nervenzelle besteht im Ruhezustand durch unterschiedliche Verteilung von Kalium- und Natriumionen eine elektrische Ladung (**Ruhepotenzial**). Wird die Nervenzelle erregt, strömen Natriumionen ins Zellinnere und verändern den Ladungszustand (**Aktionspotenzial**). Diese Spannungsänderung setzt sich entlang des Axons fort bis zur nächsten Synapse.

Die Neurone sind untereinander mit so genannten **Synapsen** (Kontaktstellen) verbunden. Die Reizweiterleitung erfolgt auf chemischem Weg durch Botenstoffe, sogenannte **Neurotransmitter**. Der im Neuron weitergeleitete elektrische Reiz führt dazu, dass die im Ende des Axons (Präsynapse) gespeicherten Neurotransmitter freigesetzt werden. Diese gelangen in den so genannten synaptischen Spalt zwischen zwei Nervenzellen. Einem Teil der Neurotransmitter gelingt es, sich auf der gegenüber liegenden Seite an bestimmte Rezeptoren (Postsynapse) zu binden, was dort wiederum zu einer Reizweiterleitung führt.

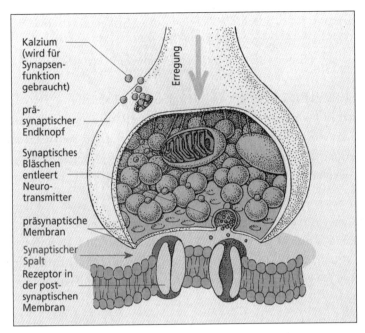

Kalzium (wird für Synapsenfunktion gebraucht)

Erregung

präsynaptischer Endknopf

Synaptisches Bläschen entleert Neurotransmitter

präsynaptische Membran

Synaptischer Spalt

Rezeptor in der postsynaptischen Membran

Synapse

Zu den wichtigsten Neurotransmittern gehören z. B.

- **Acetylcholin:** Dieser Neurotransmitter sorgt für eine Erregungsübertragung vor allem im vegetativen Nervensystem.
- **Noradrenalin** wird im Nebennierenmark gebildet und ist der wesentliche Botenstoff des Sympathikus.
- **Dopamin** kommt v. a. im ZNS vor und ist an der Willkürmotorik beteiligt. Ein Mangel an Dopamin kann z. B. zum Morbus Parkinson führen.
- **Adrenalin** kommt ebenfalls v. a. im ZNS vor und ist unter anderem an der Regulation des Blutdrucks beteiligt.
- **Serotonin** ist ein typischer Botenstoff im Hirnstamm und im Magen-Darm-Trakt. Es ist z. B. an der Steuerung des Schlaf-Wach-Rhythmus beteiligt. Ein Mangel an Serotonin trägt wahrscheinlich zur Entstehung von Depressionen bei.

Neben der Weiterleitung von sensiblen und motorischen Informationen haben die Nervenzellen im Rückenmark noch eine weitere wichtige Funktion:
die **Bahnung von Reflexen. Reflexe** sind schnelle, unbewusste motorische Reaktionen auf einen Reiz (z. B Zurückziehen der Hand bei Berührung eines heißen Gegenstandes). Unsere Haltung und Muskelanspannung wird permanent durch Halte- und Stellreflexe kontrolliert. Man unterscheidet **Eigenreflexe** (Reiz und Reflexantwort im selben Organ/Muskel) und **Fremdreflexe** (Reiz und Antwort in unterschiedlichen Organen).

Die Überprüfung der Reflexe ist ein wichtiger Bestandteil der neurologischen Untersuchung. Am bekanntesten ist wahrscheinlich der Patellarsehnenreflex, ein Muskeleigenreflex, der durch einen Schlag unterhalb der Kniescheibe ausgelöst wird:

- Schlag mit dem Reflexhammer führt durch die Dehnung der Muskelansatzsehne zur Muskeldehnung (erregt Dehnungsrezeptor)
- Dehnungsreiz wird über die Hinterwurzel = Afferente Bahn an das Rückenmark weitergeleitet
- Umschaltung/Reflexantwort auf Rückenmarksebene (unbewusst, schnell)
- Befehl an den Muskel, sich zu kontrahieren (sich anzuspannen) verlässt über die Vorderwurzel = efferente Bahn das Rückenmark und wird über den zugehörigen Spinalnerven und die erforderlichen peripheren Nerven zu den beteiligten Muskeln geleitet
- Kniestreckermuskeln kontrahieren sich, Bein wird gestreckt

Dieser Ablauf benötigt nur Sekundenbruchteile und läuft, da das Gehirn nicht beteiligt ist, unbewusst ab. Viele solcher Reflexe benötigt unser Körper permanent, um Haltung und Muskelspannung passend aufrecht zu erhalten. Die Untersuchung der Reflexe ist zum Beispiel nach einem akuten Schlaganfall auffällig: wenn die beteiligten Muskeln gelähmt sind, können sie den Befehl zur Kontraktion nicht oder nur schwach ausführen ➜ derReflex ist abgeschwächt oder nicht auslösbar.

2.3 Allgemeine Psychopathologie

Neben dem körperlichen Befund gehört zur nervenärztlichen Untersuchung auch der psychische Befund. Einige Bestandteile des psychischen Befundes sind Ihnen sicherlich aus der Krankenbeobachtung bekannt, wie z. B die Frage nach der Orientierung zu Ort, Zeit oder Person. Andere Begriffe sind schwieriger und werden zur Beschreibung psychischer Auffälligkeiten oft falsch oder ungenau verwendet, weil sie auch in der Umgangssprache vorkommen, dort aber eine ganz andere Bedeutung haben können, z. B. der Begriff Zwang oder Angst oder Demenz.

Die Psychopathologie definiert nun psychische Auffälligkeiten mit bestimmten Begriffen, so dass eine exakte Beschreibung möglich wird.

Definition

Psycho –   patho – logie

Seele   krank   lehre (Krankheitslehre der Seele/Psyche)

Psychopathologie ist die Wissenschaft,
- die menschliches Erleben und Verhalten beschreibt und benennt
- eine Einteilung in gesunde und krankhafte Verhaltensweisen ermöglicht
- eine Zuordnung von bestimmten psychischen Symptomen zu psychiatrischen Krankheitsbildern vornimmt.

Dabei ergeben sich zwei grundlegende Probleme:
Wie schon im ersten Kapitel dargelegt, ist bei psychischen Störungen die Abgrenzung zwischen **normal** und **krankhaft** oft viel schwieriger als bei körperlichen Erkrankungen.

Ein gebrochenes Bein ist eindeutig im Röntgen nachweisbar, wenn ein Mensch halluziniert oder Angst hat, ist dies nicht unbedingt erkennbar. Außerdem ist es möglich, dass ein Symptom wie Angst als gesunde, normale Verhaltensweise in einer bestimmten Situation auftreten kann oder aber als Symptom einer psychischen Krankheit.

Daneben sind psychische Symptome hinsichtlich ihrer Ursache **unspezifisch**, d. h. das gleiche Symptom kann bei verschiedenen psychischen Erkrankungen auftreten: eine depressive Verstimmung kann z. B Ausdruck einer hirnorganischen Veränderung (etwa bei Hirntumor) sein, kann bei einer endogenen Depression auftreten oder bei einer Trauerreaktion oder im Rahmen einer schizophrenen Erkrankung oder aber als völlig normale Reaktion unter bestimmten Lebensumständen (Arbeitsplatzverlust, Partnerschaftskonflikt etc.).

Die wichtigsten psychopathologischen Symptome sind im folgenden beschrieben und erklärt:

Bewusstseinsstörungen:

<u>quantitative</u> Bewusstseinsstörung   Störung der Bewusstseinshelligkeit, der Wachheit

Unterteilung in:
Somnolenz (Schläfrigkeit),
Sopor (Tiefschlaf, nur mit Mühe weckbar) und
Koma (Bewusstlosigkeit, nicht erweckbar, keine Reaktion auf Schmerzreize)

Häufigste Ursachen: Akute organische Hirnschädigung: Vergiftung, Hirnblutung, Hirntumor, Schlaganfall, Schädel-Hirn-Verletzung, Hirnhautentzündung, Sauerstoffmangel, epileptische Anfälle

<u>qualitative</u> Bewusstseinsstörung   Einengung des Bewusstseins, trotz wachem Zustand mangelt es an Klarheit im Denken und Handeln

Unterteilung in
Verwirrtheit/ Delir (Zusammenhangloses Denken, Ratlosigkeit, motorische Unruhe, evtl.auch optische Halluzinationen und vegetative Symptome wie Schwitzen, Tachykardie und Zittern) und
Dämmerzustand (traumähnliche Bewusstseinseinengung auf inneres Erleben, verminderte Ansprechbarkeit auf Außenreize, oft bei Epilepsie)

Häufigste Ursachen: Organische Hirnschädigung: Alkohol, Alkoholentzug, Epilepsie, Sauerstoffmangel, Durchblutungsstörung, Hirnverletzung

Orientierungsstörung   Störung des Bescheidwissens und Zurechtfindens in der Umgebung

Unterteilung in Orientierung
zur **Person** (weiß Namen nicht)

zum **Ort** (weiß nicht, wo er sich befindet)

zur **Zeit** (weiß nicht, welcher Tag, welches Jahr)

zur **Situation** (verkennt Personen, will zur Arbeit gehen, obwohl er seit Jahren berentet ist)

im **Raum** (findet Toilette nicht, findet sein Zimmer nicht)

Häufigste Ursachen: Organische Hirnschädigung (akut oder chronisch): Delir, Demenz

Gedächtnisstörung   Störung der Fähigkeit Erfahrenes und Erlebtes zu behalten und sich wieder zu vergegenwärtigen

Unterschieden werden:

Amnesie (zeitlich begrenzte Erinnerungslücke bei sonst normalem Gedächtnis z. B. bei Gehirnerschütterung oder Unfall)

Kurzzeitgedächtnisstörung (eben erlebtes kann nicht behalten werden) und

Langzeitgedächtnisstörung (länger zurückliegende Lebensereignisse können nicht wiedergegeben werden)

Häufigste Ursachen: Bei Demenzen, subjektiv bei Depressionen (Pseudodemenz), Amnesie nach Gehirnerschütterung

Affektstörungen   Störung des Gemütes, der Emotionen

grundlegende Unterscheidung zwischen

    Affekt (kurz dauernde Gefühlswallung wie Wut, Hass, Freude) und

    Stimmung (länger dauernder Gefühlszustand wie traurig, heiter, ängstlich)

Unterschieden werden:

- **Ambivalenz** (gleichzeitiges Bestehen gegensätzlicher Gefühle),
- **Parathymie** (Affektäußerung passt nicht zum Inhalt des Erlebten),
- **Affektlabilität** (schneller Stimmungswechsel),
- **Affektinkontinenz** (mangelnde Beherrschung der Affektäußerung),
- **Angst** (Zustand der Erwartung einer Bedrohung oder Gefahr mit Anspannung, innerer Unruhe, Zittern; Atemnot),
- **Phobie** (objektbezogene Angst, z. B. Spinnenphobie),
- **Depressivität** (niedergeschlagene Stimmung, Freudlosigkeit, Hoffnungslosigkeit),
- **Euphorie** (übersteigertes Wohlbefinden, gehobene Stimmung, Heiterkeit, Zuversicht)

Häufigste Ursachen: Bei Schizophrenien, Zwangserkrankungen und Depressionen, bei Demenzen, bei manischdepressiven Mischzuständen oder Gesunden unter bestimmten Bedingungen

Wahrnehmungsstörungen Störung der Aufnahme von Sinnesempfindungen aus der Umgebung

Unterschieden werden:

Organische Störungen wie Blindheit, Taubheit und

Psychische Störungen wie

Illusion (Missdeutung von Sinneseindrücken, z. B. die „Fata morgana", in der Wüste, wo Lichtreflexionen am Horizont als Wasser verkannt werden),

Halluzination („Sinnestäuschung", Wahrnehmung ohne entsprechenden Außenreiz):

optisch (sieht weiße Mäuse),

akustisch (hört Stimmen),

geruchlich (riecht Gas oder Gift) oder

Leibeshalluzinationen (fühlt sich aus Stein, von Strom durchflossen, vertrocknet...)

Häufigste Ursachen: Bei Müdigkeit, Erschöpfung, unter Drogeneinfluss, in extrem reizarmer Umgebung (z. B. Isolationshaft), bei Depressionen, Schizophrenien, bei organischen Psychosen

Ich-Erlebnisstörungen Störung der Grenze zwischen Ich und Umwelt

Unterschieden werden:

Gedankenausbreitung (die eigenen Gedanken können von anderen gelesen werden),

Gedankeneingebung (die eigenen Gedanken sind von anderen eingegeben oder gelenkt),

Gedankenentzug (andere können Gedanken wegnehmen),

Fremdbeeinflussung (Wollen und Handeln sind von Außen gelenkt, ferngesteuert, beeinflusst)

Häufigste Ursachen: Bei Schizophrenien

Denkstörungen:

formale Denkstörungen Störung des normalen, flüssigen, geordneten Denkablaufs

Unterschieden werden:

Ideenflucht (beschleunigtes Denktempo, vom Hundertsten ins Tausendste kommend),

Denkhemmung (Gedankenablauf schleppend, gebremst, mühsam),

Perseveration (ständige Wiederholung des Gleichen),

Denkzerfahrenheit (in den Äußerungen kein logischer Zusammenhang mehr nachvollziehbar, sinnloser Wortsalat)

Häufigste Ursachen: Bei Manien, Depressionen, organischen Psychosen, Schizophrenien

inhaltliche Denkstörungen **Wahn** (= unkorrigierbare subjektive Gewissheit, die nicht mit der äußeren Realität in Übereinstimmung zu bringen ist)

Unterschieden werden

Wahneinfall (plötzliche wahnhafte Überzeugung: ich werde verfolgt, Einbrecher sind im Hause etc.)

Wahnwahrnehmung (eine reale Sinneswahrnehmung erhält durch den Wahn eine abnorme Bedeutung: die Schwester trägt rote Schuhe, das bedeutet, dass ich heute noch sterben werde)

Häufigste Ursachen: Bei Depressionen (Schuldwahn, Verarmungswahn, Hypochondrischer Wahn), Manie (Größenwahn), Schizophrenien (Verfolgungswahn, Beeinträchtigungswahn, Beziehungswahn), Alkoholismus (Eifersuchtswahn)

Störungen von Antrieb und Psychomotorik   Störungen der körperlichen und geistigen Aktivität, des „inneren Motors"

Unterschieden werden:

Antriebsarmut (Fehlen von Energie und Initiative, verlangsamte Bewegungen)

Stupor (motorische Bewegungslosigkeit, keine Mimik, keine Reaktionen bei wachem Bewusstsein, Kontaktaufnahme nicht möglich)

Mutismus (Nichtsprechen)

Antriebssteigerung (gesteigerte Initiatve und Aktivität, noch zielgerichtet)

motorische Unruhe (ziellose, ungerichtete motorische Aktivität)

Zwangshandlungen (als sinnlos erkannte aber nicht unterdrückbare Handlungen: Waschzwang, Kontrollzwang)

Häufigste Ursachen: Bei Depressionen, Manien, Schizophrenien, selten als psychogener Stupor („vor Angst erstarren"), bei Demenz, Delir, nach Schädel-Hirn-Trauma, bei Zwangskrankheit

Störungen von Aufmerksamkeit und Konzentration

Aufmerksamkeitsstörung (Störung der Ausrichtung des Bewusstseins auf eine Sache), **Konzentrationsstörung** (Störung des „bei der Sache bleibens", leicht ablenkbar)

Häufigste Ursachen: Normalpsychisch und bei fast allen psychischen Erkrankungen

Intelligenzstörungen (Oligophrenien)   angeborene oder früh erworbene Minderung der Verstandesleistungen (Lernfähigkeit, planerisches Denken und Handeln, Lesen, Schreiben, Rechnen, Problemlösungsvermögen, Urteilsfähigkeit......)

Unterschieden werden:

Debilität (leichte Intelligenzminderung, Sonderschulfähig)

Imbezillität (mittelschwere Intelligenzminderung)

Idiotie (schwere Intelligenzminderung, kein Spracherwerb, meist voll pflegebedürftig)

Häufigste Ursachen: Erbliche Stoffwechselkrankheiten, Rötelinfektion während der Schwangerschaft, Sauerstoffmangel unter der Geburt, ect.

Nach diesem Überblick über mögliche psychische Symptome folgen einige Aufgaben um den Umgang mit den neuen Begriffen zu üben

Aufgaben

1. Sie lesen im Bericht der Nachtwache: „Frau B. war heute nacht stuporös, sie lief völlig erregt auf und ab, äußerte Wahngedanken (sie sehe weiße Mäuse unter ihrem Bett) und war völlig dement, obwohl sie doch sonst immer regelrecht orientiert ist.", Welche Fehler erkennen Sie in dieser Beschreibung?

2. Im Pflegebericht einer Heimbewohnerin steht unter Diagnosen: „Debilität nach frühkindlicher Hirnschädigung, halluzinatorisches Syndrom". Erklären Sie in Ihren Worten, was der Bewohnerin fehlt und welche Symptome Sie erwarten.

3. Sie begleiten einen Bewohner zum Nervenarzt. Im Brief an den Hausarzt lesen Sie folgenden Befund: „Herr M. war bei der Untersuchung allseits orientiert, formalgedanklich verlangsamt und perseverierend, im Antrieb gesteigert. Es bestanden optische und akustische Halluzinationen und Störungen des Ich-Erlebens in Form von Gedankenausbreitung.", Die begleitende Praktikantin „versteht nur Bahnhof", und bittet Sie um eine Erklärung.

In der Geschichte der Psychiatrie gibt es vielfältige Versuche, die oben genannten Symptome zu Krankheitsbildern und diese wiederum zu Gruppen von ähnlichen oder verwandten Erkrankungen zusammenzufassen. Dabei kann eine Einteilung nach ganz verschiedenen Gesichtspunkten erfolgen. Man kann einteilen nach den Symptomen einer Krankheit (z. B. alle Depressiven in eine Gruppe), nach den Ursachen (z. B. alle reaktiven Störungen in eine Gruppe), nach dem Ansprechen auf Medikamente etc.

Ein in der deutschsprachigen Psychiatrie sehr weit verbreitetes Einteilungsprinzip ist das TRIADISCHE SYSTEM, das auf Kurt Schneider (1887-1967) zurückgeht. Es teilt psychische Erkrankungen nach ihren bekannten oder vermuteten Ursachen in drei Gruppen ein:

(siehe auch Abb. auf Seite 13 in Kapitel 1).

1. Die körperlich begründbaren, exogenen Psychosen
   dazu gehören die akuten und chronischen organischen Psychosyndrome
2. Die endogenen Psychosen
   dazu gehören die Schizophrenien und die manisch-depressiven Erkrankungen
3. Die abnormen Variationen seelischen Wesens

dazu gehören die abnormen Persönlichkeiten, die Minderbegabungen, die Suchterkrankungen, die abnormen Triebanlagen und die erlebnisreaktiven Entwicklungen.

Viele psychiatrische Lehrbücher orientieren sich in ihrem Aufbau und ihrer Gliederung
an diesem System. Inzwischen gibt es neuere, international verwendete Klassifikationen,
wie z. B. die ICD 10 (Internationale Klassifikation von Krankheiten, 10. Fassung).
Hier werden die psychischen Erkrankungen in 10 Gruppen eingeteilt:
1. Organisch bedingte psychische Störungen
2. Suchterkrankungen
3. Schizophrenien und wahnhafte Störungen
4. Affektive Störungen
5. Neurotische und Belastungsstörungen
6. Verhaltensauffälligkeiten mit körperlichen Störungen und Faktoren
7. Persönlichkeitsstörungen
8. Entwicklungsstörungen
9. Verhaltensstörungen mit Beginn in Kindheit und Jugend
Diese international verwendete Klassifikation soll die Vergleichbarkeit von Krankheits-
verläufen und Therapieverfahren verbessern. Wenn in einer wissenschaftlichen Untersuchung beispielsweise die Wirkung eines Medikamentes auf Depressionen getestet werden soll, kann der Schweregrad der Erkrankung bei den untersuchten Patienten anhand
der ICD 10 genau beschrieben werden, so dass auch wirklich ähnlich schwer Betroffene miteinander verglichen werden.

Zusammenfassung

Das zweite Kapitel stellt zunächst verschiedene Untersuchungsmethoden vor, die in
den Fachgebieten Neurologie und Psychiatrie eingesetzt werden. Um die Anwendung
und Aussage dieser Untersuchungsmethoden besser verstehen zu können, werden
dann Grundlagen der Neuroanatomie betrachtet: Die Funktion und den Aufbau der
Nervenzelle als kleinste Baueinheit des Nervengewebes, des Gehirns als Steuerzentra-
le der Informationsverarbeitung und des Rückenmarks als Verbindung zu den peripheren Nerven im Körper. Der dritte Teil gibt mit den Grundlagen der Psychopathologie Vokabeln und Definitionen an die Hand, die eine exakte Beschreibung psychisch auffälligen Verhaltens ermöglichen und eine diagnostische Zuordnung zu
bestimmten psychischen Erkrankungen erlauben. Außerdem werden mit dem Triadi-
schen System und der ICD 10 zwei weit verbreitete Einteilungssysteme psychischer
Krankheiten vorgestellt.

3. Psychiatrische Krankheitsbilder

3.1 Organische Psychosyndrome

Definition

Organische Psychosyndrome werden auch körperlich begründbare Psychosen genannt. Man versteht darunter psychische Erkrankungen, die durch hirneigene (z. B. Entzündung, Trauma, Tumor, Durchblutungsstörung, Atrophie) oder hirnbeteiligende (z. B. Fieber, Diabetes, Anämie, Herzinsuffizienz, Intoxikation, Nierenversagen...) Krankheiten verursacht sind.

Fallbeispiel

Frau Z. ist 76 Jahre alt, bis zu ihrem 75. Geburtstag war sie noch recht rüstig und konnte sich selbst versorgen. Seither hat sie aber zunehmend abgebaut. Die Verrichtung der Hausarbeit fällt ihr immer schwerer, sie hat zu nichts mehr Lust, liest keine Zeitung mehr, hört keine Nachrichten, vernachlässigt ihr Äußeres, fühlt sich ständig müde und kraftlos. Selbst einfache Dinge kann sie sich nicht mehr so merken wie früher.
Bei der letzten Vorsorgeuntersuchung hat der Gynäkologe ein Gebärmutterkarzinom festgestellt, nun hat sie der Hausarzt wegen der psychischen Veränderungen zum Neurologen überwiesen. Die Untersuchung soll klären, ob eventuell Hirnmetastasen des Gebärmuttertumors der Grund für die psychische Auffälligkeit sein könnten.

Aufgabe

Welche Untersuchungsverfahren wird der Neurologe im oben geschilderten Fall einsetzten?

Die Symptome eines organischen Psychosyndroms sind abhängig von
- der Dauer (Minuten, Stunden, Tage, Wochen oder Monate)
- der Art (Durchblutungsstörung, Entzündung, Trauma...)
- der Schwere der Schädigung des Gehirns

Für die Entwicklung und den Verlauf lassen sich grob zwei Faustregeln aufstellen:
- Eine **plötzlich** (innerhalb von Stunden oder Tagen) einsetzende Schädigung führt eher zu einem **akuten** organischen Psychosyndrom,
  eine **langsam** (innerhalb von Wochen oder Monaten) sich entwickelnde Schädigung eher zu einem **chronischen**.
- Akute organische Psychosyndrome sind in der Regel **reversibel** (rückbildungsfähig), chronische sind **irreversibel** (nicht rückbildungsfähig).

Für unser Fallbeispiel würde diese Faustregel bedeuten, dass eine Schädigung, die sich über einen Zeitraum von einem Jahr entwickelt hat (langsam), als chronisch anzusehen ist und damit bezüglich der vollständigen Rückbildungsfähigkeit eine eher ungünstige Prognose hat.

Organische Psychosyndrome können fast jedes psychiatrische Symptom verursachen (bei Frau Z. könnte man ja auch an eine Depression denken), daher ist eine körperliche Untersuchung und Zusatzdiagnostik (Labor, CCT...) unverzichtbar.

Die auftretenden psychischen Symptome (z. B. Orientierungsstörung, Gedächtnisstörung, formale Denkstörung...) sind grundsätzlich unspezifisch, d. h. sie lassen keinen Rückschluss auf die zu Grunde liegende Ursache zu. Man kann also nicht sagen, bei einem Hirntumor treten immer Gedächtnisstörungen auf oder ein Sauerstoffmangel führt immer zu Antriebsstörungen aber nicht zu Orientierungsstörungen.

3.1.1 Akute organische Psychosyndrome

Nach der neuen Klassifikation (Einteilung) psychischer Krankheiten ICD 10 werden akute organische Psychosyndrome als **Delir** bezeichnet. Früher war dieser Begriff einer speziellen Form des akuten Psychosyndrom vorbehalten: dem Alkoholentzugsdelir, die übrigen Formen wurden **akuter Verwirrtheitszustand** genannt. Heute werden die beiden Begriffe Delir und akuter Verwirrtheitszustand synonym (gleichbedeutend) gebraucht.

Fallbeispiel

Herr V. ist pensionierter Lehrer, er lebt mit seiner Frau in einer eigenen Wohnung, ist 65 Jahre alt und fährt gerne Fahrrad. Vor zwei Wochen hat er eine Grippe mit hohem Fieber und anschließend eine eitrige Stirnhöhlenentzündung durchgemacht. Gestern hatte er zunehmend über Kopfschmerzen geklagt, von einer Radtour war er vorzeitig zurückgekommen, weil er Nackenschmerzen bekommen hatte. Heute findet ihn seine Frau im Badezimmer völlig ratlos vor, er steht vor dem Spiegel, hält den Rasierapparat in der Hand, weiß aber offensichtlich damit überhaupt nichts anzufangen. Dann läuft er ziellos umher, wirkt ausgesprochen unruhig. Als sie ihn anspricht, reagiert er nicht, äußert dann spontan völlig unzusammenhängende Sachen. Auf energische Ansprache schaut er sie dann verstört an, erkennt sie nicht und fragt, wer sie sei und was sie hier tue. Frau V. verständigt den Hausarzt, der eine sofortige Krankenhauseinweisung veranlasst. Auf den Einweisungsschein für die Klinik schreibt er:

„akutes organisches Psychosyndrom bei Verdacht auf Meningitis (Hirnhautentzündung)".

Aufgabe

Welche Symptome des akuten Verwirrtheitszustandes / Delirs sind in dem Fallbeispiel beschrieben?

Der Begriff Delir stammt aus dem Lateinischen „de lira ire", was soviel bedeutet wie „von der Linie, der (Acker-) Furche abweichen" und am ehesten die Unfähigkeit zu einer konzentrierten, zielgerichteten Handlung während eines Delirs beschreibt. Die Symptome eines Delirs entwickeln sich typischerweise innerhalb weniger Stunden, seltener innerhalb von Tagen. Dabei ist die Symptomatik nicht immer gleich, sondern kann sehr wechselhaft sein, z. B. kann ein völlig ruheloser, aggressiver, misstrauischer Patient plötzlich ängstlich-zurückgezogen in seinem Bett liegen.

Die wichtigsten **Symptome des Delirs/Verwirrtheitszustandes** sind:
- Bewusstseinstrübung und Einschränkung der Aufmerksamkeit
- motorische Unruhe, Nesteln, Weglauftendenzen, Schlafstörungen
- zeitliche, räumliche und situative Orientierungsstörung
- affektive Symptome wie Depression, Angst, Ärger oder Ratlosigkeit
- Gedächtnisstörung, besonders Kurzzeitgedächtnis
- evtl. (besonders bei Alkoholentzugsdelir) vegetative Störungen (Schwitzen, Zittern, Blutdruckanstieg, Tachykardie) und Halluzinationen (insbesondere optische, z. B. Käfer auf der Bettdecke oder weiße Mäuse im Zimmer)

Definitionsgemäß halten die Symptome einige Tage oder Wochen an, nicht aber länger als **sechs Monate**. Zeigt sich nach dieser Zeit keine Besserung, ist von einem Übergang in ein chronisches organisches Psychosyndrom auszugehen. Ein Delir kann aus völliger Gesundheit heraus auftreten oder auch bei vorbestehender Demenz.

Aufgaben

1. Überlegen Sie, welche Probleme in der Betreuung/Pflege eines akut verwirrten Menschen auftreten können.
2. Wie können Sie sich verhalten, um die Probleme zu verringern?

Die **Ursachen** eines akuten organischen Psychosyndroms sind sehr vielfältig. Eine Unzahl von Erkrankungen kann zu einer Mitbeteiligung des Gehirns und damit zu einem Psychosyndrom führen. In der folgenden Tabelle sind die wichtigsten Ursachen dargestellt:

Ursache	Krankheitsbeispiele
Allgemeininfektionen	Lungenentzündung, Tuberkulose, Malaria, AIDS
Postoperativ	nach Narkose
Vitaminmangelerkrankungen	B12-Mangel, Folsäuremangel
Hormonelle Störungen	Schilddrüsenüber-/unterfunktion, Diabetes, Nebennierenüber-/unterfunktion
Intoxikationen	Medikamente, Alkohol, Lösungsmittel, Schwermetalle, Drogen
entzündliche Hirnerkrankungen	Meningitis (Hirnhautentzündung), Enzephalitis (Gehirnentzündung), Multiple Sklerose
Hirntraumen	Commotio (Gehirnerschütterung), Contusio (Gehirnquetschung), Hirnblutung
Durchblutungsstörungen	Hirninfarkt, Hirnblutung, Blutdruckschwankungen
Hirntumor oder Tumormetastasen	z. B. Meningeom oder Glioblastom
Störungen der **Liquorzirkulation**	Hydrozephalus (Erweiterung der inneren Liquorräume bei Abflussstörung des Nervenwassers, führt zu zunehmendem Druck auf das Gehirn)
Allgemeinerkrankungen mit Verringerung des Nährstoff-/ oder Sauerstoffangebotes für das Gehirn	Herzerkrankungen,Lebererkrankungen, Nierenerkrankungen, Exsikkose (Flüssigkeitsmangel)
Nebenwirkung von Medikamenten	Antibiotika, Parkinson-Medikamente, Cortison, Antiepileptika, Benzodiazepine

Pflege des verwirrten Menschen

• Während eines akuten Verwirrtheitszustandes besteht in der Regel keinerlei Krankheitsgefühl oder Krankheitseinsicht. Der/die Betroffene wird daher oft pflegerische Maßnahmen ablehnen, da er/sie aufgrund der eingeschränkten Aufmerksamkeit und Konzentration auch geduldige und einfache Erklärungen von Pflegemaßnahmen oft nicht verstehen kann. Um so mehr ist eine sorgfältige pflegerische Überwachung notwendig, die den Betroffenen **vor möglichen Komplikationen schützt.** Dazu gehören Sturzgefährdung und Verletzungsgefahr bei starker motorischer Unruhe, ist der Patient medikamentös sediert oder aus anderen Gründen bettlägerig, ergibt sich ein erhöhtes Pneumonie- Thrombose- und Dekubitusrisiko. Während eines Alkohol- und/oder Medikamentenentzugsdelirs sind außerdem epileptische Anfälle als Komplikation möglich.

- Ein ganz wichtiger Punkt ist auch der **Schutz vor selbstschädigenden Handlungen** während eines akuten organischen Psychosyndroms. Dazu gehören beispielsweise unkontrollierte Medikamenteneinnahme, unzureichende Nahrungs- oder Flüssigkeitszufuhr, in offenen Einrichtungen und in der ambulanten Pflege natürlich auch Weglauftendenzen mit möglicher Gefährdung im Straßenverkehr.

- Bei starker Ausprägung der Orientierungsstörungen und der Unruhe verliert der Betroffene oft jegliches Gefühl für Raum und Zeit. Auch Grundbedürfnisse wie essen, trinken und schlafen werden leicht vernachlässigt, was zu einer weiteren Verschlechterung des Zustandes führen kann. Darum ist es wichtig, auf **ausreichende Nahrungs- und Flüssigkeitszufuhr** zu achten, gegebenenfalls mit Infusionen.

- Um den Betroffenen ein Mindestmaß an **Sicherheit und Orientierungsmöglichkeiten** in der Umgebung zu bieten, sollte man auf eine überschaubare Tagesstruktur mit konstanten Bezugspersonen achten. Abläufe wie waschen, anziehen oder Mahlzeiten einnehmen sollten von der gleichen Person in einem konstanten Rhythmus durchgeführt werden. Ruhe und Geduld im Umgang reduzieren Angst und Unruhe, dabei ist es besonders wichtig, auf kurze, klar formulierte Aussagen oder Aufforderungen zu achten und diese durch passende Gesten oder Berührungen zu verdeutlichen. Diskussionen z. B. über Sinnestäuschungen sollte man vermeiden, sie führen meist nur zu unnötiger Aufregung und geben dem Patienten das Gefühl, in seinen Ängsten nicht ernst genommen zu werden. Ein verständnisvoller, akzeptierender Umgang ist im folgenden Beispiel dargestellt:

Fallbeispiel

Frau K. klingelt in der Nacht aufgeregt nach der Schwester und schreit um Hilfe: „Da sind schwarze Männer im Zimmer und einer hat mit an den Hals gefasst. Helfen Sie mir, sonst werde ich umgebracht." Die Schwester nimmt sich Zeit, macht ein Licht an, spricht beruhigend zu Frau K. dass sie jetzt bei ihr ist und auf sie aufpasst. Sie fragt nach dem Aussehen der Männer, lässt sich die Angst machende Situation genau beschreiben und vermittelt dadurch der Bewohnerin, dass sie ihre Sorge ernst nimmt. Im Verlauf des Gesprächs deutet sie als eine Möglichkeit an, dass die Männer sich aus dem Zimmer entfernt haben und die Gefahr jetzt vorüber ist. Wenn Frau K. diese Erklärung akzeptieren kann, kann die Schwester sich wieder zurückziehen. Sie lässt die Zimmertür offen, das Licht an und schaut in kurzen Abständen nach Frau K. bis diese eingeschlafen ist.

Therapie der akuten organischen Psychosyndrome

Bei der Vielfalt der möglichen Ursachen ist klar, dass es <u>eine</u> allgemeingültige Therapie zur Behandlung eines akuten organischen Psychosyndroms nicht geben kann.

Grundlegendes Prinzip der Behandlung ist immer, durch entsprechende Untersuchungen die Ursache der Verwirrtheit heraus zu finden und diese nach Möglichkeit zu beseitigen. Dass heißt z. B. eine Exsikkose mit Flüssigkeitszufuhr zu beseitigen, den Blutzucker einzustellen bei Diabetes oder einen Hirntumor operativ zu entfernen. Eine solche kausale (ursächliche) Therapie gelingt in etwa 80 % der Fälle, bei den restlichen Patienten lässt sich trotz intensiver Untersuchungen keine Ursache ausmachen. In diesen Fällen ist dann natürlich auch keine Behandlung der Ursache möglich, sondern es können nur die im folgenden erläuterten allgemeinen Therapieprinzipien eingesetzt werden sowie die im vorangegangenen Abschnitt beschriebenen pflegerischen Grundsätze zum Schutz des Patienten.

- Ein wichtiges Therapieprinzip ist die Unterstützung der Herz-Kreislauf-Funktion zur Sicherstellung einer ausreichenden Hirndurchblutung. Dies kann erfolgen durch eine Infusionsbehandlung oder durch Herzkraft- stärkende Medikamente wie Digitalis. In manchen Fällen werden auch blutverdünnende Medikamente wie Marcumar®, Aspirin® oder das pflanzliche Gingko-Präparat Tebonin® eingesetzt.

- Bei starker psychomotorischer Unruhe kann eine Fixierung (Bauchgurt, Bettgitter, Rollstuhltisch) erforderlich werden oder eine medikamentöse Dämpfung der Unruhezustände. Dazu eignen sich besonders niederpotente Neuroleptika wie Atosil® oder Eunerpan®. Benzodiazepine wie Valium® haben den Nachteil, dass sie abhängig machen und durch ihre muskelentspannende Wirkung zu Gangunsicherheit und erhöhtem Sturzrisiko führen. Mittelpotente Neuroleptika wie Truxal® oder Neurocil® wirken stark blutdrucksenkend und führen bei älteren Menschen oft zu Schwindel und Tachykardie als Nebenwirkungen.

- Bei einem Alkoholentzugsdelir wird eine medikamentöse Therapie mit Clomethiazol (Distraneurin®) oder Clonidin (Catapresan®) durchgeführt. Hier bestehen neben der Verwirrtheit noch vegetative Symptome wie Tachykardie, Bluthochdruck, Schweißausbrüche und oft auch optische Halluzinationen. Das Risiko epileptischer Anfälle ist deutlich erhöht. Solche Patienten müssen intensiv überwacht werden und gehören in jedem Fall ins Krankenhaus.

Die **Prognose** eines akuten organischen Psychosyndroms ist je nach Ursache sehr unterschiedlich, prinzipiell bestehen drei Möglichkeiten:

1. Vollständige Ausheilung nach Behandlung der Grunderkrankung
   (z. B. Operative Entfernung eines Hirntumors oder medikamentöse Therapie einer Schilddrüsenüberfunktion),
2. Letaler (tödlicher) Verlauf bei schwerwiegender oder unheilbarer Grunderkrankung
   (z. B. Alkoholentzugsdelir mit Komplikationen oder inoperabler Hirntumor),

3. Übergang in ein chronisches organisches Psychosyndrom mit bleibenden Schäden (z. B. nach Schädel-Hirn-Trauma oder nach Hirnhautentzündung oder einem Schlaganfall).

Eine der wichtigsten Überlegungen in der Behandlung ist die Frage, ob es sich wirklich um ein akutes Zustandsbild handelt, weil diese Frage natürlich auch entscheidend für die Prognose ist. Zur Klärung dieser Frage kann der Patient selbst in seiner Verwirrtheit nichts beitragen, hier ist die Fremdanamnese (Erhebung der Krankengeschichte von Angehörigen oder Betreuern) von Bezugspersonen entscheidend.

Die wichtigsten Unterschiede zwischen einem akuten organischen Psychosyndrom und einem chronischen organischen Psychosyndrom (Demenz) sind in der folgenden Tabelle zusammengestellt:

	Delir/Verwirrtheit	Demenz
Beginn	akut, innerhalb von Stunden	schleichend über Wochen
Bewusstsein	getrübt	klar, wach
Orientierung	gestört	gestört
Halluzinationen	optische und akustische möglich	meist keine
Psychomotorik	oft gesteigert, selten vermindert	meist normal oder gesteigert
Wahn	häufig	selten
Sprache	völlig unzusammen-hängend, inkohärent	zunehmend verarmt mit Wortfindungsstörungen
körperliche Symptome	meist vorhanden	meist keine
Leitsymptom	Verwirrtheit	Gedächtnisstörung

3.1.2 Chronische Organische Psychosyndrome (Demenzen)

Fallbeispiel

Frau W. erzählt ihrer Tochter: „Weißt Du, ich sollte mich besser nicht beschweren"! Ich habe ja oft das Gefühl, es geht mir schlecht und ich bin unzufrieden, weil ich mit meinen 82 Jahren nicht mehr so flexibel bin wie früher. Wenn etwas Neues auf mich zukommt, dann bin ich recht nervös, wenn mehrere Dinge gleichzeitig zu erledigen sind, verliere ich den Überblick, werde schnell gereizt und fühle mich hilflos. Viel öfter als früher grüble ich über die Vergangenheit nach und werde dann ganz weinerlich. Traurige Filme kann ich mir schon gar nicht mehr ansehen, da muss ich die ganze Zeit nur weinen. Aber ich habe meine Sinne noch beieinander, kann mich noch selbst versorgen und nehme noch Anteil an dem, was in der Welt vor sich geht.

Gestern habe ich meine Schulfreundin Frau P. im Pflegeheim besucht und wenn ich daran denke, will ich mich nicht mehr über meinen Zustand beklagen. Sie hat mich nicht erkannt, obwohl wir uns all die Jahre über regelmäßig gesehen haben. Sie konnte kaum noch sprechen, wusste nicht einmal mehr ihr Alter und lief die meiste Zeit ruhelos auf und ab, ohne sagen zu können, was sie sucht oder wo sie hin möchte. Ich habe ihr von unserer Schulzeit und unseren Streichen erzählt, sie hat mich nur ratlos angeschaut und konnte sich offensichtlich an nichts davon erinnern.

Aufgaben

1. Beschreiben Sie die Unterschiede zwischen Frau W. und Frau P.
2. Worin unterscheidet sich Frau W. von einer gesunden Achtzigjährigen?

Hinsichtlich der Symptome sind zwei Schweregrade des chronischen organischen Psychosyndroms zu unterscheiden:

- Die leichtere Form, bei der die Orientierung noch erhalten ist, wird **als organische Wesensänderung** bezeichnet.
- Die schwere Form, die zu einem Verlust des Realitätsbezuges und der Orientierung führt heißt **Demenz**.

Zwischen den beiden Schweregraden gibt es fließende Übergänge, nicht immer ist eine eindeutige Zuordnung möglich. Gerade zu Beginn einer dementiellen Entwicklung kann die Orientierung sehr wechselhaft sein, an schlechten Tagen ist sie schwer gestört, an guten Tagen findet sich der Betroffene in seiner Umgebung wieder erstaunlich gut zurecht. So gesehen kann man die organische Wesensänderung als eine Vorstufe in der Entwicklung einer Demenz ansehen, wobei nicht alle Betroffenen wirklich dement werden, z. B. weil der ursächliche Prozess zum Stillstand kommt oder weil sie das Endstadium der Erkrankung nicht mehr erleben.

Definition

Unter Demenz versteht man eine **erworbene Hirnleistungsschwäche** (im Unterschied zur Minderbegabung, wo dieser Verlust angeboren oder in der frühen Kindheit erworben ist). Wörtlich übersetzt heißt dieser lateinische Begriff „der Geist ist weg". Es kommt zu fortschreitenden Ausfällen von Gedächtnis und Merkfähigkeit, von Orientierung, Kritik- und Urteilsfähigkeit. Dabei verändert sich auch die Persönlichkeit, was zu Störungen in den zwischenmenschlichen Beziehungen des Betroffenen führt. Eine Demenz ist immer auch eine „Erkrankung der Angehörigen".

Nach längerem Krankheitsverlauf zerfallen auch praktische Fertigkeiten wie Anziehen, Gehen, Essen, Lesen, Sprechen, bis zuletzt das gesamte Lebensgefüge des Betroffen beeinträchtigt ist. Am Ende steht der Verlust von Autonomie, die völlige Abhängigkeit von Betreuungs- und Pflegepersonen und letztendlich der Tod. Im Endstadium der Erkrankung liegen die Patienten reglos, unfähig zu verbalen Äußerungen und inkontinent im Bett, sind völlig auf fremde Hilfe angewiesen.

Der Verlauf einer Demenz ist chronisch fortschreitend, kann bislang durch medizinische Maßnahmen nicht rückgängig gemacht werden und endet meist innerhalb von 5-10 Jahren letal (tödlich). Todesursachen sind häufig Pneumonien (Lungenentzündungen) nach Aspiration (Verschlucken) und Kachexie (Abmagerung, Auszehrung) bei unzureichender Nahrungs- und Flüssigkeitszufuhr oder Herz-Kreislaufversagen.

Die Betreuung Demenzkranker ist wegen der Persönlichkeits- und Verhaltensstörungen oft sehr aufwendig und schwierig, das Fortschreiten der Erkrankung trotz intensiver pflegerischer und therapeutischer Bemühungen ist seelisch sehr belastend und führt gerade bei pflegenden Angehörigen oft zur Dekompensation (siehe auch Kapitel 6 Psychohygiene).

Die **Symptome der organischen Wesensänderung** zeigen sich im psychischen Befund vor allem in einer Veränderung

- der <u>Stimmung</u> (sie wird rasch wechselnd, inadäquat, leicht reizbar)
- des <u>formalen Denkens</u> (es wird weitschweifig, verlangsamt, umständlich)
- des <u>Antriebs und der Psychomotorik</u> (apathisch, antriebslos, verlangsamt oder lebhaft, agitiert).
- Hauptsymptom ist die Veränderung der <u>Persönlichkeit</u> in Form einer Zuspitzung vorbestehender Persönlichkeitsmerkmale (darum der Name Wesens- oder Persönlichkeitsänderung):
  - wer sparsam war wird geizig,
  - wer vorsichtig war wird überängstlich,
  - wer leicht reizbar war wird tobsüchtig....
- Außerdem kommt es oft zu einem Verlust des Taktgefühls, des Schamgefühls und der gewohnten Umgangsformen.
- <u>Bewusstsein und Orientierung</u> bleiben intakt,
- die <u>Auffassungsgabe</u>, die <u>Merkfähigkeit und das Gedächtnis</u> sind nur leicht bis mittelgradig beeinträchtigt.
- <u>Suizidalität</u> kann auftreten, da der Patient seine Ausfälle noch bemerkt und darüber sehr betroffen sein kann.

Die **Symptome der Demenz** im fortgeschrittenen Stadium betreffen vor allem die

- <u>Aufmerksamkeit, die Konzentration und die Auffassungsgabe</u>, sie sind schwerst beeinträchtigt, neue Informationen können nicht mehr aufgenommen werden, daneben sind
- <u>Merkfähigkeit und Gedächtnis</u> gestört: Das Kurzzeitgedächtnis ist erloschen, das Langzeitgedächtnis schwer beeinträchtigt.
- Dabei sind die Betroffenen wach, zu Ort, Zeit, Person und Situation nicht mehr orientiert (die Orientierung zur Person ist noch am längsten erhalten).

- Die Stimmung ist wechselhaft, oft ängstlich oder depressiv und ratlos, wenn die Betroffenen die Abläufe in ihrer Umgebung nicht mehr verstehen und einordnen können.
- Das formale Denken ist erheblich verlangsamt, die Sprache durch Wortfindungsstörungen beeinträchtigt, logisches Denken und kritisches Bewerten der eigenen Situation sind nicht mehr möglich.
- Antrieb und Psychomotorik sind im Spätstadium in der Regel verlangsamt, Motivation, und Spontanverhalten sind reduziert. Motorische Unruhe und Weglauftendenzen finden sich eher zu Beginn der Erkrankung.
- Suizidalität besteht nicht mehr, weil die gezielte Planung und Durchführung einer Selbsttötung aufgrund der schweren intellektuellen Einbußen nicht mehr möglich ist.

Die Symptome der Demenz lassen sich in zwei Gruppen aufteilen:

Die primären Symptome der Erkrankung, die v. a. in kognitiven Ausfällen (Ausfälle der Denkfähigkeit) bestehen (Merkhilfe: die sechs A´s) und in unterschiedlicher Ausprägung immer vorhanden sind und die sekundären, reaktiven Symptome, die als Verhaltensstörungen den primären Symptomen folgen können, aber nicht müssen.

Diese Einteilung ist sinnvoll im Hinblick auf die Behandlung der Demenz. Während die Primärsymptome therapeutisch nicht oder nur kaum zu beeinflussen sind, können die reaktiven Symptome oft gut behandelt werden. Einen Überblick gibt die nachfolgende Tabelle.

Primäre Demenzsymptome	Sekundäre Demenzsymptome
Amnesie (Gedächtnisstörung, v. a. Kurzzeitgedächtnis, später auch Orientierungsstörungen)	Störungen des Tag-Nacht-Rhythmus mit Schlafstörungen, Tag-Nacht Umkehr und nächtlicher Unruhe
Aphasie (Sprachstörung, Störung der Wortfindung, des Sprachverständnisses)	Depression, Ängstlichkeit, Ratlosigkeit, Entscheidungsunfähigkeit
Apraxie (Werkzeugstörung, Versagen im Umgang mit Alltagsgegenständen, bedingt zunehmende Hilfsbedürftigkeit)	Psychomotorische Enthemmung: Rufen, Schreien, Klopfen, Umherwandern, Perseverationen (ständige Wiederholung des Gleichen)
Agnosie (Störung des Wiedererkennens vertrauter Personen, Verkennung von Situationen)	Erregungszustände mit aggressivem Verhalten oder Agitation (ziellose Unruhe)
Abstraktionsfähigkeitsverlust (Störung des logischen Denkens, Rechnens, Planens, der Problemlösefähigkeit)	Misstrauen, paranoide Befürchtungen, bestohlen oder betrogen zu werden
Assessmentstörung (Störung der Urteilsfähigkeit, Ereignisse in der Umgebung werden nicht mehr verstanden und richtig interpretiert)	Körperliche Folgen wie Gangunsicherheit, Stürze, Inkontinenz, Abmagerung

Je älter unsere Bevölkerung wird, desto häufiger werden demenzielle Erkrankungen. Zur Zeit (2000) sind ca. 20 % unserer Bevölkerung älter als sechzig Jahre, Vorhersagen erwarten für das Jahr 2030 einen Anteil von 33 %. Derzeit leiden etwa 1,2 Millionen Menschen in der BRD an einer Demenz. Die **Häufigkeit** der Demenz in Abhängigkeit vom Alter ist in dem folgenden Schaubild dargestellt:

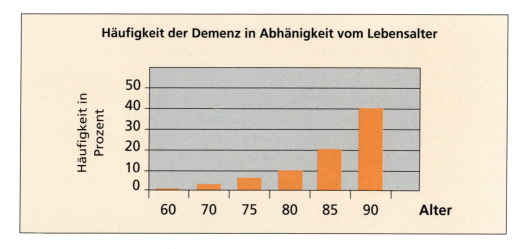

Einteilung der Demenzen:

Man spricht von **präseniler Demenz**, wenn die Erkrankung vor dem 65. Lebensjahr auftritt, ansonsten von **seniler Demenz**.

Außerdem lassen sich Demenzen einteilen nach der Krankheitsursache:

Primäre Demenzen (90 %):
– Ursache liegt im Gehirn selbst.
– Beispiele: Alzheimerdemenz, Demenz bei Parkinson.

Sekundäre Demenzen (10 %):
– Ursache liegt in einem anderen Organsystem, die Demenz ist Folge einer anderen Grunderkrankung.
– Beispiele: Demenz bei HIV-Infektion, bei Nierenversagen oder Leberzirrhose.

Bei den primären Demenzen lassen sich je nach besonders betroffener Hirnregion und Ursache verschiedene Formen unterscheiden, die wichtigsten sind:
– die **Alzheimer-Demenz** (50-60 % aller Demenzen),
– die **vaskuläre Demenz** (auch Multi-Infarktdemenz genannt, 25-30 % aller Demenzen)
– und die **Lewy-Body-Demenz** (typische Trias mit Demenz, Halluzinationen und Parkinson-Symptomen, Häufigkeit noch unklar, da Diagnose nur durch Obduktion nachgewiesen werden kann).

Andere Demenzformen wie **Pick-Demenz** (vorwiegend Frontalhirn betreffend mit Enthemmung, Fressanfällen und Sprachstörungen),

Demenz bei Chorea Huntington (Veitstanz, Erbkrankheit, die zuerst zu unkontrollierten, unwillkürlichen Bewegungen und dann zur Demenz führt) oder
Demenz bei Parkinson sind wesentlich seltener.

Weitere Ursachen die zu einer Demenz führen können sind:
- Intoxikationen (Alkohol, Medikamente, Drogen)
- Sauerstoffmangel bei Kreislauferkrankungen wie Hypertonie, Herzinsuffizienz
- Stoffwechselerkrankungen wie Diabetes, Schilddrüsenunterfunktion, Vitaminmangel
- Infektionen wie HIV, Lues, Jakob-Creutzfeld-Erkrankung, Multiple Sklerose
- Hirnschädigung durch Trauma, Tumor oder Epilepsie etc.

Zu Beginn der Erkrankung manchmal schwer abzugrenzen ist die sogenannte **Pseudodemenz** bei schweren Depressionen. Die Betroffenen klagen über Gedächtnis- und Merkfähigkeitsstörungen, finden sich aber im Unterschied zu wirklich Dementen in ihrer Umgebung gut zurecht.

Wichtige Merkmale zur Unterscheidung sind in der folgenden Tabelle dargestellt:

	Alzheimer Demenz	Pseudodemenz bei Depression	Vaskuläre Demenz
Häufigkeit	ca.60 % aller Demenzen	5-10 % der dement erscheinenden Patienten haben keine Demenz, sondern eine Depression	Ca. 30 % aller Demenzen
Selbstwahrnehmung	bagatellisiert Vergesslichkeit bzw. nimmt sie nicht wahr	leidet unter Vergesslichkeit, betont Versagen, „ich weiß gar nichts mehr"	bagatellisiert Vergesslichkeit bzw. nimmt sie nicht wahr
Verlauf	meist schleichender Beginn, chronisch progredienter Verlauf	Beginn innerhalb weniger Tage, mit Besserung der Stimmung und des Antriebs verschwindet die „Demenz"	oft akuter Beginn, Wechsel relativ stabiler Phasen mit Phasen abrupter Verschlechterung
Leitsymptome	Vergesslichkeit, Persönlichkeitsveränderungen erhaltene Fassade	Verlangsamung, Antriebsstörung, depressive Verstimmung, Hoffnungslosigkeit, findet sich in seiner Umgebung zurecht	nächtliche Verwirrtheit, neurologische Symptome wie Aphasie, Apraxie, Lähmungen, Sehstörungen
Stimmung	indifferent, manchmal ängstlich-weinerlich	depressiv, verzweifelt, hoffnungslos	leicht reizbar, wechselhaft je nach Durchblutungssituation

Die Alzheimer-Erkrankung ist nur eine mögliche Ursache einer Demenz. Sie ist zwar die häufigste Form, es ist aber falsch, jeden Dementen als Alzheimer-Patienten zu bezeichnen.

Der Arzt **Alois Alzheimer** lebte von 1864 bis 1915. Er arbeitete u. a. in Frankfurt und später in München. Im Jahre 1906 veröffentlichte er erstmals seine Beobachtungen „über eine eigenartige Erkrankung der Hirnrinde", die sich auf die Behandlung einer 51-jährigen Frau bezogen, die in der Frankfurter Klinik nach vierjährigem Krankheitsverlauf gestorben war und deren Gehirn Alois Alzheimer untersucht hatte. Er fand eine erhebliche Hirnatrophie sowie Ablagerungen von Eiweißkörpern, die die Nervenzellen zerstört hatten. Seine Arbeit fand zunächst wenig Beachtung, später wurde diese Form der Demenz dann auf Vorschlag seines Lehrers Emil Kräpelin „Alzheimer-Krankheit", genannt.

Von der großen Zahl der möglichen Demenzursachen wollen wir hier die beiden häufigsten näher betrachten.

1. Bei der **Alzheimer Demenz** ist die genaue Ursache unbekannt, vermutet wird ein komplexes Zusammenwirken mehrerer Faktoren:
   - Ein genetischer (erblicher) Anteil beruht auf nachweisbaren Veränderungen verschiedener Chromosomen (Träger der Erbsubstanz), die eine Ablagerung gewebezerstörender Eiweiße in den Gehirnzellen fördern. Diese Eiweiße (Amyloid-Plaques und Neurofibrillen) schädigen die Wand der Nervenzellen und führen letztlich zum Tod der Zelle und zur Atrophie des Gehirns (siehe Abb.)
   - Daneben besteht bei der Alzheimer Demenz ein Mangel an dem Überträgerstoff Acetylcholin im Gehirn (Vergleiche Morbus Parkinson als Erkrankung mit einem Mangel an dem Überträgerstoff Dopamin). Dadurch wird die Informatiosweiterleitung zwischen den Nervenzellen behindert und verlangsamt, was einen Teil der Demenzsymptome erklärt. Die neuen Medikamente gegen die Alzheimer Demenz haben hier ihren Angriffspunkt. Sie verlangsamen den Abbau von Achetylcholin im Gehirn, erhöhen so seine Konzentration und verbessern dadurch die Übertragung zwischen den Nervenzellen.

2. Die **vaskuläre Demenz** entsteht in Folge einer Durchblutungsstörung des Gehirns. Die Hirnzellen erhalten zu wenig Sauerstoff und Nährstoffe und sind dadurch zunehmend in ihrer Funktion gestört. Die Durchblutungsstörung entsteht durch arteriosklerotische Vereinigung der Hirngefäße. Risikofaktoren, die diesen Prozess begünstigen sind Bluthochdruck, Diabetes, Rauchen, erhöhte Blutfette. Typisch im Verlauf der vaskulären Demenz sind vorübergehende Durchblutungsstörungen (so genannte TIA`s) oder abgelaufene Schlaganfälle in der Vorgeschichte. Oft kann innerhalb weniger Stunden eine rapide Verschlechterung des Zustandes beobachtet werden.

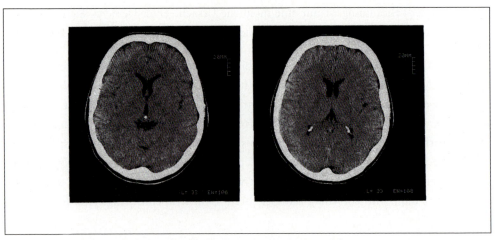

Vonualbefund des Gehirns in der Computertomographie

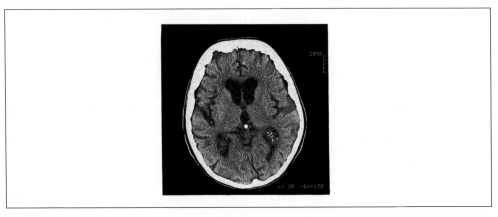

Deutliche Atrophie (Schrumpfung) des Gehirns bei Demenz

Aufgaben

1. Überlegen Sie bei Heimbewohnern mit einer Demenz, ob die Ursache bekannt ist.

2. Vergegenwärtigen Sie sich nochmals die Primärsymptome einer Demenz („die sechs A's") und stellen Sie sich dann folgende Situationen vor:

   • Sie wachen nachts auf und wissen nicht, wo Sie sich befinden. Im Zimmer ist es dunkel.

   • Jemand, den Sie nicht kennen, kommt morgens in Ihre Wohnung und beginnt Sie zu waschen.

   • Sie wandern munter umher, fühlen sich überhaupt nicht müde, da kommt eine unbekannte Person und will, dass Sie zu Bett gehen.

a) Diskutieren Sie in kleinen Gruppen, welche Reaktionen (sekundäre Symptome) in diesen Situationen für einen Demenzkranken typisch sind.

b) Was können Sie als Pflegeperson tun, um die Unsicherheit für den Demenzkranken zu verringern?

Diagnosestellung

Die Diagnose einer Demenz wird anhand der Symptome gestellt. Zur genaueren Einordnung und Ursachenabklärung werden verschiedene Untersuchungen durchgeführt:

- Psychiatrische Untersuchung und Anamnese sowie Fremdanamnese
- Körperliche Untersuchung mit dem Blick auf neurologische Ausfallserscheinungen (können auf eine vaskuläre Ursache hinweisen)
- Apparative Untersuchungen wie EEG, CCT oder Kernspinn, um das Ausmaß der Hinschädigung zu erkennen
- Blutuntersuchungen, ggf. auch Nervenwasseruntersuchungen zum Ausschluss infektiöser oder stoffwechselbedingter Ursachen
- Testpsychologische Untersuchungen um Art und Schweregrad der kognitiven Ausfälle zu erfassen.

Zwei Standard-Testverfahren in der Demenzdiagnostik sollten Sie kennen und möglichst auch einsetzen, eine rein gefühlsmäßige Einschätzung der Fähigkeiten des Betroffenen kann trügen, weil er seine Defizite oft noch überspielen kann („ intakte Fassade").

Die Durchführung dieser Tests beansprucht jeweils nur wenige Minuten.

a) Der Mini-Mental-Status (MMS, Folstein 1975) überprüft Gedächtnisleistungen und Orientierung, sprachliche Leistungen und räumlich-praktische Leistungen.

Maximal kann die Testperson 30 Punkte erreichen,

25-30 Punkte entsprechen einem Normalbefund,

20-25 Punkte entsprechen einer leichten, beginnenden Demenz,

10-20 Punkte entsprechen einer mittelschweren Demenz,

0-10 Punkte entsprechen einer schweren Demenz.

Datum: .... Name:	Richtig = 1
1. Orientierung (zeitlich/örtlich) 1. Jahr 2. Jahreszeit 3. Datum 4. Wochentag 5. Monat 6. Bundesland/Kanton 7. Land 8. Stadt/Ortschaft 9. Klinik/Spital/Praxis/Altersheim 10. Stockwerk	❏ 1 ❏ 1 ❏ 1 ❏ 1 ❏ 1 ❏ 1 ❏ 1 ❏ 1 ❏ 1 ❏ 1 ...... Σ (max. 10)
2. Merkfähigkeit (Ultrakurzzeit- 11. „Auto" gedächtnis und Benennnen) 12. „Blume" 13. „Kerze"	❏ 1 ❏ 1 ❏ 1 ...... Σ (max. 3)
3. Aufmerksamkeit und 14. „93" (von 100 jeweils **Rechenfähigkeit** (Vigilität) 15. „86" 7 abziehen!) 16. „79" 17. „72" 18. „65" 19. o - i - d - a - r	❏ 1 ❏ 1 ❏ 1 ❏ 1 ❏ 1 ❏ max. 5 ...... Σ (max. 10)
4. Erinnerungsfähigkeit 20. „Auto" 21. „Blume" 22. „Kerze"	❏ 1 ❏ 1 ❏ 1 ...... Σ (max. 3)
5. Sprache 23. Armbanduhr benennnen 24. Bleistift benennen 25. Nachsprechen des Satzes: „Sie leiht ihm kein Geld mehr" 26. Kommandos befolgen – Blatt papier in die rechte Hand – in der Mitte falten – auf den Boden legen! 27. Anweisung auf Rückseite vor- lesen und befolgen![a] 28. Schreiben eines vollständigen Satzes (auf der Rückseite) 29. Nachzeichnen (siehe Rückseite)[b]	❏ 1 ❏ 1 ❏ 1 ❏ 1 ❏ 1 ❏ 1 ❏ 1 ❏ 1 ❏ 1 ❏ 1 ...... Σ (max. 9) ...... Total (max. 35)

[a] „Bitte schließen Sie die Augen!" (groß geschrieben wegen möglichen Visusproblemen)
[b] Figur nachzeichnen:

Fragebogen des Mini-Mental-Status Test

b) Der Uhrentest (Watson 1993) kann als Alternative oder als Ergänzung zum MMS verwendet werden. Aufgabe für den Probanden ist, eine Uhr zu zeichnen und anschließend die eingezeichnete Uhrzeit in Zahlen zu notieren. Dabei sind maximal 7 Punkte erreichbar, die anhand folgender Kriterien vergeben werden:

1 Punkt für das Vorhandensein aller zwölf Zahlen,

2 Punkte für die Zahl zwölf oben,

2 Punkte für zwei unterscheidbare Zeiger und

2 Punkte für die Entsprechung: gezeichnete Uhrzeit = notierte Uhrzeit.

Bei weniger als 5 Punkten besteht der Verdacht auf eine Demenz und eine weitere diagnostische Abklärung ist erforderlich.

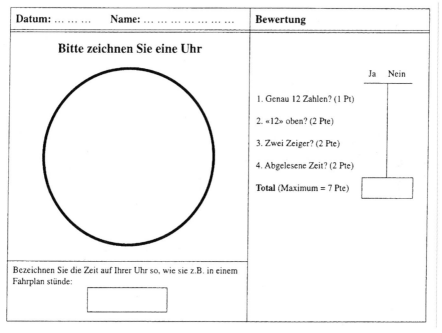

Vorlage für Uhrentest

Beispiele für pathologische Uhrentests:

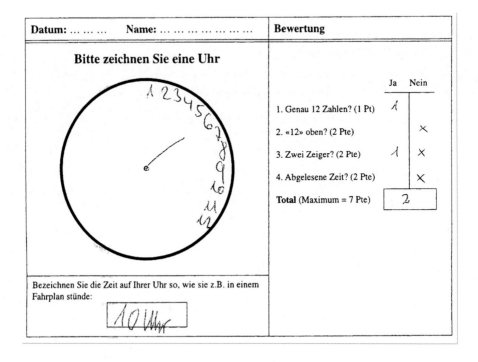

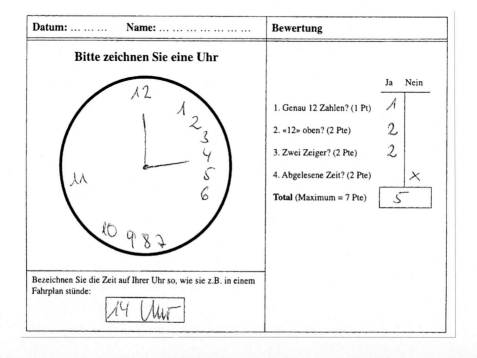

Aufgaben

Führen Sie den Uhrentest mit verschiedenen Bewohnern durch.

1. Wie lange brauchen Sie dazu?
2. Vergleichen Sie die Ergebnisse.
3. Sind Sie überrascht oder entsprechen die Ergebnisse Ihrer Einschätzung des Bewohners?
4. Worin könnte die Ursache für Abweichungen von Ihrer Einschätzung liegen?
5. Warum erscheint ein Bewohner im Alltag besser als er im Test abschneidet?
6. Was könnte ein gutes Testergebnis bei einem Bewohner, den Sie als völlig dement einschätzen erklären?

Pflege bei demenziellen Erkrankungen

Grundlagen

Die Primärsymptome der Demenz sind einer ursächlichen Therapie nicht zugänglich. Im pflegerischen Umgang richtet sich die Zielsetzung auf eine Verbesserung der Sekundärsymptomatik: Verhaltensstörungen wie Angst, Unruhe, depressive Verstimmung, Aggressivität lassen sich gut beeinflussen und eine Verbesserung in diesen Bereichen trägt entscheidend zu einer Verbesserung der Lebensqualität bei. Eine wichtige Grundlage ist eine möglichst genaue Einschätzung der Fähigkeiten und Defizite des Betroffenen, um eine Überforderung zu vermeiden und sein „Nichtkönnen", fälschlicherweise als „Nichtwollen", zu interpretieren.

Die Integration dieser einleitenden Grundlagen in ein Behandlungskonzept für Demenzkranke versucht die **kognitive Milieutherapie**. Kognitv leitet sich vom lateinischen Wort cogitare=denken ab, Milieu meint die Umgebung des Patienten: Es geht also in der Therapie darum, dass die Umgebung (Familie, Betreuer, Wohnung, Altenheim) die kognitiven Störungen des Patienten berücksichtigt und darauf eingestellt ist.

Wie sieht das nun konkret in der Praxis aus?

Aufgabe

Überlegen Sie, welche räumlichen Bedingungen in der Institution, in der Sie arbeiten „demenzfreundlich", sind und durch welche es immer wieder Probleme für/mit demente Bewohner gibt.

a) Aufklärung/Fortbildung

Menschen, die mit dem Betroffenen tagtäglich umgehen (Angehörige, Betreuer, Pflegepersonen) müssen informiert und aufgeklärt sein über die Symptome der Erkrankung, über die bestehenden Defizite und die noch vorhandenen Fähigkeiten, die aus genauer Beobachtung und Testdiagnostik hervorgehen. Nur so ist es möglich, den

Umgang und die Anforderungen passend auf den Betroffenen abzustimmen, ihn nicht zu über- oder unterfordern und die Frustration bei den Betreuenden in Grenzen zu halten.

b) Defizit-Kompensation

Die bestehenden Defizite (Primärsymptome) werden durch Maßnahmen der Grundpflege und der Anpassung der Umgebung kompensiert:

- Anbringen von zeitlichen und örtlichen Orientierungshilfen (Namensschild an der Tür, Kalender)
- Bezugspflege, konstante Betreuungsperson
- Klare Tagesstruktur, konstante Gewohnheiten erhalten, regelmäßiger Tag- Nacht-Rhythmus
- Kontinenztraining, ausreichende Nahrungs- und Flüssigkeitszufuhr
- Auf Funktionstüchtigkeit von Hilfsmitteln achten (Hörgeräte, Brille, Stock, Gehwagen)
- Kurze, klare verbale Botschaften, Beziehung durch Berührung, Mimik und Gestik ausdrücken, wo Worte nicht mehr verstanden werden.

c) Ressourcen-Aktivierung

Förderung noch vorhandener Fähigkeiten durch Training, Ergotherapie und Aktivierung:

- Für regelmäßige Bewegung sorgen (regt den Kreislauf an, reduziert Unruhe), Gruppengymnastik, Ballspiele, Sitzgymnastik
- Eigenständigkeit und Würde des Demenzkranken fördern und erhalten
- Aktivierende Pflege, z. B. Toilettentraining statt Dauerkatheter
- Bei ausgeprägter Aphasie für nonverbale Beschäftigungsmöglichkeiten sorgen (Bastelgruppe)
- Gespräche über Vergangenes führen, die Biographie erfragen, Musik hören, machen, sich zu Musik bewegen
- Bei ausgeprägter Apraxie auf entsprechende Hilfsmittel achten: Klettverschlüsse an der Kleidung, Hilfe beim Essen, Ergotherapie.

d) Unterstützende Pharmakotherapie

Sekundärsymptome wie Unruhe, Angst, Schlafstörungen oder depressive Verstimmung können in der Regel medikamentös gut behandelt werden. Dabei ist aber auf die besondere Empfindlichkeit alter Menschen gegenüber Psychopharmaka zu achten,

besonders

- auf Medikamentenüberdosierung, -nebenwirkungen und -unverträglichkeiten (wie z. B. Gangunsicherheit, Muskelsteife, Zittern, Harnverhalt, Tagesmüdigkeit..)

e) Institutionalisierte Pflege

Die Einweisung in ein geschlossenes Pflegeheim wird von den Angehörigen oft als „Aufgeben" oder „Abschieben", empfunden und bis zuletzt hinausgezögert. Dabei bietet die geschlossene Abteilung gerade für ruhelose Wanderer eine gute Möglichkeit der sicheren Unterbringung ohne Gefahr des Weglaufens oder Verirrens und ohne wesentliche Bewegungseinschränkung für den Betroffenen. Um Angehörige zu entlasten und ihnen eine möglichst objektive, nicht nur von Selbstvorwürfen und Schuldgefühlen geleitete Entscheidung zu ermöglichen, ist es wichtig, sie von Anfang an in die Pflege mit einzubeziehen, sie umfassend zu informieren, von Selbstvorwürfen zu entlasten, an Selbsthilfegruppen zu vermitteln und frühzeitig die Möglichkeiten von Tagespflege oder stationärer Pflege anzusprechen.

Häufigste Fehler im Umgang mit Demenzkranken

- Hektisches, lautes, forderndes Verhalten
- Überforderung oder völlige Bevormundung/Kontrolle
- Heftige Diskussionen auf Verstandesebene führen, Vorwürfe machen
- Aggressive oder abwertende Äußerungen des Kranken persönlich nehmen
- Eigene Grenzen der Belastbarkeit nicht erkennen, sich überfordern, „aufopfern"
- Den Betroffenen dauernd auf seine Fehler und Defizite hinweisen, seine Aussagen ständig korrigieren
- Überforderung durch komplexe Handlungsabläufe (z. B. während dem Anziehen Fragen zur Orientierung stellen).

Häusliche Pflege

Fallbeispiel

Frau H. wird seit fünf Jahren von ihrem Ehemann gepflegt, seit zwei Jahren erhält er Unterstützung von einem ambulanten Pflegedienst. Sie leidet an einer Alzheimer-Demenz, hat eine ausgeprägte Amnesie und erhebliche apraktische Störungen, das Sprachvermögen ist noch gut erhalten. In den letzten Monaten hat sie zunehmend Probleme, Personen aus ihrer Umgebung zu erkennen. Herr H. bagatellisiert die Erkrankung seiner Frau weitgehend, dadurch ergeben sich immer wieder Schwierigkeiten. Er macht ihr Vorwürfe, warum sie sich so nachlässig angezogen hat, warum sie ihn immer wieder das Gleiche fragt, obwohl er ihr doch schon mehrfach geantwortet hat, ob ihr das Essen, dass er zubereiten hat nicht schmeckt, weil sie dasitzt und nicht weiß, was sie mit Messer und Gabel tun soll.

Aufgabe

Stellen Sie sich vor, sie kommen als Ambulanzschwester/-pfleger in diesen Haushalt: Was können Sie tun (sofort, langfristig), um die Pflegesituation zu verbessern?

Der größte Teil pflegebedürftiger alter Menschen (80-90 %) wird zu Hause in der Familie versorgt und von den Angehörigen betreut. In der BRD sind das zur Zeit etwa 1,3 Millionen Menschen mit einem regelmäßigen Pflegebedarf, je mehr der Anteil alter Menschen an unserer Bevölkerung steigt, um so größer wird auch die Gruppe der pflegebedürftigen:

19 % der 80-84-Jährigen

49% der über 85-Jährigen sind dauerhaft auf fremde Hilfe angewiesen.

Die häusliche Pflege übernehmen meist die Ehepartner (28 % Ehefrauen, 10 % Ehemänner) oder die Töchter (32 %) oder Schwiegertöchter (10 %), nur selten die Söhne (5 %).

Aufgaben

Sammeln Sie in einer Kleingruppe Ihre Erfahrungen aus ambulanten Pflegeeinsätzen:

1. Wo liegen die Vorteile ambulanter Pflege?
2. Was sind aus Ihrer Sicht die gravierendsten Nachteile einer häuslichen Versorgung?

Gerade bei Demenz-Erkrankungen sind pflegende Angehörige oft schlecht auf ihre Aufgabe vorbereitet. Sie verfügen über wenig oder keine pflegerischen Grundkenntnisse, ihnen fehlt ein medizinisches Verständnis der vorliegenden Erkrankung und der Symptome. Sie sind in eine jahrelange (oft schwierige) Beziehung mit dem Betroffenen verstrickt, die durch den Rollenwechsel (nicht mehr „brave Ehefrau" sondern „verantwortliche Pflegeperson") und das damit verbundene veränderte Machtverhältnis noch weiter kompliziert wird.

Diese ungünstigen Voraussetzungen führen dazu, dass pflegende Angehörige einer erheblichen Belastung ausgesetzt sind:

- Sie fühlen sich angebunden im 24-Stunden-Dauer-Bereitschaftsdienst mit häufigen nächtlichen Störungen (insbesondere die Ehepartner, wenn noch das gemeinsame Ehebett zum Schlafen genutzt wird).
- Sie fühlen sich alleine zuständig, unersetzlich, geraten durch die Pflege oft in eine zunehmende soziale Isolation. Sie geben ihre Berufstätigkeit auf, stellen Freizeitinteressen zunehmend zurück.
- Sie sind schnell emotional erschöpft durch ohnmächtiges Mitleiden, durch Schuldgefühle, Ambivalenz zwischen Pflichtgefühl und Ablehnung, durch Enttäuschung über das Fortschreiten der Erkrankung trotz all ihrer Bemühungen, durch die Angst vor der Zukunft, vor weiterer Verschlechterung der Symptome.
- Sie sind hilflos und überfordert im Umgang mit krankheitsbedingten Auffälligkeiten wie Unruhe, Weglauftendenzen, Aggressivität oder ständigen Perseverationen (Wiederholungen).

Dabei bietet die häusliche Pflege trotz aller Schwierigkeiten und Hindernisse (Hygiene, enge Räumlichkeiten, vollgestellte Zimmer, kleine, schlecht heizbare Bäder, Pflege im Ehebett, Gefahr durch elektrische Geräte, offene Fenster und Türen..) entscheidende **Vorteile für den Betroffenen:**

Er kann in seiner gewohnten Umgebung bleiben, wo sich Defizite der Orientierung erst später bemerkbar machen als in fremden Räumlichkeiten. Er hat vertraute Personen um sich, die seine Vorlieben und Gewohnheiten besser kennen, er kann über die Beteiligung an Alltagsaktivitäten (Essensvorbereitung, Einkäufe, Spaziergänge, Besuche) besser aktiviert und mobilisiert werden. Die Gefährdung durch Hospitalismuskeime ist geringer, die Individualität und ihre Berücksichtigung im Umgang ist größer als in einer pflegenden Institution.

An die professionellen Pflegekräfte stellt die häusliche Krankenpflege hohe Anforderungen. Es ist (gerade für einen Berufsanfänger) wesentlich leichter, auf einer Station in einem Team zu arbeiten, das anwesend ist, wenn Probleme auftauchen, mit Kollegen, die man fragen kann.

In der häuslichen Situation ist die Pflegekraft alleine mit dem Klienten, sie muss selbständig entscheiden, was zu tun ist, kein Kollege erinnert an Vergessenes, keine Stationsleitung nimmt ihr/ihm in kritischen Situationen Entscheidungen ab (Angehörige hinzuziehen? Arzt verständigen?), niemand bemerkt oder korrigiert ungute oder gar gefährliche Pflegeabläufe.

Er oder sie ist als Gast im Hause des Pflegebedürftigen, dringt in seine Privaträume, seine Familie, seine Intimsphäre ein und übernimmt eine Rolle, die das bisherige Beziehungsgefüge in der Familie beeinflusst und verändert. Häusliche Pflege ist Beziehungspflege, der Klient wird nicht irgendwann entlassen wie im Krankenhaus, sondern die Beziehung kann sich mit allen Höhen und Tiefen über viele Jahre erstrecken. Darum an dieser Stelle noch einige grundsätzliche Hinweise für den Umgang mit Klienten, Angehörigen, Kollegen und komplementären Berufsgruppen:

- Klare Absprachen mit Patient und Angehörigen einhalten und dokumentieren sowie im Team regelmäßig austauschen.
- Angehörige in den Pflegeprozess mit einbeziehen, dabei ihre bisherige Pflegeleistung anerkennen, sie zur Aussprache über ihre Schuld, Angst oder Wutgefühle animieren und sie darin bestärken, dass sie Hilfe und Entlastung in Anspruch nehmen.
- Veränderungen in der Wohnung der Patienten dosiert vornehmen, vorher auch mit den Angehörigen absprechen und den Sinn erklären (z. B. entfernen eines Teppichs wegen Stolper- oder Rutschgefahr).
- Größtmögliche Offenheit im Team, damit Mitarbeiter nicht von Patienten / Angehörigen gegeneinander ausgespielt werden.
- Regelmäßige Kontakte mit anderen Therapeuten (Krankengymnast, Logopädin) zur Festlegung der weiteren Therapie- und Pflegeplanung.

- Sorgfältige Dokumentation, besonders bei ungewöhnlichen Vorkommnissen (Verwirrtheit, Aggressivität, distanzloses Verhalten, Verdacht auf Misshandlung durch die Angehörigen oder Kollegen, Verletzungen, Wunden etc.).
- Ressourcen des Patienten solange wie möglich fördern und aktivieren und auch die Angehörigen immer wieder dazu motivieren: Spaziergänge, Musik hören, Fernsehen, Hilfe bei der Essensvorbereitung, Wäsche zusammenlegen etc. Viele Dinge wären noch möglich, werden aber von den Angehörigen nicht mehr zugelassen, weil sie ihrem Anspruch (z. B. an die Sorgfalt) nicht mehr genügen.

Besondere pflegerische Probleme

Eine Reihe von Pflegeproblemen taucht bei dementen Patienten immer wieder auf, sie sollen an dieser Stelle näher betrachtet werden.

Aggressives Verhalten

Fallbeispiel

Herr C. lebt auf der geschlossenen Station des städtischen Altenheimes. Besonders in den Abendstunden wird er oft sehr ruhelos und umtriebig, läuft dann den Gang auf und ab und sucht den Ausgang. Heute rüttelt er lautstark an der Tür, Schwester Petra, die ihn zum Abendessen in den Speisesaal mitnehmen möchte, beschimpft er zunächst, als sie dann insistiert, schlägt er nach ihr.

Der Begriff Aggression kommt vom lateinischen Wort „aggredi": herangehen, angreifen und bezeichnet feindselige Verhaltensweisen.

Diese können verbaler Art sein: Beschimpfungen, Beleidigungen oder auch ständiges sich beklagen,

oder sie können körperlicher Art sein: indirekt als Verweigerung von Pflegemaßnahmen oder direkte Aggression in Form von schlagen, kratzen, beißen etc.

Umgang mit aggressivem Verhalten

- Bleiben Sie gelassen, versuchen Sie, beruhigend auf den Bewohner einzuwirken oder ihn abzulenken.
- Vermeiden Sie Konfrontation, Streit oder den Versuch den Bewohner fest zu halten oder weg zu ziehen.
- Achten Sie auf Ihre Sicherheit, auf einen freien Fluchtweg, unterschätzen Sie nicht die körperlichen Kräfte des Bewohners.
- Lassen Sie dem Betroffenen Zeit, sich zu beruhigen, nehmen Sie sein Verhalten nicht persönlich, bestrafen Sie ihn nicht dafür.
- Wenn möglich, setzen Sie die aggressiven Impulse in Bewegung um, z. B. in einen Spaziergang oder Gymnastikübungen.

- Dokumentieren Sie den Vorfall, eventuelle Verletzungen (Ihre und die des Bewohners) und informieren Sie Stations- oder Pflegedienstleitung, Hausarzt und Angehörige.
- Versuchen Sie im Team die Ursachen und Auslöser des aggressiven Verhaltens zu klären und Vorbeugestrategien zu erarbeiten.

Schreien

Fallbeispiel

Frau R. war früher Lehrerin, sie war nie verheiratet, hatte keine Kinder. Mit 78 Jahren war sie nach mehreren Stürzen so gangunsicher, dass sie im Rollstuhl saß. Aus dem Altenheim, in dem sie seit vier Jahren lebte, wurde sie in ein psychiatrisches Krankenhaus eingewiesen, weil sie seit Wochen den ganzen Tag schrie. Die psychiatrische Diagnose lautete: „Organische Wesensänderung bei Diabetes, Hypertonie und Herzinsuffizienz". Auch in der Klinik war das beschriebene Verhalten zu beobachten. Pausenlos, den ganzen Tag, ohne Anzeichen von Erschöpfung schrie Frau R.: „Hallo, Hilfe", in ständiger Wiederholung. Darauf angesprochen, warum sie denn schreie, reagierte sie meist verwundert: „Ich? Ich schreie doch nicht!", oder sie sagte: „Was soll ich denn sonst machen?". Einmal erstaunte sie alle mit der Antwort: „Ich schreie, damit ich spüre, dass ich überhaupt noch am Leben bin." Dafür hatte natürlich die entnervte Umgebung wenig Verständnis...
Plötzlich, an einem Montag, war Frau R. still. Sie blieb im Bett liegen, wollte nicht aufstehen, gegen abend bekam sie Fieber. Zur Nachtwache sagte sie, es sei jetzt alles in Ordnung, am nächsten Morgen war sie tot.

Schreien kann verschiedene Ursachen haben, ähnlich wie bei einem Säugling kann es bei einem dementen Menschen sehr schwierig sein, die richtige Ursache heraus zu finden. Über das Schreien und den Umgang damit gibt es bislang nur wenig Literatur, was sicher auf die Schwierigkeiten der Behandlung hinweist, der Häufigkeit dieses Symptoms im Alltag aber nicht gerecht wird.
Schreien kann ein Bedürfnis ausdrücken (Hunger, Durst, nasse Windel..), kann Angst, Einsamkeit, Ratlosigkeit, Überforderung oder Langeweile ausdrücken, kann Ausdruck von Schmerz oder Schlaflosigkeit sein oder Protest gegen eine Fixierung oder Einschränkung der Bewegungsfreiheit. Es kann auch bei stark hospitalisierten Patienten zur „Gewohnheit" werden, zu einer Verhaltensweise, die nicht mehr kritisch überprüft wird, ähnlich wie stereotype Bewegungen.
Schreien wird verstärkt durch andere Schreier, durch alleine sein, durch Fixierung.

Umgang mit Schreienden
- Versuchen Sie, die Ursachen des Schreiens heraus zu finden, z. B. anhand der unten angeführten Checkliste auf S. 74.

- Vermeiden Sie Fixationen wann immer möglich.
- Versuchen Sie eine Ablenkung oder körperliche Betätigung, animieren Sie zum Singen, manchmal können Patienten diesen Impuls aufgreifen.
- Verändern Sie die äußeren Umstände: Zimmer- oder Abteilungswechsel, Nachtlicht, Kuscheltier in den Arm geben.
- Nehmen Sie das Schreien nicht persönlich, bestrafen Sie den Bewohner nicht dafür.
- Sprechen Sie den Arzt an, ob eine medikamentöse Beeinflussung möglich ist (z. B. mit Antidepressiva, Neuroleptika).

Sexuelle Bedürfnisse

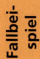 **Fallbeispiel** Frau P. schreit nachts laut um Hilfe, der Zimmernachbar, Herr F. liegt in ihrem Bett, verwechselt sie offensichtlich mit seiner Frau und versucht, sie zu küssen. Sie kommen als Nachtwache dazu.

Aufgaben

1. Wie verhalten Sie sich in der oben beschriebenen Situation?
2. Überlegen Sie, welche Reaktionen Ihr Verhalten bei den beiden Betroffenen hervorruft.
3. Haben Sie solche oder ähnliche Situationen in Ihrer Arbeit schon erlebt?
4. Reflektieren Sie in einer Kleingruppe, welche Möglichkeiten alte Menschen in einem Heim noch haben, ihre sexuellen Bedürfnisse zu leben.

Auch alte Menschen haben sexuelle Bedürfnisse und wollen diese leben. Wenn ein dementer Mensch zu Hause von seinem Partner betreut wird, kann Zärtlichkeit und Sexualität oft das einzige sein, was dem Paar noch Nähe und Ausdruck seiner Verbundenheit ermöglicht, wenn z. B. Unterhaltungen schon lange nicht mehr möglich sind. In Institutionen dagegen sind sexuelle Wünsche der Bewohner oft unerwünscht, sie „stören", den gewohnten Ablauf, können Mitbewohner verängstigen oder das Personal „nerven".

Umgang mit sexuellen Bedürfnissen

- Wenn ein Bewohner Sie bedrängt oder anfasst, machen Sie ihm deutlich klar, dass Sie das nicht wünschen. Lachen Sie ihn nicht aus oder albern herum.
- Versuchen Sie, die Bedürfnisse des Bewohners zu klären. Will er vielleicht „nur", Nähe, Wärme, Trost? Verwechselt er Sie mit seinem Partner?
- Besprechen Sie problematische Fälle im Team, trauen Sie sich an dieses Tabuthema heran, überlegen Sie gemeinsam Umgangsmöglichkeiten. Fragen Sie den Arzt nach einer medikamentösen Behandlung, wenn Sie so nicht weiter kommen.
- Für manche Bewohner kann Selbstbefriedigung eine Lösungsmöglichkeit sein, Verbote oder Bestrafungen verschlimmern die Situation.

– Klare Grenzen sind dort wo das Selbstbestimmungsrecht anderer Mitbewohner bedroht ist. Bei Zudringlichkeiten gegenüber Schwächeren, die sich nicht wehren können oder gar bei Vergewaltigung.

Schlafstörungen und nächtliche Unruhe

Schlafstörungen nehmen im Alter zu und sind bei Dementen ein häufiges Symptom. Oft bleiben sie dann auch nicht im Bett liegen, sondern stehen auf, wandern umher und stören dadurch den Nachtschlaf von Familienangehörigen, Betreuungspersonen oder von Mitbewohnern im Heim.

Über den **Umgang mit Schlafstörungen** und schlafhygienischen Maßnahmen siehe Exkurs Schlafstörungen im Kapitel 3.4. Suchterkrankungen.

Eine spezielle Ursache für nächtliche Unruhezustände bei Dementen ist die Verschiebung des Tag- Nacht -Rhythmus, die im folgenden Schema dargestellt ist:

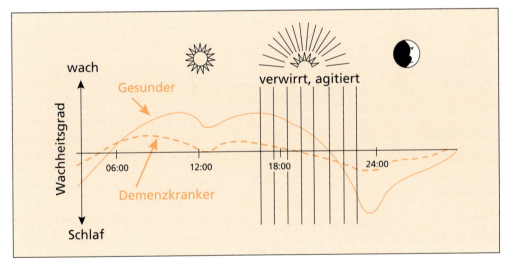

Tag-Nacht-Rhythmus bei Demenz; Sundown-Phänomen

Typisch dabei ist die vermehrte Schlafneigung am Tage kombiniert mit einer zunehmenden Unruhe in den frühen Abendstunden (sogenanntes Sonnenuntergang-Phänomen). Konsequenzen daraus sollten sich in der Tagesgestaltung wiederfinden. Am Morgen, „in der besten Zeit", können Gedächtnisaufgaben oder Beschäftigungstherapie stattfinden, am Nachmittag bei zunehmender Unruhe und Vigilanzminderung sind Übungen, die Konzentration verlangen gänzlich ungeeignet, statt dessen sind Aktionen mit Bewegung, die die Unruhe kanalisieren sinnvoll: Gymnastik, Spaziergang, Tanz.

Prinzipiell sollte bei Schlafstörungen auch immer überlegt werden, den veränderten Tag-Nacht-Rhythmus zu akzeptieren und auf medikamentöse Sedierungen, die nur der Hausordnung oder der Ruhe der Nachtwache nutzen, zu verzichten.

Wenn Ihnen die Ursache der Schlafstörung und/oder Unruhe des Patienten nicht klar ist oder wenn Unruhezustände neu auftreten, dann sollten Sie zur Klärung folgende **Checkliste** heranziehen:

• Schmerzen?	Kann es sein, dass der Patient Schmerzen hat, die er nicht mitteilen kann? Häufig sind Gelenk- oder Wirbelsäulenschmerzen, Magenschmerzen.
• Atemnot?	Besteht eine Herzinsuffizienz? Erkältung? Chronische Bronchitis?
• Exsikkose?	Niedriger Blutdruck? zuviele Diuretika? zuwenig Flüssigkeitszufuhr?
• Harnwegsinfekt?	Häufiges Wasserlassen? Brennen beim Wasserlassen? übelriechender Urin? neu aufgetretene Inkontinenz?
• Harnverhalt?	starke Unruhe. Bauchschmerzen? neu angesetzte Antidepressiva? Prostatavergrößerung bekannt?
• Koprostase?	Neigung zu Verstopfung bekannt? Praller, harter Bauch? Wann letzter Stuhlgang?
• Medikamente?	Dosis kürzlich reduziert oder erhöht? Neue Antiparkinsonmedikation? Zuviele Neuroleptika?
• Angst?	Angst vor Mitbewohnern? Vor Veränderungen im Umfeld? Vor neuen Mitarbeitern? Angst vor paranoiden Befürchtungen?
• Umgebung?	Neues Zimmer? Neuer Mitbewohner? „Ansteckung", durch die Unruhe anderer? Lärm? aufgeregte Angehörige?

Wanderer

Wandern ist ein sehr häufiges Symptom bei Demenzkranken. Meist ist es nicht ziellos, sondern der Betroffene startet mit einem ganz klaren Impuls („ Ich will nach Hause"), den er aber dann auf seinem Weg vergisst, was seine Unruhe noch verstärken kann. Solange der Betroffene zu Hause oder in einem offenen Heim lebt, bringt das Wandern die Gefahr des Weglaufens und Verirrens mit sich, das unter Umständen zu einer erheblichen Gefährdung des Betroffenen führen kann (Unfälle im Straßenverkehr, Stürze, Unterkühlung). In einer geschlossenen Abteilung bestehen diese Risiken nicht mehr, hier kann aber die Begrenzung des Wandertriebes durch geschlossene Türen zum Auslöser für aggressive Verhaltensweisen werden.

Umgang mit Wanderern

- Sorgen Sie für Sicherheit in der Umgebung, entfernen Sie Stolperfallen, sichern Sie Treppen etc.
- Klären Sie die Bedingungen des Wanderns, wenn es alte Gewohnheiten sind (z. B. mit dem Hund gehen, obwohl es schon lange keinen Hund mehr gibt), ist eine Beeinflus-

sung oft nur schwer möglich, wenn es an bestimmt Tageszeiten oder Situationen geknüpft ist, versuchen Sie diese Zeiten durch Aktivitäten und Bewegung zu gestalten.

– Wenn der Betroffene noch zu Hause wohnt: Informieren Sie Nachbarn und Polizei, sorgen Sie für ein aktuelles Foto, verwenden Sie gegebenenfalls Adressarmbänder oder nähen Sie ein Etikett mit Name und Telefonnummer innen in die Jacke ein.

– Sperren Sie den Betroffenen nicht alleine in der Wohnung ein, wenn Sie z.B. zum Einkaufen gehen. Nehmen Sie ihn mit oder bitten Sie Nachbarn oder Verwandte, kurz aufzupassen. Einsperren kann die Angst und Unruhe sehr verstärken, insbesondere, wenn der Betroffene dann alleine ist und kann zu unüberlegten Handlungen (aus dem Fenster klettern oder springen) führen.

Die Anpassung der Umgebung an das Umherwandern ist ein wichtiger Gesichtspunkt für die Gestaltung von Altenheimen, insbesondere von geschlossenen Abteilungen. Im dargestellten Beispiel landet der Bewohner nicht an einem Ende des Ganges, wo es nicht mehr weitergeht, sondern er kann immer weiter laufen und kommt dabei regelmäßig am Stationsstützpunkt vorbei, wo eine Kontaktaufnahme mit dem Personal möglich ist.

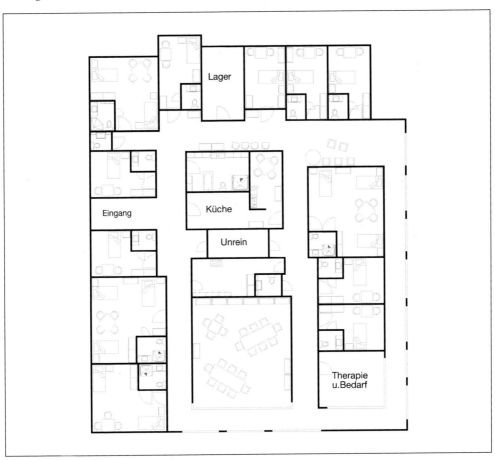

Besonders problematisch sind Wanderer, die eine ausgeprägte **Gangunsicherheit** haben oder sie durch die Behandlung der Unruhe mit Benzodiazepinen oder Neuroleptika bekommen. Ein Sturz ist oft „der Anfang vom Ende" im Leben eines alten Menschen. Selbst bei glücklichem Ausgang (also ohne Oberschenkelhalsbruch und wochenlangen Krankenhausaufenthalt) verstärkt die Angst, die ein Sturzereignis auslöst, in vielen Fällen die Gangunsicherheit derart, dass die Betroffenen nicht mehr alleine laufen (können). Man spricht dann von einem „post-fall-syndrome", zu deutsch ein „Nach-Sturz-Syndrom" . Die tiefe Verunsicherung, die das Sturzereignis ausgelöst hat, führt zur Tendenz, das Laufen einzustellen oder sich bei Mobilisationsversuchen ängstlich anzuklammern. Dadurch wird jeder Transfer erschwert, pflegerische Handlungen und Bewegungsübungen können nur mit großem Aufwand durchgeführt werden, ein Teufelskreis in Richtung zunehmende Immoblität und Bettlägerigkeit entsteht. Im Umgang mit solchen Bewohnern ist es besonders wichtig, bei Mobilisation und Transfer für Sicherheit zu sorgen und den Betroffenen über jede Mobilisation genau zu informieren und geduldig vorzubereiten.

Therapie der demenziellen Erkrankungen

Wenn eine Demenz über mehrere Monate oder Jahre besteht, lassen sich die Primärsymptome (die sechs „A's") durch keine Therapiemaßnahme rückgängig machen, einzig in den Anfangsstadien ist bei wenigen Demenzformen eine ursächliche Therapie möglich. So kann die Behandlung spezieller Demenzursachen wie einer Hypothyreose, eines Leber- oder Nierenversagens, einer chronischen Lues, einer Herz- oder Ateminsuffizienz, eines Vitaminmangels oder durch Operation eines Hydrocephalus oder eines Hirntumors zu einer Verbesserung der kognitiven Funktionen beitragen.

Lassen sich spezielle, behandelbare Ursachen nicht nachweisen, ist das Therapieziel, das Fortschreiten der Erkrankung zu verlangsamen bzw. trotz fortschreitender Erkrankung die Selbständigkeit des Patienten in den Alltagsaktivitäten möglichst lange zu erhalten und auftretende sekundäre Symptome, die das Zusammenleben erschweren, günstig zu beeinflussen. Wichtige Hinweise dazu gab bereits der vorangehende Abschnitt über die Pflege bei Demenzerkrankungen.

Medikamentöse Therapie

- Bei der **Alzheimer – Demenz** ist es in den frühen Stadien der Erkrankung möglich, mit bestimmten Nootropika (siehe Kapitel 4.3.5.) das Fortschreiten der Erkrankung für ein oder zwei Jahre zu verlangsamen (z. B. Exelon®). Diese Medikamente, Acetycholinesterase – Hemmer genannt, verzögern den Abbau des Neurotransmitters Acetylcholin im Nervensystem und verbessern so die Impulsübertragung zwischen Nervenzellen. Die Medikamente sind aber nicht in der Lage, den zu Grunde liegenden degenerativen Abbauprozess des Gehirns auf zu halten. Mögliche Nebenwirkungen sind Antriebssteigerung und motorische Unruhe, außerdem auch Schwindel, Übelkeit und Erbrechen.

- Bei der **vaskulären Demenz** kann das Voranschreiten durch konsequente Behandlung der Risikofaktoren (Rauchen, Übergewicht, Hyperlipidämie, Diabetes...) verlangsamt werden, in manchen Fällen sind auch durchblutungsfördernde Medikamente (Gingko, Piracetam) oder blutverdünnende Medikamente (Aspirin®, Marcumar®) wirksam.

- Bei allen Demenzformen kann eine medikamentöse Sedierung erforderlich werden, wenn Unruhe, Orientierungsstörungen und Weglauftendenzen zu einer Selbstgefährdung des Patienten führen. Dazu eignen sich tagsüber niederpotente Neuroleptika wie Eunerpan®, Dipiperon® oder Atosil®, in der Nacht ebenfalls Neuroleptika oder kurzwirksame Benzodiazepine (Achtung: erhöhte Sturzgefahr wegen Muskelrelaxation und Suchtgefährdung bei längerer Einnahme). Gerade im Alter nimmt die Häufigkeit unerwünschter Nebenwirkungen von Medikamenten so deutlich zu, dass vor einer sedierenden Medikamentengabe immer andere Möglichkeiten des Umgangs mit dem Problem ausgeschöpft werden sollten: Ablenkung, Bewegung, Musik, Gespräch, schlafhygienische Maßnahmen, etc.

Psychotherapeutische Behandlung

Eine Psychotherapie im engeren Sinne, die auf das Verständnis von Krankheitssymptomen und ihrer Ursache hin ausgerichtet ist und an der Veränderung bestimmter störender Symptome arbeitet, ist mit dementen Menschen nicht mehr möglich.

Die im folgenden genannten Verfahren sind im weiteren Sinne als psychotherapeutisch zu verstehen: sie arbeiten mit psychologischen Mitteln und unterscheiden sich dadurch von der Bewegungstherapie oder der Ergotherapie. Sie zielen auf eine Verbesserung der Alltagsbewältigung und der Sekundärsymptome der Demenz.

- ROT (**R**ealitäts-**O**rientierungs-**T**raining)
  Das ROT als Konzept zur Verbesserung der Realitätsbezogenheit bei Demenzkranken, berücksichtigt alle Bereiche der Orientierung (zur Person, örtlich, räumlich, zeitlich und situativ). Es kann als Einzel- oder Gruppentraining durchgeführt werden und dient der Aktivierung kognitiver Fähigkeiten und der Verbesserung der Kommunikationsfähigkeit.

Beispiele: Aufstellung strukturierter Tagespläne, die für den Bewohner jederzeit ersichtlich sind (z. B. im Zimmer aushängen), Wochenpläne mit gemeinsamen Aktivitäten, oder Gedächtnisübungen in der Gruppe wie Nacherzählen, Überbegriffe finden, Wörter oder Personen wiedererkennen etc.

Jahrersfeste feiern, Dekoration der Umgebung der Jahreszeit entsprechend gestalten. Daneben können auch Alltagsaktivitäten wie: Tisch decken, ausreichende Flüssigkeitszufuhr, Maniküre oder Auswahl der Kleidung unter dem Aspekt der Verbesserung des Realitätsbezuges eingeleitet, besprochen und geübt werden.

- Validation
  (einfühlendes Verstehen und Zuhören).
  Validation ist eine Methode des Umgangs mit dementen Menschen, die von Naomi Feil (Sozialarbeiterin und Psychologin) entwickelt wurde. Grundlage ist die Entwicklungstherorie nach Erikson, die jedem Lebensalter eine bestimmte Entwicklungsaufgabe zuschreibt, z. B. der Pubertät die Identitätsfindung und Abgrenzung von den Eltern. Als Entwicklungsaufgaben des alten und sehr alten Menschen definiert Erikson das Bilanzieren des Lebens, die Aussöhnung mit der eigenen Lebensgeschichte und das Vorbereiten auf den Tod. Nach der Theorie von Frau Feil gibt es ein weiteres Stadium, das des „Verarbeitens oder Vegetierens", in dem Gefühle aus früheren Lebensphasen wieder auftreten und der alte Mensch quasi ganz in der Vergangenheit lebt. Validation versucht, die positiven Aspekte der Desorientierung zu nutzten und den Rückzug des Dementen in eine Zeit in der er aktiv, sicher, geliebt und produktiv war, zu respektieren. Die lebendige Erinnerung an die Vergangenheit kann den Betroffenen stimulieren und Angst und Stress reduzieren. Validation hebt das Selbstwertgefühl und steigert die verbale und nonverbale Kommunikationsfähigkeit. Der Demente „darf" in seiner eigenen Realität bleiben, erfährt darin Anteilnahme und Unterstützung (nonverbal z.B. durch streicheln, im Arm halten, singen, fürsorgliche, beruhigende Stimmlage).

Beispiel: „Heute Nacht waren wieder Einbrecher da, die meine ganzen Kleider gestohlen haben!" Durch Fragen wie: „Wie viele waren es denn?", „Haben Sie einen erkannt?" „Haben sie alle Kleider mitgenommen?", oder die Aufforderung: „Wenn die Einbrecher das nächste Mal kommen, rufen Sie mich, dann helfe ich Ihnen.", etc. fühlt der Patient sich angenommen und verstanden, während Bemerkungen wie: „Das bilden Sie sich doch nur ein!", oder „Wo sollen denn hier Einbrecher herkommen?", den Betroffenen verunsichern, verärgern oder bloßstellen.

- Biographiearbeit
  Jeder Mensch wird geprägt durch seinen Lebenslauf, seine Familie, seine Arbeit, seine soziale Rolle, seine Kultur, Religion, politische Meinung usw. Die Einbeziehung des Lebenslaufs und individueller Erfahrungen und Potenziale in der Biographiearbeit in den Umgang mit dem Betroffenen unterstützt Sinnfindung, Annahme veränderter Lebenssituationen und fördert persönliche Bewältigungsstrategien. In der Gruppe angewendet verbessert Biographiearbeit das Gemeinschaftsgefühl und die Kommunikationsfähigkeit. Zum Einstieg kann von jedem Bewohner ein Biographieblatt erstellt

werden, das wesentliche persönliche Daten enthält (Kindheit, Schule, Beruf, Bezugspersonen, wichtige Zeitgeschehnisse wie Krieg, Gefangenschaft, Arbeitslosigkeit, Todesfälle, derzeitige Lebenssituation, Wünsche, Erwartungen, Bedürfnisse).

Beispiele: In Einzelarbeit können Fotoalben gemeinsam angeschaut werden, Hobbies und Vorlieben schildern lassen, Erwartungen an die Zukunft erfragen, einschneidende Lebensereignisse erzählen lassen, berufliche Erfahrungen in den Umgang mit dem Bewohner einbeziehen etc. In der Gruppe können biographische Ereignisse mitgeteilt werden (ein Teilnehmer berichtet von seinen Erfahrungen beim Einzug ins Altenheim) oder biographische Erfahrungen werden ausgetauscht, alle Teilnehmer erzählen von ihrer Hochzeit oder von einem besonderen Schulerlebnis.

Angehörigenarbeit und Selbsthilfegruppen

Die Alzheimer-Erkrankung wird auch als „Krankheit der Angehörigen" bezeichnet, weil diese oft viel mehr als der Betroffene selbst unter den Symptomen der Erkrankung leiden. Nicht selten werden pflegende oder betreuende Angehörige selbst krank, entwickeln depressive oder psychosomatische Beschwerden und werden von Schuldgefühlen gequält. Ein wichtiger Aspekt ist das Mitleid mit dem Betroffenen und das mit ansehen müssen des stetig voranschreitenden Verfalls, der nicht aufzuhalten ist.

Ein anderer Punkt ist die schwierige Gradwanderung, dass die Beziehung, die einst zum Patienten bestand, durch die Krankheit wesentlich verändert wird. Ein Dementer ist nicht mehr Partner oder Vater oder Mutter, wie er/sie es früher war, sein Verhalten kann befremdlich, verletzend, peinlich oder auch aggressiv sein, ohne dass man es mit ihm klären kann. Oft entsteht dann in der Hilflosigkeit der Eindruck, der Demente zeige dieses Verhalten mit Absicht, mache irgend etwas „mit Fleiß", nur um die Angehörigen zu ärgern. Daraus kann wiederum Ärger und Aggression entstehen, die den Kranken für sein vermeintliches Nicht-Wollen bestraft.

Wenn Angehörige sich entschließen, den Betroffenen in eine Einrichtung zu bringen, haben sie oft große Schuldgefühle, ihn abgeschoben zu haben, sich nicht genug zu kümmern etc. Ein häufiger Bewältigungsversuch im Umgang mit diesen Schuldgefühlen ist, von den Pflegepersonen in der Institution die gleiche „Aufopferung" und Sorgfalt zu erwarten, Stichwort: schwierige, fordernde, nörgelnde, stets besser wissende Angehörige. Wenn solche Angehörige dann noch erleben müssen, dass der Betroffene in der Einrichtung „besser", zurecht kommt, dass durch gezielte Förderung noch Aktivitäten möglich sind, die zu Hause schon lange Vergessen waren, kann dies ihr Schuldgefühl noch verstärken.

Hilfreich sind regelmäßige Angehörigen-Gruppen, die den Austausch der Angehörigen untereinander fördern und ermöglichen. Zu sehen, dass andere die gleichen Probleme haben, entlastet, macht Mut, gibt Anregungen für den Umgang mit bestimmten Problemsituationen, erlaubt eine Reflexion der eigenen Rolle als pflegender Partner etc. Angehörigenarbeit kann in Form einer Selbsthilfegruppe stattfinden, in der die Betroffenen sich untereinander austauschen, sie kann auch als Angehörigen – Gruppe an einer Einrichtung (Tagesklinik, Altenheim, Gerontopsychiatrie) angeschlossen sein und von einem Mitarbeiter (Schwester, Sozialarbeiter, Ärztin) geleitet werden.

Im stationären Bereich ist es außerdem hilfreich, Angehörige in Aktivitäten auf der Abteilung einzubeziehen. Bei Weihnachtsfeiern mit musizieren oder vorlesen, an Spielrunden, Gymnastik oder Tanz teilnehmen und Vorschläge zu Aktivierung und Gestaltung einbringen.

Bei Kritik von Seiten der Angehörigen: Bleiben Sie gelassen, hören Sie zu, fangen Sie nicht sofort an, sich zu rechtfertigen. Überlegen Sie, welche Motive hinter der Kritik stehen, ist sie berechtigt oder ist sie Ausdruck von Hilflosigkeit oder Ärger der Angehörigen? Besprechen Sie Kritik im Team, sprechen Sie nicht mit Angehörigen über Kollegen und deren Fehler. Versuchen Sie, konstruktive Kritik umzusetzen, vielleicht sogar unter Mithilfe der Angehörigen.

Physiotherapie und Bewegungsübungen

Körperliche Aktivität wirkt durchblutungsfördernd, blutdrucksenkend, erhält Beweglichkeit und Mobilität länger aufrecht, beugt Muskelatrophien vor, verbessert die Stimmung und macht Spaß.

Prävention

Zur Vorbeugung einer Erkrankung ist es wichtig, ihre Entstehungsbedingungen und Ursachen zu kennen, **die** einzige und entscheidende Ursache ist bei den Demenzen noch nicht bekannt. Wissenschaftliche Untersuchungen haben aber eine Reihe von Risikofaktoren ermittelt, die das Auftreten einer Demenz begünstigen:
– Familiäre Belastung (Eltern oder Geschwister, die an einer Demenz erkrankt sind)
– Zinkmangel
– Erhöhte Aluminiumkonzentration.

Als Schutzfaktoren gelten:
– Substitution mit Östrogenen (Studien haben gezeigt, dass ältere Frauen, die zum Schutz vor Osteoporose mit Östrogenen behandelt wurden, ein um bis zu 40 % niedrigeres Risiko einer Alzheimer-Demenz hatten. Allerdings erhöht eine Östrogengabe im hohen Alter das Risiko einer Gebärmutter-Krebs-Erkrankung.)
– Vitamin E und Vitamin C als „Antioxidantien", d. h. als Stoffe, die Zelle vor dem Angriff aggressiver Substanzen („freie Radikale") schützen.
– Entzündungshemmende Substanzen wie Aspirin® scheinen den entzündlichen Prozess, den die Amyloidablagerung in der Zelle hervorruft, abmildern zu können.

– Rauchen hat eine möglicherweise schützende Wirkung bei der Alzheimer-Demenz, ist aber ein entscheidender Risikofaktor für die Entwicklung von Gefäßschäden und damit einer vaskulären Demenz.

– Ein geistig reges, aktives Leben fördert nachweisbar die Zunahme von Synapsen und die Vernetzung der Nervenzellen untereinander. Daher kann regelmäßige geistige Aktivität und eine autonome Lebensführung das Auftreten einer Demenz hinauszögern.

Insgesamt sind die Risiko- und Schutzfaktoren noch nicht ausreichend untersucht, um wirklich sinnvolle Empfehlungen geben zu können oder gar eine medikamentöse Vorbeugung zu gewährleisten. Hier müssen noch weitere Forschungsergebnisse in den nächsten Jahren klarer die Zusammenhänge herausarbeiten.

Zusammenfassung:

Dieses umfangreiche Kapitel bespricht die organischen Psychosyndrome, also psychischen Symptome und Krankheitbilder, die auf eine fassbare Hirnerkrankung zurückzuführen sind. Die akuten Formen (Durchgangssyndrom und Delir) sind reversibel und können aus den vielfältigsten Ursachen heraus auftreten. Es werden die chronischen, irreversiblen Formen Wesensänderung und Demenz beschrieben, und die beiden häufigsten Demenzformen (Alzheimer und vaskuläre Demenz) in ihren Symptomen unterschieden. Behandlungsmöglichkeiten und Therapieansätze bei Demenzen in ihren Grundzügen werden aufgezeigt, Elemente der kognitiven Milieutherapie können ebenso in der täglichen Arbeit eingesetzt werden wie Validation, Realitätsorientierungstraining und Biographiearbeit. Die Bedeutung der Einbeziehung und Entlastung der Angehörigen in der Pflege Demenzkranker wird genau dargestellt. Das Kapitel hilft die pathologisch-anatomischen Grundlagen der Demenzentstehung im Ansatz zu verstehen und sich daraus ableitende Präventionsansätze erklären.

3.2 Affektive Störungen

Bei diesen Störungen handelt es sich um Veränderungen des Gefühlslebens, der Affektivität, der Stimmung.

Aufgabe:
Sammeln Sie Hinweise auf Störungen des Gefühlslebens. Welche Affekte können als krankhaft eingestuft werden? Beachten Sie dabei die Definition von krankhaft bzw. gesund.

Fallbeispiel

Jeden Morgen die Qual mit dem Aufstehen – wozu? Immer diesen alten Körper waschen, den keiner mehr liebt ... Und dann das Frühstück – fade, wie eine gefärbte Plastikmasse. Erst mittags geht es etwas besser. Irgendwie kommt dann Farbe in das Bild als hätte es jemand angemalt. Abends, wenn ich mich dann langsam an den Tag gewöhnt habe, ist er wieder vorbei. Und dann: Jeden Morgen die Qual...

Die wichtigsten Erkrankungen mit Störungen der Affektivität sind:

- Manie,
- Depression,
- Affektlabilität (Verlust der Kontrolle über Stimmungen, unkontrolliertes Weinen oder Lachen).

3.2.1 Manie

Fallbeispiel

Frau F. fiel plötzlich durch ihre heitere und ausgelassene Stimmung auf. Sie begrüßte das Personal und die Mitbewohner überschwänglich und „redete an einem Stück". Seltsam erschien es allen, dass die sonst so stille und zurückgezogene Frau sich plötzlich auffallend anzog und schminkte. Sonst sehr sparsam, hatte sie plötzlich mehrere Kleider und drei Wintermäntel auf einmal gekauft. Sie hatte bei einem Heiratsinstitut eine Anzeige abgegeben und einen großen Kredit aufgenommen, um „einen Mann zu fangen". Sie schlief nachts nicht mehr und wurde immer unruhiger.

Einen Arzt wollte sie nicht aufsuchen. Sie fühlte sich „pudelwohl" und meinte: „Ich habe keinen Schlaf mehr nötig."

Charakteristische Merkmale einer Manie sind

- Gehobene Stimmung
- Steigerung in Ausmaß und Geschwindigkeit der körperlichen und psychischen Aktivitäten

Die im Alter seltenen manischen Syndrome verlaufen eher abgeflacht. Manische Phasen treten meistens vor oder nach depressiven Phasen auf.

Auf mehrere depressive Phasen kann eine manische folgen (vgl. Zyklothymie in Kapitel 3.2.2).

Manische Syndrome sind aber auch nach Hirnverletzungen möglich oder auch im Rahmen einer Demenz.

Hier besteht die Gefahr, dass häufig statt einer manischen Störung ein erregter Verwirrtheitszustand festgestellt wird. Dadurch bleibt dem Bewohner eine angemessene Hilfe verwehrt.

Symptome einer Manie

Bereich	Symptom
Emotional	gehobene Stimmung: Betroffene fühlen sich immer gut, Glücksgefühl, hohe Selbstakzeptanz, hohes Selbstwertgefühl, manchmal aber auch gereizt, angriffslustig, unzugänglich für Kritik
Kognitiv	positives Selbstbild bis zum Größenwahn, Selbstüberschätzung, verminderte Aufmerksamkeit, starke Ablenkbarkeit, Leugnung von Problemen, Neigung zu Fremdbeschuldigung, keinerlei Krankheitseinsicht
Motivational	Hypermotiviert, hyperaktiv, ständig muss etwas Neues geschehen, übersteigerter Tatendrang, gehetztes und impulsives Verhalten, Unabhängigkeitsbestreben
Verhalten	Überaktivität, eine begonnene Handlung jagt die nächste, unfähig etwas zu Ende zu bringen, lärmendes Verhalten, versucht andere mitzureißen, ist aufdringlich
Körperlich	Unermüdlichkeit, kein Schlafbedürfnis, vermindertes Schmerzempfinden, gesteigerte Libido

Aufgabe:

a) Überlegen Sie in Arbeitsgruppen, welche Schwierigkeiten auf einer Station entstehen, wenn ein Bewohner unter einer manischen Störung leidet.

b) Sammeln Sie die gefundenen Situationen.

Pflege bei Manie

Ein Bewohner in einer manischen Phase kann eine Station in kürzester Zeit völlig auf den Kopf stellen und die Pflegekräfte zur Verzweiflung bringen. Er ist in heiterer ausgelassener Stimmung, er kann aber auch gereizt und angriffslustig werden. Dieser Bewohner ist immer in Bewegung, eine begonnene Handlung jagt die nächste, keine wird zu Ende geführt. Er muss auf jeden Reiz total reagieren, ein Gedanke jagt den anderen, ein roter Faden im Denken und Handeln ist nur noch schwer erkennbar. Die eigenen Kräfte werden überschätzt bis zum Größenwahn. Es werden Kredite aufgenommen, große Projekte geplant und auch gestartet. Der Bewohner nimmt Erschöpfung oder Schmerz nicht wahr. Er ist entweder sexuell enthemmt oder nimmt nicht wahr, dass er sich aufreizend kleidet. Zudem hat er panische Angst davor, depressiv zu werden und wehrt sich mit allen Mitteln dagegen.

Das **Ziel der Pflege** ist es, eine Umgebung zu schaffen, in der der Bewohner, ohne sich oder andere zu schädigen, diese manische Phase überstehen kann.

Wichtige Grundsätze sind:
- Verlässliche Grenzen und Spielräume schaffen, um den Bewohner vor „Dummheiten" und zu viel Prestigeverlust („die ist ja angezogen wie eine Hure") zu schützen.
- Klima schaffen, das dem Bewohner ermöglicht, zur Ruhe zu kommen (ihn nicht noch weiter stimulieren, indem über seine Witze gelacht wird).
- Mitbewohner informieren, wann und wie sie sich wehren können und wo sie Unterstützung bekommen (z. B. eine Stationskasse für Notlagen einrichten, damit Bewohner leichter das „Geldleihen" ablehnen können)
- Auf Kleidung, Ernährung und tägliche Körperpflege achten, da häufig Kälte und Hitze, Hunger und Durst oder körperliche Schmerzen nicht empfunden werden.
- Dem Bewohner vermitteln, dass viele seiner überschießenden Reaktionen seiner Krankheit zugerechnet werden, dass er die Konsequenzen nicht vollständig tragen muss, wenn er bestimmte Grenzen einhält.
- Es wird die Möglichkeit geschaffen, dass der Bewohner sich später mit seinem Verhalten während der akuten Krankheitsphase auseinandersetzt, damit eine Integration in die Stationsgruppe wieder möglich wird.

 Aufgabe
Überlegen Sie im Klassenverbund, welche Maßnahmen auf einer Station zu ergreifen sind, um einem Bewohner in einer manischen Phase zu helfen. Erstellen Sie sich einen Maßnahmenkatalog.

Problemsituation	Allgemeine Grundhaltung (Pflegepersonen, Mitbewohner, Angehörige)
Der Bewohner wird von unzähligen Ideen angetrieben, die er in die Tat umsetzen will.	
Der Bewohner nimmt seine körperlichen Grenzen und Bedürfnisse nicht wahr.	
Der Bewohner hat Angst, depressiv zu werden.	
Der Bewohner wird auf Lithium[1] eingestellt.	
usw.	

[1] Lithium siehe Kapitel 3.5.1

Therapie der Manie

Die akute **manische Phase** wird mit Lithium oder Valproat behandelt, in seltenen Fällen ist bei hochgradiger Erregung noch die zusätzliche Gabe eines sedierenden Neuroleptikums erforderlich (z.B. Neurocil®, Truxal®).

Nach mehreren Krankheitsphasen sollte eine **prophylaktische Dauermedikation** mit einem stimmungsstabilisierenden Medikament erfolgen, z.B. Lithium oder Carbamazepin. (siehe auch Kapitel 4.3) Bei ausgeprägter psychomotorischer Unruhe und fehlender Krankheitseinsicht kann eine Einweisung in eine geschlossene Abteilung einer psychiatrischen Klinik erforderlich werden.

3.2.2 Depression

Fallbeispiel

Seit dem Tod meines Mannes habe ich gar keine Lebensfreude mehr. Alles, was mich früher interessiert hat, kommt mir jetzt irgendwie sinnlos vor. Immer habe ich diesen Druck im Kopf und auf dem Herzen. Und angeblich finden die Ärzte nicht, woher das kommt. Wozu muss ich denn so alt werden? Man fällt doch anderen nur zur Last.

Aufgabe:

1. Bilden Sie Arbeitsgruppen und beschreiben Sie das Lebensgefühl dieser Seniorin.
2. Wie fühlen Sie sich in einer depressiven Stimmung?
3. Schreiben Sie die gesammelten Merkmale einer Depression auf Kärtchen, die Sie an der Pinnwand sammeln und ordnen können.

Bei einer Depression können folgende Symptome auftreten:

Bereich	Symptome
Emotional	Depressive fühlen sich kraft-, lust-, willens-, ziel-, freud-, trost-, hilf-, gefühl- bis leblos. Sie leiden an Versagens-, Versündigungs- und Schuldgefühlen.
Kognitiv	Depressive denken negativ von sich selbst, von der Umwelt und von der Zukunft. Sie ziehen negative Schlussfolgerungen, verallgemeinern und überschätzen eigene Fehler. Eigene Erfolge werden abgewertet. Das Denken ist verlangsamt, umständlich und perseverierend[1]. Bei schweren Depressionen besteht ein depressiver Wahn: Überzeugung, dass kein Geld mehr da ist, alles falsch gemacht zu haben, sich versündigt zu haben usw.
Motivation	Depressive fühlen sich wie gelähmt. Sie sind nicht fähig, eigene Bedürfnisse wahrzunehmen. Sie haben einen gesteigerten Wunsch nach Abhängigkeit, häufig auch einen Todeswunsch. Sie können keine eigenen Entscheidungen treffen.
Verhalten	• Gehemmt Depressive ziehen sich apathisch zurück, vermeiden jede Tätigkeit, können eigene Bedürfnisse nicht befriedigen. Sie wirken apathisch. • Agitiert Depressive sind innerlich unruhig, jammern, sind ängstlich getrieben.
Körperlich	Depressive fühlen sich müde, erschöpft, zerschlagen, leiden an Schlafstörungen. Sie sind appetitlos, haben Verstopfungen und Gewichtsverluste sind möglich. Sie schwitzen, frieren, zittern oder fühlen sich schwindelig. Es kommt zu einem Libidoverlust. Häufig wird über Schmerzen im Kopf, Brust- oder Bauchraum berichtet.

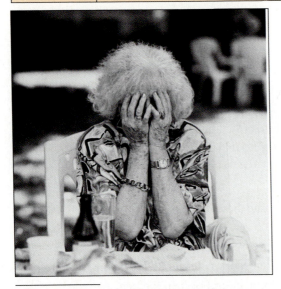

---
[1] perseverierend: ständig das Gleiche wiederholend

Symptome

Epidemiologie

Nach Cooper und Sosna (1983) weisen 10,8 % aller Älteren reaktive Störungen auf und 2,2% leiden an schweren Depressionen.

1% – 4% werden deswegen stationär behandelt.

Frauen sind von depressiven Erkrankungen doppelt so häufig betroffen wie Männer.

Charakteristische Merkmale einer Depression sind:
- Gedrückte Stimmung, Freudlosigkeit
- Verminderung des Antriebs, Aktivitätseinschränkung
- Interessenverlust
- verstärkte Ermüdbarkeit

Aufgabe:

Überlegen Sie, welche anderen Krankheiten oder so genannte Alterserscheinungen zu ähnlichen Symptomen führen können.

Unterschied zwischen einer Depression im Alter und einer Depression in jüngeren Jahren

Bei alten Menschen werden Depressionen häufig nicht erkannt, weil als Ursachen für die Symptome meist (auch von den Betroffenen) eine körperliche Erkrankung angenommen wird. Die Depression im Alter tritt häufig anders in Erscheinung als bei jüngeren Menschen.

Bei Älteren nehmen die **körperlichen Symptome** bei Depressionen zu. Neben Schuldgefühlen und negativem Selbstbild stehen körperliche Beschwerden im Vordergrund. Ältere Menschen neigen eher dazu, ihre Niedergeschlagenheit, Freudlosigkeit, Antriebslosigkeit durch körperliche Beschwerden zu erklären. Wenn eine Depression sich hinter Körperstörungen wie Rückenschmerzen, Kopfschmerzen oder Herzstichen, für die keine organische Ursache gefunden werden kann, verbirgt, spricht man von einer larvierten Depression.

Definition

Wenn körperliche Symptome die depressiven Gefühle verbergen, spricht man von einer larvierten Depression.

Fallbeispiel

Gespräch mit Frau K., 83 Jahre:

Arzt: Wie geht es Ihnen heute?

Frau K: Mir geht es ganz schlecht. Ich kann nicht mehr richtig aufs Klo. Es kommt kein Stuhlgang. Es staut sich alles in mir an! Alles ist voll! Ich kann nicht mehr essen.

Arzt: Sie sollten aber versuchen, regelmäßig zu essen. Sie haben stark abgenommen.

Frau K: Ich kann doch nichts mehr essen, wenn alles im Darm bleibt. Geben sie mir doch was, damit ich Stuhlgang bekomme.

Fallbei-spiel

Arzt: Aber Frau K, Sie haben doch gestern nach den Abführtabletten Durchfall gehabt. Sie können doch heute nicht schon wieder abführen.

Frau K: In mir staut sich alles an. So kann ich nicht mehr essen.

Zum Unterschied zu jüngeren Menschen, bei denen die gehemmt depressiven Symptome überwiegen, kommt es bei älteren Menschen gehäuft **zu ängstlich-agitiert depressiven Symptomen.**

	gehemmt Depressive	ängstlich-agitiert Depressive
Mimik	Blickt auf den Boden, kaum Blickkontakt, abwesend	sieht unruhig hin und her, erregt, gereizt, ängstlich, unsicher, gespannt
Sprechen	stockend, leise, monoton, wortkarg, klagsam	laut, erregt, jammernd, weint
Bewegung	verlangsamt	getrieben, zittrig, fahrig, spielt mit Fingern, kratzt, reibt, unruhige Beine
Gang	schleppend	ruhelos
Haltung	schlaff, gebeugt, in sich gekehrt	verkrampft
Händedruck	kraftlos	anklammernd

Eine weitere Schwierigkeit besteht bei alten Menschen darin, eine Depression von einer **Demenz** zu unterscheiden. Die Beziehungen zwischen diesen beiden Krankheitsbildern sind komplex: Nicht selten zeigen Patientinnen und Patienten sowohl Anzeichen einer Depression als auch Konzentrations- und Denkstörungen. Manchmal lässt sich erst nach erfolgreicher Behandlung der Depression klären, ob die kognitiven Störungen Ausdruck der depressiven Erkrankung waren oder ob eine beginnende Demenz von einer depressiven Verstimmung begleitet wurde. (Siehe auch S. 58)

Grond (1988) stellt einige Kriterien zusammen, anhand derer eine Unterscheidung zwischen Demenz und Depression möglich wird:

Symptom	Depression	Demenz
Stimmung	traurig, verzweifelt	launisch
Schlaf	Durchschlafstörung, frühes Erwachen	Schlafumkehr
Ausscheidung	Verstopfung	Inkontinenz im späteren Stadium
Denken	Versagens-/Schuldgefühle	Merkschwäche, desorientiert
Suizidalität	Suizidgefahr groß	geringe Suizidgefahr
Anamnese	frühere Depressionsphasen Depression in der Familie	Demenz in der Familie

Formen depressiver Zustände

Man differenziert bei Depressionen unterschiedliche ursächliche bzw. entstehungsgeschichtliche Zusammenhänge.

Ganz allgemein unterscheidet man zwischen Depressionen die überwiegend eine Ursache haben, zwei Formen:

- Der Auslöser liegt außerhalb der betroffenen Person (**exogen**). Überwiegende Ursache sind Bedingungen in der Lebensumwelt oder andere Krankheiten.
- Der Auslöser liegt in der betroffenen Person (**endogen**). Diese Formen der Depression sind überwiegend in einer Veranlagung begründet.

Die so genannte **Exogene Depression** lässt sich einteilen in:

- **Psychogene Depression** (psychoreaktive[1], neurotische Depression). Die depressive Phase entsteht nach traumatischen Ereignissen, zum Beispiel dem Tod des Partners oder aufgrund einer mangelhaften Verarbeitung von Belastungen im Alltag.
- **Somatogene Depression** (organische, symptomatische Depression). Die depressive Phase tritt als Begleiterscheinung anderer körperlicher Krankheiten oder als Nebenwirkung von Medikamenten auf.

Die so genannte **Endogene Depression** (affektive Psychose) wird unterschieden in:

- **Spätdepression** (monopolare, unipolare Melancholie). Eine depressive Phase tritt erstmals im Alter auf und es kommt zu keinen manischen Phasen.
- **Zyklothymie** (manisch-depressive Psychose). Depressive Phasen und manische Phasen wechseln sich ab.

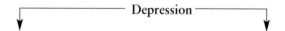

Depression

Exogene Depression
- Psychogene Depression
- Somatogene Depression

Endogene Depression
- Spätdepression
- Zykothymie

Ursachen

Wie im Kapitel 1 dargestellt, sind an der Entstehung jeder psychischen Krankheit mehrere Bedingungen beteiligt. Das bedeutet, dass nicht jeder Mensch aufgrund ungünstiger Lebensbedingungen oder aufgrund einer genetischen Veranlagung an einer Depression erkranken muss, sondern durch eine günstige Umgebung oder eine hohe seelische Belastbarkeit vor einer Erkrankung geschützt sein kann.

---

[1] Die Bezeichnungen in den Klammern sind geläufige Namen der jeweiligen Form der Depression

Gene und Gehirnstoffwechsel

Aufgrund der Tatsache, dass endogene Depressionen in Familien gehäuft vorkommen, wird davon ausgegangen, dass eine Neigung zu Depression vererbt wird. Man vermutet, dass es einen Zusammenhang zwischen Depression und Neurotransmittern gibt, denn bei depressiven Patienten wurde ein erniedrigter Serotonin und Noradrenalinspiegel gemessen. Antidepressiva (Medikamente zur Behandlung von Depressionen) versuchen, dieses Ungleichgewicht wieder herzustellen.

Endogene Depressionen treten selten erst im Alter auf. Je früher eine endogene Depression auftritt um so mehr ist sie von Erbfaktoren abhängig. Je später sie auftritt, um so eher ist sie von Umweltfaktoren und psychischen Faktoren abhängig.

Lebensbedingungen

Eine psychoreaktive Depression kann durch eine hohe Lebensbelastung hervorgerufen werden, die die aktuelle Verarbeitungskapazität des Betroffenen überfordert. Welche Lebensbedingungen dies sind, ist individuell unterschiedlich und hängt von den Copingstrategien[1] ab, die ein Mensch im Laufe seines Lebens entwickelt hat. Für den einen Menschen kann schon der Pensionierungsschock zu einer Depression führen, ein anderer Mensch verkraftet große Verlusterlebnisse wie den Tod des Lebenspartners nicht, für wiederum einen anderen führt Hilflosigkeit etwa nach einer Lähmung, bei Bettlägerigkeit oder Dekubitus zu Depressionen.

In allen Fällen geht, es um einem Verlust von Ansehen, Macht, Kompetenzen oder Bezugspersonen um die Enttäuschung, sein Lebensziel nicht erreicht zu haben. Dies führt zu Trauer oder Wut gegen das Verlorene. Es entsteht Angst einsam und verlassen, hilflos und abgestumpft zu sein. Das Selbstwertgefühl wird verletzt, die Selbstachtung schwindet. Diese depressiven Gefühle werden häufig somatisiert im Sinne einer larvierten Depression. Hierbei können Vitalstörungen und vegetative Symptome so sehr im Vordergrund stehen, dass sie eine depressive Verstimmung überdecken.

Aufgaben:

1. Sammeln Sie Lebensbedingungen, die in der stationären Altenpflege häufig zu einer Depression führen..
2. Welche Bedingungen sind es in der ambulanten Altenpflege?

---

[1] Copingstrategien = Bewältigungsstrategien

Psychische Faktoren

Wird eine Depression vorwiegend von psychischen Faktoren hervorgerufen, spricht man von einer neurotischen Depression. Diese Faktoren spielen jedoch auch bei der Entstehung und Aufrechterhaltung der anderen Formen der Depression eine bedeutende Rolle. Zur Erklärung dieser psychischen Faktoren gibt es verschiedene Theorien:

Erlernte Hilflosigkeit: Seligman stellte fest, dass Depressive glauben, keine Kontrolle über die Folgen ihrer eigenen Handlungen ausüben zu können. Dadurch fühlen sie sich hilflos, werden passiv, wenig aggressiv, versuchen nicht, sich Situationen zu erleichtern, verlieren soziale Fertigkeiten, werten sich ab und werden krank (vgl. auch Hospitalismus).

Verlust von sozialen Verstärkern: Lerntheoretisch erklärt man Depression damit, dass positive Verstärker durch den Partner, den Beruf, Ansehen, eigene Kräfte, soziale Aktivitäten usw. wegfallen. Dafür treten zahlreiche negative Verstärker auf, wie Schmerzen, Kränkungen, Verlust- und Versagenserlebnisse. Das führt zu Selbstvorwürfen, Selbstbestrafung, und im Sinne der Lerntheorien zur Einstellung aller Aktivitäten.
Umgekehrt werden Depressive von ihren Mitmenschen anteilnehmend bemitleidet. So erfährt der Kranke durch seine Krankheit positive Verstärkung, was zu einer Aufrechterhaltung der Symptome führt.

Kognitive Triade nach Beck: Depressive verfallen in ganz bestimmte Denkmuster. Sie bewerten sich selbst, die Umwelt und die Zukunft negativ. Sie unterschätzen eigene Erfolge und überschätzen eigene Misserfolge. Ihre Gedanken kreisen ständig darum, schuldig zu sein oder versagt zu haben.

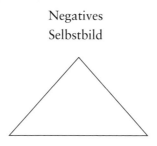

Negatives
Selbstbild

Negative Wahrnehmung
der Gegenwart

negative
Zukunftserwartung

Dazu kommt, dass Depressive charakteristische Denkfehler begehen. Typische Denkmuster sind: Ich muss meine Sache gut machen um anerkannt zu werden, sonst bin ich wertlos. Ich *muss* ein perfekter Partner, tüchtig und kompetent sein, ich *muss* jedes Problem rasch und perfekt lösen können, immer ein selbstloser Helfer sein, meine Gefühle immer beherrschen, nie gekränkt, müde, krank sein. Wenn jemand anderer Meinung ist als ich, dann mag er mich nicht. Wenn ich nicht bewundert werde, bin ich wertlos. Wenn ich nicht perfekt bin, bin ich ein Versager.

Familiendynamische Erklärungen: Systemtheoretisch orientierte Familientherapeuten gehen davon aus, dass Depressive bereits in ihrer Herkunftsfamilie bestimmte Verhaltensmuster gelernt haben. Als Kind wurden sie nur akzeptiert, wenn sie brav waren und Leistung erbrachten. Dafür wurden sie mit Überbehütung belohnt. Meist befanden sie sich in einer sehr engen Beziehung zu den Eltern (oder einem Elternteil). Dementsprechend gestalteten sich auch die späteren Paarbeziehungen. Der Depressive verhält sich passiv, hilflos, abhängig. Der Partner wird dazu herausgefordert aktiv und fürsorglich zu sein. Treten in der Familie Probleme auf, verstärken sich die depressiven Symptome, die Familie reagiert mit Überfürsorglichkeit und die tatsächlichen Probleme werden verdrängt. Die depressiven Symptome werden für die Familie eine Methode der Konfliktvermeidung.

Fallbeispiel

Seit dem Tod ihres Mannes lebt Frau P alleine in ihrer Wohnung. Ihre Kinder leben mit ihren Familien in derselben Stadt. Bis zu seinem plötzlichen Tod hatte sich Frau P's Mann um alles gekümmert. Dafür hatte sie ihm ein perfektes Heim bereit gehalten, für ihn gekocht, gewaschen, auf sich geachtet usw. Einige Monate nach dem Tod ihres Mannes verfiel Frau P in eine tiefe Depression. Ihre Kinder kümmerten sich daraufhin rührend um die Mutter. Sie wohnte abwechselnd bei einem der Kinder bis es ihr besser ging. Doch kaum war sie wieder zu Hause kehrten die depressiven Symptome zurück.

Aufgaben:
1. Bilden Sie Arbeitsgruppen und erarbeiten Sie die weitere Familiengeschichte von Frau P.
2. Wie wird sich ihr Leben und das ihrer Kinder weiter gestalten?
3. Wie wird sie sich verhalten, wenn sie in ein Altenheim kommt?
4. Welche Schwierigkeiten bei der Pflege erwarten Sie?

Psychoanalytische Erklärung

Freud zählt Depressionen zu den „narzistischen Neurosen". Das Selbstwertgefühl hat übersteigerte Ansprüche, die in der Wirklichkeit jedoch ständig enttäuscht werden. Es besteht eine Kombination aus Unersättlichkeit der Liebesbedürfnisse und Hemmung aggressiver Impulse. Die Depression ist eine Form von Selbsthass und Selbstbestrafung. Der Verlust eines geliebten, aber eben nie genug liebenden – daher auch gehassten Menschen – macht aus dem unterdrückten Hass Schuldgefühle und Selbsthass.

Körperliche Faktoren

Die somatogene Depression entsteht aufgrund anderer körperlicher Leiden oder aufgrund von Hirnfunktionsstörungen. Auch bei einer Dauerbehandlung mit bestimmten Medikamenten können Depressionen ausgelöst oder verstärkt werden.

Symptomatische Depression		
Depression bei direkter Hirnschädigung	Depression durch andere körperliche Krankheiten	Depression durch Medikamente
Alzheimer-Demenz, Morbus Parkinson, nach Schlaganfall, Hirntumor, MS	• Leber, Niere, Darm • Herzschwäche • Hormonstörung: Klimakterium • Anämie, Rheuma, Vitamin B-12 Mangel • Tbc, Virus-Infekte • Krebsleiden, nach Bestrahlung	• Reserpin, β-Blocker, Clonidin • Cortison, Gestagene, L-Dopa • Indometacin, Resochin, Butazolidin • Tetracycline, Sulfonamide, INH • Neuroleptica/ Benzodiazepine/ Barbiturate • Phenhydan • Vinblastin

Nach Grond, E.: Druck auf Körper und Seele. Altenpflege 12/93 S. 763-166.

Zusammenfassend lässt sich folgender Überblick über Entstehungsbedingungen depressiver Störungen erstellen:

Entstehungsbedingungen depressiver Störungen			
Genetische Faktoren	Lebensbedingungen	Psychische Faktoren	Körperliche Faktoren
• Gene • Hirnstoffwechsel	• Verlust von Aufgaben • Verlust von Bezugspersonen • Verlust von Kompetenzen	• Erlernte Hilflosigkeit • Verlust von Verstärkern • Kognitive Triade von Beck • Familiendynamische Faktoren	• Hirnschädigung • andere Krankheiten • Medikamente

Keine dieser Bedingungen kann alleine eine depressive Verstimmung erklären. Es ist immer von einem Bedingungsgeflecht auszugehen.

Aufgabe:

Wählen sie eine Bewohnerin aus von der Sie wissen, dass sie unter Depressionen leidet und versuchen Sie aufgrund Ihrer Biographie möglichst viele Bedingungen zu finden, die zur Entstehung der Störung beigetragen haben.

Pflege bei Depression

Die Pflege depressiver Menschen stellt hohe Anforderungen an das Pflegepersonal:

- Pflegende fühlen sich hilflos gegenüber den Klagen des Kranken.
- Sie fühlen sich angegriffen, wenn der Kranke fordernd klagt, offen feindselig reagiert oder die Pfleger ablehnt, die Mitarbeit verweigert.
- Pflegende fühlen sich hilflos und werden aggressiv, wenn der Kranke auf alle Vorschläge mit „ja, aber ..." antwortet.
- Die Kommunikation ist erschwert, weil der Kranke Antworten oder Blickkontakt vermeidet, initiativlos bleibt.

Depressiver Sender	Botschaft	Pflegender
Kein Blickkontakt, gebeugt, schlaff, jammernd, anklagend, anklammernd	**Sachinhalt** Ich bin hilflos **Beziehung** Du bist meine letzte Hoffnung **Appell** Hilf mir, was soll ich tun? **Selbstoffenbarung** Ich bin wütend.	Mitleid: „der Arme", er stresst, überfordert mich, er macht mich hilflos, frustriert mich, ich habe keine Zeit, er klammert sich an, er macht mich aggressiv, er ist ja krank.

Nach Grond E..Praxis der psychischen Altenpflege. München Gräfelfing 1991.

Aufgabe:

Bilden Sie Zweiergruppen. Einer spielt den Depressiven und der andere den Pfleger. Was erwidern Sie, wenn der Bewohner klagt:

- „Ich bin eine Versagerin, ich war keine gute Mutter, keine gute Ehefrau."
- „Mein Leben ist sinnlos, ich habe nichts mehr zu erwarten, ich falle allen zur Last."

Im Umgang mit Depressiven fühlt sich der Pflegende verpflichtet, zu trösten und zu begütigen. Das führt aber dazu, dass sich der Zustand des Betroffenen eher noch verschlimmert. Er fühlt sich nicht ernst genommen, seine depressiven Symptome verstärken sich. Das führt wiederum beim Pfleger zu Ohnmachtsgefühlen, Wut und Aggressivität. Ähnlich verhält es sich, wenn der Pflegende dem Depressiven alle Aufgaben und Pflichten abnehmen möchte, um damit seinen Zustand zu verbessern. Der Depressive wird sich verstärkt als Versager fühlen. Er erhält so die Bestätigung seiner Annahme, er sei unfähig und überflüssig. Sein Selbstwertgefühl nimmt weiter ab und seine Fähigkeiten gehen langsam verloren.

Dörner und Plog (1992) schlagen als **Grundhaltung** bei der Gestaltung der Beziehung zu Depressiven folgende Punkte vor:

- Seine Trostlosigkeit habe ich eher noch zu vertiefen, muss ihn darin überbieten, um endlich auf ihren Grund zu kommen; denn einen Trostlosen zu trösten heißt, ihn zu verspotten.
- Seine Hilflosigkeit hat mich noch hilfloser zu machen; denn niemand kann ihm helfen außer er sich selbst.
- Seine Selbstentwertung muss mit seiner Angst zu tun haben, sich zu akzeptieren, so, wie er ist und mit der Abwehr seiner Trauer darüber, dass er so ist.
- Sein Mitleidsappell, der mich irgendwann wütend macht, und die Gewalt mit der er sich und mich niederschlägt, zeigen seine Unterdrückung der Wut über seine Kränkung und die Gewalttätigkeit, die seinen Problemlösungsweg zur Sackgasse macht.
- Seine Angestrengtheit zeigt mir aber auch sein Bemühen um Selbsthilfe und damit seinen Wunsch, dass er seinen gnadenlosen Kampf eigentlich für sich und seinen Partner führen möchte. Dafür bewundere und respektiere ich ihn.

Pflegende können dem depressiven alten Menschen helfen, indem sie eine **Umgebung** (ein Milieu) schaffen

- die dazu beiträgt, dass er sich nicht überfordert und nicht von anderen überfordert wird,
- in der sich der Bewohner geborgen und sicher fühlt,
- in der sich der Bewohner in seiner Stimmung nicht alleingelassen fühlt, aber weiß, dass die Pfleger die Dauer seiner Erkrankung wenig beeinflussen können.

Konkret müssen die Pflegepersonen auf folgende mögliche Probleme achten:

Pflegeproblem	Hilfen
Bewohner kann seine Bedürfnisse nicht wahrnehmen und befriedigen.	• Es wird darauf geachtet, dass der kranke alte Mensch regelmäßig trinkt und isst, ebenso auf Sauberkeit und Bewegung. • Die Pflegenden fördern seine Selbstwahrnehmung, indem sie immer wieder nach seinen Bedürfnissen und früheren Gewohnheiten fragen und entsprechend handeln. • Die Pflegenden finden heraus, welche Bedürfnisbefriedigung für diesen Patienten besonderes Wohlgefühl bringt.
Bewohner ist antriebslos.	• Das Pflegepersonal sorgt dafür, dass er keinen Schaden durch seine Bewegungslosigkeit erleidet und erklärt ihm die Maßnahmen.

Pflegeproblem	Hilfen
	• Die Pflegenden bringen ihn dazu sich ausreichend zu bewegen, sorgen gegebenenfalls für Einzelgymnastik oder Massagen. • Es wird herausgefunden, welche Bewegungsformen Erfolgserlebnisse für diesen Patienten vermitteln können. • Der Patient wird zu kurzfristigen Zielen und kleinen Aufgaben ermutigt. • Nicht-depressives Verhalten wird gelobt und depressives Verhalten nicht beachtet.
Der Bewohner fühlt sich wertlos, weiß nicht wie es weitergehen soll.	• Die Pflegenden besuchen ihn regelmäßig, hören aktiv zu, kommentieren seine Klagen jedoch nicht. • Die Pflegenden versichern: „Depression ist unangenehm, sie kann behandelt werden, sie dauert zwar Monate, ist aber ohne Folgen heilbar." „Ich bemühe mich, Sie zu verstehen." „Sie können mich erreichem."
Der Bewohner kann sich nicht entscheiden, ist Argumenten nicht zugänglich.	• Das Pflegepersonal entscheidet selber, wenn erforderlich, erklären aber die Entscheidung. • Die Bereiche des Tages werden in kleine überschaubare Teile gegliedert und mit dem Bewohner soweit wie nötig gemeinsam bewältigt.
Der Bewohner ist sozial isoliert.	• Es wird dafür gesorgt, dass der Bewohner soweit wie möglich in das Alltagsgeschehen der Station mit eingebunden wird. • Die Pflegenden sprechen mit den Angehörigen und beziehen sie in ihre Bemühungen mit ein. • Die Pflegenden versuchen den Bewohner in eine Gruppe zu integrieren.

Unbedingt zu vermeiden sind beim Umgang mit Depressiven:
- Appelle wie „nur Mut", „reiß dich zusammen"
- Überforderung
- Ausreden von Schuldgefühlen
- Versprechungen wie: „Das wird bald wieder."
- Verstärkung der Depression durch Mitleid
- Vorwürfe
- Ungeduld
- Gleichgültigkeit
- Grundsatzentscheidungen wie Umzug oder Scheidung in der Depression treffen
- Alleinlassen

Aufgaben

Wählen Sie einen Bewohner aus, der unter einer Depressiven Störung leidet.
1. Beschreiben Sie den Fall.
2. Welche Probleme entstehen für das Team durch diesen Kranken?
3. Suchen Sie in Arbeitsgruppen Möglichkeiten das Team zu entlasten und dem depressiven Bewohner zu helfen.
4. Erstellen Sie sich eine Sammlung von Verhaltensregeln für den Umgang mit Depressiven.
5. Diskutieren Sie Ihre Ergebnisse im Klassenplenum.

Problem	Pflegerisches Handeln Vermeiden
Verweigert Nahrung usw.	

Therapie von Depressionen

Je nach der Form der Depression müssen unterschiedliche Krankheitsursachen behandelt werden. Bei den somatogenen Depressionen wird das jeweilige der Depression zugrunde liegende Krankheitsbild behandelt, eine körperliche Behandlung steht also im Vordergrund. Bei einer endogenen Depression wird mit Antidepressiva behandelt und bei einer psychogenen Depression ist eine Psychotherapie notwendig. Da aber jede psychische Erkrankung ein ganzes Geflecht von Ursachen hat, sollte die Behandlung von Depressionen mehrdimensional erfolgen.

Behandlungsansätze bei Depressionen:
• Medikamentöse Therapie
• Somatische Therapie
• Psychotherapie

Medikamentöse Therapie

Ein wichtiges Element der Depressionsbehandlung sind die **Antidepressiva**. Diese werden nach dem vorherrschenden Syndrom eingesetzt.
• Agitierte Depression   = angstlösende Antidepressiva
• Larvierte Depression   = stimmungsaufhellende Antidepressiva
• Gehemmte Depression = antriebssteigernde Antidepressiva

Nach der chemischen Struktur unterscheidet man
• Trizyklische Antidepressiva
• Nichttrizyklische Antidepressiva (z. B. Mao-Hemmer, L-Tryptophan-Mittel)
• Lithium (bei der Behandlung endogener Depressionen)

Alle diese Medikamente haben zahlreiche, im Alter oft schwerwiegende Nebenwirkungen und müssen immer mit anderen Medikamenten abgestimmt werden, die der Depressive aufgrund anderer Krankheiten nehmen muss (siehe auch Kapitel 4.3.2). Die Verträglichkeit von Antidepressiven ist im Alter oft geringer, unerwünschte Nebenwirkungen treten häufiger auf als bei jungen Menschen. Laut Häfner (1986) sprechen 30 % der Patienten mit einer Altersdepression nicht auf eine pharmakologische Behandlung an. Psychopharmaka tragen zu einer Heilung bei, wenn gleichzeitig milieutherapeutische

Maßnahmen zur Gestaltung des Lebensumfeldes ergriffen werden und psychotherapeutische Angebote gesucht werden.

Somatische Therapie

Somatische Therapieverfahren werden bei depressiven Phasen zusätzlich zur Medikation oder bei Erfolglosigkeit der medikamentösen Therapie eingesetzt.

Dazu gehören:

Lichttherapie: Eine Unterform der endogenen Depression tritt bevorzugt in den Wintermonaten auf, diese Patientnen reagieren gut auf „Bestrahlung" mit Tageslichtlampen (ca. eine Stunde täglich), die dem Spektrum des Sonnenlichtes entsprechen.

Elektrokrampftherapie: Bei therapieresistenten Depressionen kann unter Narkose ein künstlicher eptileptisher Anfall erzeugt werden, nach 5-10 Behandlungen (2-3 pro Woche) zeigt sich oft eine deutliche Besserung der depressiven Symptomatik.

Wachtherapie (= Schlafentzug): Wird ca. zweimal wöchentlich durchgeführt, Patient darf die zweite Nachthälfte nicht schlafen, er kann lesen, spielen, sich unterhalten. Dadurch meist am nächsten Morgen deutliche Stimmungsaufhellung, leider oftmals nur kurz anhaltend.

Diese Verfahren können ergänzt werden durch Verordnung von Massagen, medizinischen Bädern, Atemgymnastik oder Bewegungstherapie, was zur Förderung der Entspannung und zu einem verbesserten Selbst- und Körpergefühl beiträgt.

Psychotherapie

Während einer **verhaltensorientierten Psychotherapie** wird versucht, die Rate positiv verstärkender Aktivitäten (Aktivitäten, die Freude machen) zu erhöhen. Gleichzeitig wird an fehlenden oder ungünstigen Bewältigungsstrategien gearbeitet. Es werden Probleme besprochen, wie die hohe Anspruchshaltung an sich selbst, gedankliche Verzerrungen und Fehleinschätzungen bei der Wahrnehmung und Verarbeitung von Erfahrungen oder negative selbstbezogene Überzeugungen. Defizite bei den Sozialkontakten können durch spezielles Training (z. B. Kommunikationstraining) behoben werden (im Einzelnen siehe Linden und Hautzinger, 1994). Voraussetzung für eine Psychotherapie ist die Zugänglichkeit und minimale Interaktionsfähigkeit des Kranken.

Bei Depressionen im Alter ist häufig auch eine **Logotherapie** hilfreich. Dabei sucht der Helfer mit dem Depressiven zusammen nach einem Sinn im restlichen Leben. Es wird Hilfe angeboten im Sinne Nietzsches: „Wer ein Wofür zu leben hat, erträgt fast jedes Wie." In diesen Gesprächen können auch berechtigte und unberechtigte Schuldgefühle geklärt und der Erkrankte zum Umdenken ermutigt werden.

Ist die Familie oder der Partner bereit, sich mit dem alten Menschen auf eine **Familientherapie** einzulassen, sollte biographisches Verständnis für die Entwicklung der Depression in der Familiengeschichte geweckt werden. Es werden die Kommunikationsmuster in der Familie aufgedeckt und symbiotische Paarbeziehungen aufgezeigt. Partner lernen besser zu kommunizieren, mit Aggressionen ohne Schuldgefühle umzugehen, es werden Macht- und Ohnmachtsgefühle thematisiert und aufgedeckt, damit nicht beide Partner noch hilf- und hoffnungsloser werden.

3.3 Wahnhafte Störungen und Schizophrenie

Fallbeispiel

Frau K. ist 78 Jahre alt und wohnt alleine im Einfamilienhaus, welches sie vor 50 Jahre mit ihrem Mann erbaut hat. Herr K. starb vor 30 Jahren plötzlich an einem Herzinfarkt. Die Kinder haben ihr eigenes Leben aufgebaut und kommen regelmäßig zum Geburtstag und zu Weihnachten die Mutter besuchen. Vor 2 Jahren stürzte Frau K. Seither verlässt sie sehr selten das Haus, aus Angst wieder zu stürzen. Frau K. hört sehr schlecht, fühlt sich aber durch ein Hörgerät gestört. Sie hatte viel Kontakt zu ihren Nachbarn, doch einige verstarben, andere mussten in ein Heim umziehen. In die Häuser zogen junge Familien, zu denen sie keinen Kontakt aufbauen konnte. Da sie sich anfangs von den lauten Kindern, die plötzlich im Nachbargarten spielten, gestört fühlte, hatte sie schnell den Ruf einer verschrobenen Alten.

Seit einigen Wochen ruft Frau K. mehrmals täglich ihre Kinder an und beklagt sich, dass die Nachbarn ihr alle feindselig gesonnen seien und behauptet, die Nachbarn wollten sie aus ihrem Haus vertreiben. Sie ist überzeugt, die Nachbarn beschädigten das Haus, beobachteten sie auf Schritt und Tritt, um einen erneuten Sturz zu provozieren, der sie ins Krankenhaus bringen könnte. Sie habe beobachtet, wie die Nachbarinnen auf der Straße stünden, über sie herzögen und Pläne aushecksten, wie sie aus ihrem Haus vertrieben werden könne. Sogar der junge Pfarrer mache an diesem Komplott mit, er sei sie besuchen gekommen und habe sich interessiert, wie sie so zurecht komme. Er habe vorgeschlagen, dass Kinder aus der Gemeinde für sie einkaufen gehen. Sie habe aber das Spiel durchschaut. Die Nachbarn ihr das Essen vergiften, damit sie langsam krank werde und aus dem Hause müsse. Nun sei sie aber gewarnt. Sie wolle niemanden mehr in ihr Haus lassen.

In diesem Kapitel werden wahnhafte Störungen und Schizophrenie zusammengefasst, weil diese beiden Erkrankungen im Alter schwer voneinander abgrenzbar sind (während das bei Kranken im Erwachsenenalter meist gut möglich ist). So kamen einige Gerontopsychiater zu dem Schluss, diese Unterscheidung ganz aufzugeben (vgl. Jovic, 1988).

Eine Trennung dieser Krankheitsbilder wird trotz der vielen im Alter ähnlichen Symptomen dennoch beibehalten, da die Krankheitsursachen und Krankheitsverläufe sehr unterschiedlich sein können.

3.3.1   Wahnhafte Störung

Aufgabe:

Versuchen Sie sich vorzustellen, wie sich die Situation um Frau K. weiter entwickelt. Spielen sie im Rollenspiel den möglichen Verlauf dieser Situation. Eine Schülerin spielt Frau K , die fest überzeugt ist von dem was sie erlebt. Je eine andere Schülerin spielt eines der Kinder von Frau K.

- Eine Tochter versucht Frau K schonend zu erklären, dass sie auf keinen Fall Recht habe, sie habe selbst mit den Nachbarn gesprochen, die Nachbarn machen sich eher Sorgen um Frau K, deswegen sei auch der Pfarrer vorbei gekommen.
- Ein Sohn sagt seiner Mutter, sie spinne – das Haus könne ihr niemand weg nehmen und gegen ihren Willen könne sie niemand aus dem Haus jagen. Sie solle doch, wenn wieder jemand das Haus beschädigt, die Polizei anrufen.
- Eine andere Tochter hört der Mutter geduldig zu und bestätigt ihr, wie schrecklich doch die Lage sei.

Definition

Wahn ist für den Kranken eine unkorrigierbare Gewissheit von unmöglichen Inhalten, die durch Gegenbeweise nicht zu entkräften sind. *(vgl. Kap. 2.3)*

Symptome

Wahnhafte Störungen treten im Alter relativ häufig auf. Meistens entwickeln sie sich langsam und können dabei zu einem umfassenden Wahnsystem werden.

- Im Fallbeispiel wurde ein **Verfolgungswahn** beschrieben.
- **Krankheitswahn:** häufig entsteht z. B. die Überzeugung an Krebs zu leiden.
- **Ungezieferwahn:** meist bei Altersjuckreiz entsteht z. B. die Überzeugung Krätze zu haben.
- **Verarmungswahn:** meist depressive Menschen befürchten zu verarmen und beginnen zu sammeln oder ähnliche Vorkehrungen zu treffen.
- **Bestehlungswahn:** z. B. bei beginnender Demenz verlegt der Bewohner Sachen und beschuldigt andere Personen, ihn zu bestehlen.

Aufgabe:

Beschreiben Sie weitere mögliche Wahninhalte wie Eifersuchtswahn, Vergiftungswahn, Größenwahn, Liebeswahn, Beziehungswahn.

Im oben beschriebenen Beispiel handelt es sich um einen „logischen" Wahn, der mit der Realität verzahnt ist (der einen Weltbezug hat). Theoretisch könnte es wirklich sein, dass die Nachbarn lieber eine junge Familie als Frau K. zur Nachbarin haben wollen. Es könnte wirklich sein, dass über sie gesprochen wird. Charakteristisch für diese Wahnstörungen ist, dass die Betroffenen realitätsgerecht sprechen und handeln und unauffällig sind. Nur der Wahn schränkt die Lebensweise ein.

Diese Form der Wahnstörung betrifft etwa 0,5 % aller älteren Menschen (Berliner Altersstudie, 1996) wobei aber zuverlässige Zahlen schwer zu finden sind, da Studien häufig nicht vergleichbar sind. Unterschiedliche Krankheitsbegriffe und Krankheitseinteilungen führen zu fast unüberwindbaren methodischen Schwierigkeiten.

Differenzialdiagnose

Wahn kann als Symptom auftreten z. B. bei

- Hirnerkrankungen: Demenz, Delir, Parkinson
- Intoxikation oder Entzug von Alkohol, Drogen, Medikamenten
- Stoffwechselstörungen: Hunger, Leberkoma
- Infektionen, Krebs

In allen diesen Fällen steht die entsprechende Störung im Vordergrund und nicht der Wahn.

Besonders wichtig ist es, zwischen Wahn und Verwirrtheit zu unterscheiden:

Wahnkranke	Verwirrte
• Sind meist orientiert • Wahn bleibt dauernd unverändert • Fühlen sich von bestimmten Menschen bedroht • Sind nicht zu überzeugen, unkorrigierbar • Neuroleptika führen zu einer Distanzierung von den Wahninhalten	• Sind desorientiert • Ähnliche Ideen wechseln ständig • Haben Angst vor Fremden, nicht vor bestimmten Menschen • Lassen sich überzeugen, werden einsichtig • Verwirrtheit ist medikamentös nur schwer zu beinflussen

Ursachen

Besonders häufig von Wahnstörungen betroffen sind:

- **Hirnorganisch veränderte ältere Personen,** die sich z. B. bestohlen fühlen, wenn sie bestimmte Gegenstände nicht mehr auffinden können. Oder sie fühlen sich verfolgt, weil sie das Verhalten ihrer Umgebung fehlinterpretieren, vor allem dann, wenn ihre eigene Unzulänglichkeit ihnen bewusst ist.
- **Ältere Menschen,** die besorgt die körperlichen Abbaubauprozesse beobachten, können einen Krankheitswahn entwickeln, um sich nicht mit der Unumkehrbarkeit der körperlichen Alterungsprozesse auseinander setzen zu müssen.

- **Schwerhörige,** die durch ihre Behinderung von der Teilnahme an Gesprächen ihrer Umgebung ausgeschlossen sind, beziehen diese auf sich.
- **Chronische schmerzhafte Krankheiten** (wie z. B. rheumatische Erkrankungen) können auch zu einer Wahnstörung führen, wenn die Schmerzen wahnhaft erklärt werden.
- **Alkoholiker** deuten z. B. die sexuelle Zurückhaltung ihrer Partnerin als Beweis dafür, dass andere Männer im Spiel sind. Genährt wird die Haltung vom eigenen sexuellen Verlangen, welches wegen Impotenz nicht mehr ausgelebt werden kann.
- **Einsame Menschen,** die früher körperlich und psychisch sehr aktiv waren und unter der Vereinsamung leiden, können Wahnideen entwickeln.

Wahnstörungen treten da auf, wo Verluste, Lücken, Defizite im Leben der Betroffenen entstehen. Man könnte also meinen, der *Wahn füllt eine Lücke* im Leben des Betroffenen.

Fallbeispiel

Ein 86-jähriger Mann ruft die Schwester und bittet sie daran zu denken, zum Abendessen zwei Portionen zu bringen, weil seine Frau auch da sein wird. Seine Frau hat ihn vor 32 Jahren verlassen. Nachforschungen haben ergeben, dass sie inzwischen verstorben ist.

Manchmal kann der Wahn aber auch eine Form der *Problembewältigung* für den betroffenen Menschen sein.

Fallbeispiel

Eine 84-jährige, noch sehr rüstige, Frau wird von ihrer Tochter gedrängt, ihr eine Vollmacht über ihr Bankkonto zu geben, obwohl sie lieber eigenständig über ihr Geld verfügen würde. Daraufhin entwickelt sie den Wahn, von Männern verfolgt und ausgeraubt zu werden. Hierdurch kann sie ihre Verzweiflung ausdrücken, dass sie die alleinige Verfügungsgewalt über ihr Geld verloren hat, ohne direkt die Tochter anzuklagen.

Psychoanalytisch lassen sich diese Vorgänge als Projektion erklären. Die Bilder, Phantasien, Ängste der Betroffenen werden in die Außenwelt „projiziert" und erscheinen ihm dann als reale äußere Gegebenheiten. Dabei kann der Kranke nicht erkennen, dass es sich um seine eigenen Projektionen handelt. Für ihn sind es klare sinnliche Wahrnehmungen äußerer Realität.

Fallbeispiel

Eine 79-jährige Frau, die seit dem 2. Weltkrieg allein lebt, beobachtet zufällig ein zärtliches Paar in einem ihrer Wohnung gegenüberliegenden Haus. Sie wird unruhig, findet keinen Schlaf mehr und fühlt sich verfolgt. Man könnte sagen, sie fühlt sich verfolgt von ihren eigenen Triebwünschen, die sie so viele Jahre streng abgewehrt hat.

Therapie

Vor jeder Therapie muss erst abgeklärt werden, ob es sich um eine Wahnstörung handelt oder um eine andere Störung mit dem Begleitsymptom Wahn. Das Grundleiden muss also gefunden werden. Handelt es sich um ein Begleitsymptom, richtete sich die Therapie auf die Grundstörung (die Demenz, den Juckreiz, die Seh- oder Hörstörungen, die Schmerzen, die Alkoholabhängigkeit usw.).

Medikamentös: Es werden Neuroleptika eingesetzt, doch im Unterschied zu der Schizophrenie haben diese bestenfalls einen distanzierenden Effekt.

Soziotherapie: Wichtig ist es, die soziale Situation des Betroffenen abzuklären. Probleme treten häufig auf, wenn der Bewohner sich von Verwandten ausgenutzt oder geschädigt fühlt. Angehörigengespräche können hilfreich sein. Es ist darauf zu achten, dass die Bewohner ihre Angelegenheiten so weit wie möglich alleine regeln (z. B. das Bankkonto) um nicht misstrauisch sein zu müssen.

Psychotherapie: Es geht darum, die Wünsche, die hinter der Krankheit stehen, zu verstehen und wenn möglich an einer Veränderung der auslösenden Faktoren zu arbeiten.

Pflege

 Aufgaben:
1. Wie fühlen Sie sich, wenn Sie jemandem misstrauen?
2. Wie fühlen Sie sich, wenn jemand ihnen misstraut? Welche Gefühle entstehen in Ihnen?

Wahnkranke leben mit einer Bedrohung, die von ihnen nicht beeinflusst werden kann. Diese Situation gilt es zu akzeptieren. Durch *Wertschätzung*, aufrichtiges, ehrliches reden, positives Loben muss versucht werden, Vertrauen aufzubauen und Misstrauen abzubauen.

Ehrliches, aufrichtiges reden und *Akzeptanz* bedeuten, dass wir die Ängste und Ansichten des Bewohners akzeptieren, aber bei unserer eigenen Wahrheit bleiben. Pflegerinnen müssen darauf achten, dass sie nicht in die Wahnsysteme der Bewohner einbezogen werden. Deswegen sollten Sie nie mitspielen, nie bestätigen, nie streiten, widersprechen, ausreden oder mit Argumenten widerlegen wollen.

Genau so wichtig wie ehrliches, akzeptierendes Reden, ist Verlässlichkeit. Es ist sehr wichtig klare Absprachen zu treffen und diese auch unbedingt zuverlässig einzuhalten. Es ist wichtig möglichst große Transparenz bei allen Maßnahmen herzustellen. Medikamente z. B. dürfen auf keinen Fall verdeckt verabreicht werden, da sonst Befürchtungen und Wahnvorstellungen (ich werde vergiftet) bestätigt werden.

Wichtig ist, im Team einheitlich mit dem Kranken umzugehen. Es müssen klare Absprachen getroffen werden und es muss bei der Arbeitsverteilung berücksichtigt werden, welche Pflegerin auf welche Weise in das Wahnsystem des Bewohners integriert ist.

Eine Altenpflegerin, die von einer Bewohnerin ständig als Diebin bezeichnet wird, sollte nicht gerade diese Bewohnerin pflegen müssen.

Ebenso wichtig ist es, Angehörige und Mitbewohner über die Krankheit und den Umgang mit dieser Krankheit zu informieren.

3.3.2   Schizophrenie

Fallbeispiel

Frau P. sitzt mit anderen Patienten im Aufenthaltsraum. Plötzlich sagt ein anderer Bewohner: „Was gibt es wohl heute zum Abendessen?" Frau P. steht unvermittelt auf und verlässt fluchtartig den Raum. Der andere Bewohner hatte etwas gesagt, was Frau P. auch gerade dachte. Frau P. hat den Eindruck „der Andere" verfüge über magische Kräfte, mit denen er in ihren Körper eindringt und ihre Gedanken entreißen kann. Frau P. ist zunehmend erregt. Sie stopft das Schlüsselloch ihres Zimmers mit einem Taschentuch zu, da sie meint, man würde sie beobachten. Sie fühlt sich ausgehorcht, überwältigt und als Marionette missbraucht. Sie fühlt sich in akuter Gefahr und zieht sich ganz in sich zurück, verweigert jegliche Kontaktangebote und sogar die Nahrungsaufnahme.

Fallbeispiel

Herr B. ist 71 Jahre alt und leidet seit seinem 50. Lebensjahr an einer Koxarthrose. Er lebte immer zurückgezogen und galt schon in seiner Jugend als eigenbrötlerisch und streitsüchtig. Wegen seiner Erkrankung konnte er bald seine Wohnung nicht mehr verlassen. Den Mitarbeitern der Sozialstation begegnete er immer misstrauisch und feindselig, er bezeichnet sie als „Ermittler". Auch nachdem er einige Jahre später in ein Heim muss, da er bettlägerig geworden ist, gelingt es nicht sein Vertrauen zu gewinnen. Er reagiert wütend auf jegliche Störung, laute Geräusche erlebt er als Qual. Herr B. ist überzeugt, jede Nacht „von den Nazis bestrahlt zu werden". Diese Strahlen durchbohren ihn und verursachen seine Schmerzen.

Aufgabe:
Erarbeiten Sie den Unterschied zwischen den Fallbeispielen für Schizophrenie und dem Fallbeispiel einer Wahnstörung.

Schizophrenie im Alter betrifft etwa 1,7 % der Altenbevölkerung (Krauss 1989, Häfner 1986).

Bei der Schizophrenie existieren ebenfalls Wahnideen und Wahnvorstellungen. Dazu kommen aber noch zahlreiche weitere Störungen und ein typischer Krankheitsverlauf.

Diese Krankheit tritt vorwiegend im frühen bis mittleren Erwachsenenalter auf, kann sich aber auch im höheren Lebensalter erstmals zeigen. Insgesamt hat das höhere Lebensalter einen positiven Einfluss auf die Erkrankung. Viele Symptome treten von sich aus in den Hintergrund.

Symptome

Bizarre Wahnideen

Fallbeispiel

Frau J. steht mitten in der Nacht nackt in ihrem Zimmer und ist damit beschäftigt, ihr Bett auseinander zu nehmen. Sie hat Kissen und Oberbett abgezogen und untersucht Nachthemd und Bett peinlich genau. Auf Nachfragen berichtet sie, dass in ihrem Bett winzig kleine außerirdische Männchen gelandet sind. Wenn sie sich hinlegt, beginnen diese auf ihr rumzukrabbeln und sie anzuknabbern.

Wahnideen beziehen sich auf Dinge, die in der Umgebung des Betroffenen unvorstellbar sind. Es ist nicht vorstellbar, dass jemand von Strahlen durchbohrt wird oder von magischen Kräften manipuliert wird. Ebensowenig ist es möglich, dass in einem Heim kleine Marsmännchen an Bewohnern knabbern.

Halluzinationen

Fallbeispiel

Herr M. sitzt in seinem Zimmer und führt ein angeregtes Gespräch mit einem leeren Stuhl: „Doch, doch, das geht schon in Ordnung." Er schweigt und betrachtet den Stuhl andächtig. Dann nickt er nachdenklich und sagt: „Daran habe ich nicht gedacht, das wäre auch eine Möglichkeit."

Wie in *Kapitel 2.3* und im oberen Abschnitt beschrieben, können Halluzinationen die optische, akustische, olfaktorische und Körperwahrnehmung betreffen.

Ich-Erlebnisstörungen

Ein für die Schizophrenie typisches Symptom sind die Ich-Erlebnisstörungen.

Frau P. im Fallbeispiel leidet unter *Gedankenausbreitung (vgl. Kap 2.3)*. Sie hat den Eindruck, ihre Gedanken können von anderen gelesen werden. Gleichzeitig fühlt sie sich wie eine Marionette *fremdgesteuert*.

Herr B. hat *Beeinflussungserlebnisse*. Veränderungen seines Körpers erlebt er als von außen gesteuert.

Formale Denkstörungen

Das Denken des Schizophrenen weist für den Außenstehenden keinerlei inneren Zusammenhang auf und wirkt verworren. Dasselbe gilt auch für die sprachlichen Äußerungen, in denen oft bizarre *Wortneubildungen* auftauchen. Die Sprache kann auch geziert und gekünstelt wirken.

Es kann vorkommen, dass mitten im Satz eine *Denksperre* eintritt – der Bewohner hat den Faden verloren. Viele deuten dies wahnhaft und sprechen davon, dass jemand ihnen ihre Gedanken entzieht.

Ebenso sind *Denkhemmung* und *Perseverationen* zu beobachten *(vgl. Kap. 2.3)*

Antriebs- und Bewegungsstörungen

Häufig ist eine *Antriebsarmut* zu beobachten. Diese äußert sich beispielsweise in der Vernachlässigung der Körperpflege, kann aber bis zum völligen *Stupor* gehen.

Bei einigen Kranken zeigt sich eine *Antriebssteigerung*. Dabei geht es nicht um mehr Aktivität sondern um spontane Erregung. Der Kranke wirkt außerordentlich angespannt und kann in diesem Zustand aggressiv werden.

Ein weiteres Symptom sind *Bewegungs- und Haltungsstereotypien*. Sie äußern sich in immer wiederkehrenden Bewegungen, z. B. wippen mit dem Oberkörper, Grimmassieren, Auf- und Abgehen.

Affektstörungen

Es treten sowohl schwere depressive, ängstliche als auch euphorische *Verstimmungen* auf. Vor allem zu Beginn der Erkrankung kann die Depression so stark im Vordergrund stehen, dass man zunächst gar nicht an eine Schizophrenie denkt.

Häufig ist eine *Affektverflachung* zu beobachten. Das bedeutet, dass der Kranke seinen Stimmungszustand nicht mehr dem Inhalt des Erlebten anpasst. Er erlebt weder besondere Freude, noch besondere Trauer, Wut oder Angst.

Diese zahlreichen Symptome kommen je nach *Verlaufsform* der Schizophrenie in sehr unterschiedlichem Ausmaß vor und können häufig sehr schwer voneinander abgegrenzt werden. Die einzelnen Symptome können sich gegenseitig bedingen und verstärken. Frau P. z. B. hat Ich-Erlebnisstörungen, die sie wahnhaft verarbeitet.

Die Symptome der Schizophrenie lassen sich in zwei Gruppen einteilen:

Plussymptomatik	Minussymptomatik
• Hallunzinationen • Wahn • Erregungszustände • Stupor • Ich-Erlebnisstörungen	• Antriebsarmut • Denkhemmung • Denkzerfahrenheit • Konzentrationsstörungen • Affektverflachung

Folgende Tabelle gibt einen kurzen Überblick über die wichtigsten **Verlaufsformen schizophrener Störungen.**

Verlaufsform	Symptome	Prognose
Hebephrenie	Denkzerfahrenheit, Affektverflachung, läppische Heiterkeit, Realitätsverlust (Minussymptomatik)	Ungünstig, Residualsyndrom
Paranoid-halluzinatorische Schizophrenie	Halluzinationen und Wahn (Plussymptomatik) Verläuft schubweise. Spricht gut auf medikamentöse Behandlung an.	Günstig
Katatone Schizophrenie	Antriebs- und Bewegungsstörungen, Halluzinationen und Wahn (Plussymptomatik)	Günstig
Schizophrenia simplex	Antriebsarmut, Verschrobenheit, Denkstörungen (Minussymptomatik) Chronisch schleichender Verlauf	Ungünstig, Residualsyndrom

Schizophrenes Residualsyndrom
(Restzustand nach einer Schizophrenie)
Das schizophrene Residualsyndrom ist wahrscheinlich die Erscheinungsform der Schizophrenie, die der Altenpflegerin am häufigsten begegnet. Residualsyndrom bedeutet eigentlich Restzustand.
Nach dem Verschwinden der akuten Krankheitssymptome bleiben bei der Mehrheit der schizophrenen Patienten sogenannte Restsymptome zurück:

• Antriebsarmut und Verwahrlosungstendenzen
• Verflachung des Gefühlslebens
• Scheinbarer Intelligenzverlust
• Erhebliche Minderung der Belastbarkeit im sozialen Bereich
• Häufig chronifizierte Reste des halluzinatorischen Geschehens sowie der verschiedenen Wahnformen.

Das schizophrene Residualsyndrom hat zu vielen Diskussionen geführt. Lange Zeit dachte man, es handelt sich dabei um einen bleibenden Schaden. Inzwischen konnte man nachweisen, dass dieses Syndrom durchaus besserungsfähig ist.

Andererseits meinten einige Autoren, das Residualsyndrom sei nur eine Folge der Hospitalisierung. Diese Symptome treten aber auch bei nicht hospitalisierten Patienten auf. Wichtig ist es, Menschen mit einer schizophrenen Störung keine Böswilligkeit zu unterstellen, wenn therapeutische Bemühungen nicht den gewünschten Erfolg bringen. Gleichzeitig muss man sich aber auch immer vor Augen halten, dass bei den „abgebauten Schizophrenen" auch noch nach Jahren Besserungen auftreten können.

Insgesamt ist zu erwarten, dass ein Drittel der Patienten nach einer einmaligen Erkrankung gesund bleibt. Ein weiteres Drittel kann durch Behandlung deutlich gebessert werden, bleibt sozial integriert, erlebt aber immer wieder Phasen mit akuten Krankheitssymptomen. Das letzte Drittel behält ein Residualsyndrom und eine Unfähigkeit zu selbständiger Lebensführung.

Ursachen

Die Ursache für die Entstehung einer Schizophrenie sind nicht eindeutig bekannt.

Es muss eine *genetische Veranlagung* zur Schizophrenie existieren, weil sie in Familien gehäuft vorkommt. Die Anlage zur Schizophrenie wird also vererbt.

Symptome der Schizophrenie sind sehr gut mit Psychopharmaka beeinflussbar. Diese Medikamente bremsen die Dopaminaktivität im Gehirn. Daher nehmen Biochemiker an, Schizophrenie ist eine *Stoffwechselerkrankung*.

Neurologen fanden einige *Gehirnpathologien*, die jedoch auch nicht die alleinige Erklärung für diese Krankheit sein können, da sie nicht bei allen Patienten gefunden werden.

Es wurde auch ein Zusammenhang zwischen Schizophrenie und bestimmten familiären Strukturen bzw. Kommunikationsmustern in der Familie gefunden. Andere Autoren versuchten *soziologische Gründe* für diese psychische Störung zu finden.

Allgemein kann man davon ausgehen, dass bei der Entstehung einer Schizophrenie bestimmte Anlagefaktoren mit einem Auslöser aus der Umwelt zusammentreffen (vgl. Kap. 1.1.1). Es besteht also eine ererbte **Verwundbarkeit**. Treffen nun soziale oder familiäre Faktoren auf diesen wunden Punkt, entsteht eine Schizophrenie. Ist dieses nicht der Fall, bleibt der Betroffene gesund.

Therapie

Medikamentöse Therapie:

Seit Einführung der Psychopharmaka in den 50er Jahren basiert die medikamentöse Behandlung der akuten Schizophrenie auf der Gabe von Neuroleptika, also Medikamenten, die in der Lage sind, Wahrnehmungsstörungen und Wahnproduktion zu beseitigen, sowie Erregungszustände zu dämpfen.

Diese Medikamente beeinflussen jedoch überwiegend die so genannte Plussymptomatik (Wahn, Halluzinationen, Erregung). Die Minussymptomatik (Antriebsarmut, Konzentrationsstörungen, Affektverflachung) ist einer medikamentösen Behandlung nur schwer zugänglich.

Man unterscheidet die Behandlung der akuten Erkrankung von einer vorbeugenden *Langzeitbehandlung*. Nach dem Abklingen der akuten Symptome empfiehlt es sich, den Patienten über einen längeren Zeitraum vorbeugend mit niedriger dosierten Neuroleptika zu behandeln, da andernfalls bei mehr als 80 % der Patienten mit einem Rückfall gerechnet werden muss. Für diese Langzeitbehandlung eignen sich Depot-Neuroleptika, die im Abstand von 1-4 Wochen injiziert werden.

Psychotherapie

Psychotherapeutische Verfahren haben ihren Schwerpunkt in der Behandlung der Minussymptomatik. Insbesondere durch verhaltenstherapeutische Verfahren können gute Erfolge bei der Therpie des Residualsyndroms erzielt werden.

Arbeits- und Beschäftigungstherapie

Diese Therapieform bietet bei der Behandlung der Schizophrenie die Möglichkeit der Förderung der gesunden Anteile des Betroffenen. Gleichzeitig können auch verlorengegangene Fertigkeiten wieder eingeübt werden (waschen, kochen, einkaufen, Bus fahren usw.) Die Beschäftigungstherapie soll über schöpferische oder künstlerische Tätigkeit die Eigeninitiative fördern und dem Betroffenen ermöglichen, sich künstlerisch mitzuteilen, wo dies rein sprachlich nicht möglich ist.

Milieugestaltung

Für den Krankheitsverlauf der Schizophrenie spielt auch die Umgebung des Kranken eine sehr wichtige Rolle. Es sollte darauf geachtet werden, dass auf der Station folgende Bedingungen geschaffen werden:
- Bedingungen in denen der Bewohner erlebt, dass er trotz seiner Erkrankung zu alltäglichen Handlungen in der Lage ist.
- Die Umgebung soll mannigfaltige Realitätsbezüge herstellen.
- Ausgewogene Balance zwischen Anregung und heilsamer Langeweile, Gesellschaft und Alleinsein. Aktive und ruhige Zeiten müssen individuell ausbalanciert werden, da Unterforderung zu einer Verstärkung der Minussymptomatik führen kann und Überforderung zu einer Verstärkung der Plussymptomatik.
- Klare Kommunikationsstrukturen, die dem Bewohner Eindeutigkeit vermitteln und in denen er sich sicher fühlt. Insbesondere ist darauf zu achten, dass Körpersprache, verbaler Ausdruck, Betonung und Inhalt der Botschaft übereinstimmen.

- Klare und eindeutige Regeln und Grenzen, die Orientierung geben und verhindern, dass der Bewohner auf seine „Narrenfreiheit" zurückgreift.
- Atmosphäre, die dazu auffordert, Kontakte aufzunehmen und Beziehungen zu klären.
- Atmosphäre, in der sich der Bewohner traut Neues auszuprobieren und Fehler zu machen.

Pflege

Das Pflegepersonal muss dem Bewohner helfen, trotz seines Wahns in der Realität des Alltags zu leben. Diese Realität können Pfleger zur Geltung bringen, wenn sie das Gespräch auf das Fernsehstück gestern abend, auf die Arbeit, die er in der Beschäftigungstherapie macht, oder den Spaziergang am Vormittag lenkt. Wichtig sind Gespräche über sachliche Themen, die wenig mit seinen Gefühlen zu tun haben. Ebenso hilfreich sind Aktivitäten die nach festen Regeln ablaufen wie Spiele oder Sport. Sie stärken die gesunden Persönlichkeitsanteile und erleichtern an der Welt der anderen teilzuhaben.

Schwierig ist der Umgang mit Wahnideen und Halluzinationen.

Herr P. aus dem Fallbeispiel am Anfang dieses Kapitels, erlebt *seine* Wirklichkeit. Für den Umgang ist deshalb gut zu wissen, dass kritische Einwände (das kann nicht stimmen, was sie da erlebt haben) und vernünftige Überlegungen (Sie müssen doch selber sagen, dass Ihre Gedanken einfach unsinnig sind) dem Patienten meist nicht helfen, ihn nur ärgern und verunsichern.

Falsch wäre es aber auch, ihm vorbehaltlos zuzustimmen. Er würde bald merken, dass er nicht ernst genommen wird und misstrauisch werden.

Die Wahrheit sagen, ohne den Bewohner zu verletzen:

„Sie meinen, der andere Patient habe Sie in seiner Gewalt. Wir schützen Sie, so gut wir können".

Damit kann Verständnis für den Bewohner ausgedrückt werden.

In manchen Fällen kann es hilfreich sein, zusammen mit dem Bewohner alles zu unternehmen, um seiner Angst Herr zu werden, dazu können auch ungewöhnliche Vorgehensweisen gehören, wie z.B.:

- Kommen Strahlen aus der Wand, erscheint ein Pfleger und klebt eine „strahlensichere Tapete".

- Wenn ein Bewohner sich von Ungeheuern bedroht fühlt, verjagt man am besten mit ihm zusammen die Ungeheuer.

Erfahrungsberichte geben an, dass diese „theatralischen" pflegerischen Maßnahmen in ca. 60 % der Fälle zum Abklingen der Symptomatik führen.

Wichtig bei der Pflege Schizophrener ist Überwachung der regelmäßigen Medikamenteneinnahme und die Beachtung der Nebenwirkungen der Neuroleptika: Zungen-Schlund-Krämpfe, Parkinson-Syndrom, Bewegungsunruhe, Herzklopfen, Blutdruckabfall usw. *(vgl. Kap. 4.3).*

Aufgrund der sehr unterschiedlichen Erscheinungsformen dieser psychischen Störung sind klare Pflegerichtlinien kaum zu formulieren. Nachfolgend werden einige für die Schizophrenie typische Pflegeprobleme formuliert und Grundregeln pflegerischen Handelns vorgeschlagen.

Pflege bei Schizophrenie

Pflegeproblem	unterstützend-pädagogisch	teilweise kompensierend	vollständig kompensierend
Der Bewohner zieht sich zurück, weil er sich auf seinen Wahn konzentriert, den andere nicht teilen.	Wir informieren uns beim Bewohner und seinen Angehörigen, wofür er sich interessiert und setzen dies gezielt zur Ablenkung ein. Wir bieten dem Bewohner nur selten die Gelegenheit, seine Wahninhalte zu wiederholen und vermitteln ihm, dass die Bewältigung seines Alltags vordringlich ist.	Wir fordern den Bewohner auf, sich an Aktivitäten zu beteiligen, bei denen er sich auf etwas anderes als seinen Wahn konzentrieren muss. Wir wissen, dass wir geduldig warten müssen, bis der Bewohner seinen Wahn nicht mehr braucht und der ihm nicht auszureden ist.	Wir lassen den vollständigen Rückzug des Bewohners nicht zu und gehen immer wieder auf ihn zu. Wir vermitteln, dass wir von ihm erwarten, dass er trotz Wahn seine alltäglichen Pflichten nachkommmt. Wir achten darauf, dass er die Balance zwischen alleinesein und Gesellschaft hält.
Der Bewohner ist im Kontakt mit anderen Menschen unsicher und deshalb angespannt und ängstlich.	Wir informieren uns bei den Angehörigen und beim Bewohner über sein früheres Kontaktverhalten. Im Team finden wir heraus, in welchen Situationen der Bewohner entspannt ist. Wir spiegeln ihm seine unterschiedlichen Verhaltensweisen.	Wir finden mit demBewohneren heraus, in welchen Situationen er sich besonders, in welchen weniger unwohl fühlt. Auf diesem Hintergrund üben wir Kontaktverhalten mit ihm ein und ermutigen ihn, Neues auszuprobieren. Wir schaffen Strukturen, in denen der Bewohner mit anderen Menschen Beziehungen klären kann.	Ich nehme wahr, wenn der Bewohner sich in meiner Anwesenheit unbehaglich fühlt und spreche dies aus. Dasselbe gilt, wenn ich mich in seiner Anwesenheit unwohl fühle. Ich versuche, mit dem Bewohner unsere unterschiedlichen Rollen zu klären.
Der Bewohner ist misstrauisch und leicht irritierbar, weil er Außenreize häufig missdeutet oder falsch versteht.	Wir ermutigen den Bewohner dazu, nachzufragen, wenn er nicht weiß, ob er etwas richtig verstanden hat und stellen die dazu notwendige Atmposphäre her. Wenn wir merken, dass wir aneinander vorbeireden, sprechen wir dies sofort an und bieten ihm damit ein Vorbild an.	Wir vermeiden im Umgang mit dem Bewohner Anspielungen, Zweideutigkeiten und Ironie. Wir fragen ihn danach, was er unter unseren verbalen und averbalen Äußerungen verstanden hat und korrigieren dies bei Bedarf.	Wir wissen, dass ein Bewohner mit einer Schizophrenie eine erhöhte Verletzlichkeit und kognitive Störungen hat. Wir richten unser Kommunikationsverhalten danach und konzentrieren uns im Kontakt mit dem Bewohner vollständig darauf, was zwischen uns abläuft.
Der Bewohner ist handlungsunfähig, weil seine Ambivalenz ihn blockiert.	Wir schaffen ein Klima, in dem sich der Bewohner seine Ambivalenz zugestehen kann, solange er keine andere Möglichkeit sieht. Wenn er es schafft, in kleinen Ansätzen Verantwortung wieder zu übernehmen, bestärken wir ihn.	Wir versuchen, mit dem Bewohner den Hintergrund seiner Ambivalenz zu erarbeiten und seine Möglichkeiten, wie er damit umgehen kann. Wir probieren bei kleinen anstehenden Entscheidungen aus, ob er wieder Verantwortung übernehmen kann. Wir muten ihm Entscheidungen zu, die er allein treffen kann.	Falls notwendig, entscheiden und handeln wir für den Bewohner.

Pflegeproblem	unterstützend-pädagogisch	teilweise kompensierend	vollständig kompensierend
Der Bewohner leidet unter den Nebenwirkungen der Neuroleptika.	Wir klären den Bewohner über die möglichen Nebenwirkungen seiner Medikation auf und darüber, was er dagegen tun kann. Im Team sind wir uns der Verantwortung in Bezug auf die Medikamente bewusst und informieren den behandelnden Arzt über die aufgetretenen Nebenwirkungen.	Wir sprechen dem Bewohner auf seine Nebenwirkungen an und fordern ihn auf, die entsprechenden Hilfsmittel einzusetzen. Wir nehmen sein Leiden unter den Nebenwirkungen ernst und suchen im Team nach Alternativen. Wir unterstützen im Einzelfall dem Bewohner bei seinem Wunsch, die Medikation zu verändern.	Wir wissen über die Nebenwirkungen der verschiedenen Neuroleptika, ihre Erscheinungsformen und darüber, was dagegen unternommen werden kann, genau Bescheid. Wir erkennen frühzeitig, wenn beim Bewohner Nebenwirkungen auftreten, und handeln entsprechend.
Der Bewohner leidet darunter, dass die Umgebung ihn nicht mehr versteht.	Wir schaffen ein Milieu, in dem der Bewohner erkennen kann, dass er angenommen wird, auch wenn er sich nicht ganz verständlich machen kann. Wir bemühen uns darum, dass trotz der vorhandenen Verständigungsschwierigkeiten der Kontakt zu den Angehörigen nicht abreißt.	Wir finden durch geschicktes Fragen heraus, wo der Bewohner zu sich und seiner Umgebung noch beziehungsfähig ist und wo er den Bezug verloren hat. Wir spiegeln ihm unsere Wahrnehmung und ermutigen ihn dazu, diese zu korrigieren. Wir teilen dem Bewohner mit, was wir verstanden haben und was nicht.	Wir erkennen, auf welcher Ebene der Bewohner (noch) erreichbar ist und bieten ihm auf dieser Ebene unsere Beziehung an.
Der Bewohner hat Angst, dass er fremdgesteuert ist.	Wir vermitteln dem Bewohneren, dass seine Wünsche nach Nähe und Distanz respektiert werden. Wir erklären den Angehörigen, warum der Bewohner in Ruhe gelassen werden möchte.	Wir finden mit dem Bewohner heraus, in welcher Umgebung er weniger Angst hat, wieviel Distanz er braucht und welches Ausmaß an Nähe er zulassen kann.	Wir erkennen, wenn der Bewohner wegen seiner Angst unter Hochspannung gerät und handeln entsprechend.
Der Bewohner ist wegen seiner veränderten Wahrnehmung räumlich und/oder zwischenmenschlich orientierungslos und hat Angst.	Wir ermutigen Bewohner, bei sich selber zu suchen, wie er bisher mit seiner Angst fertiggeworden ist und was davon er jetzt anwenden kann. Bei jeder Gelegenheit geben wir Orientierungshilfen.	Wir teilen dem Bewohner unsere Wahrnehmungen mit und stellen damit unsere Realität neben seine. Wir suchen mit ihm nach Tätigkeiten, bei denen er Realitätsbezug findet, und führen sie mit ihm durch.	Die Angehörigen oder wir begleiten den Bewohner nach draußen und ersetzen ihm die Orientierung.
Der Bewohner ist unruhig und getrieben.	Wir klären den Bewohner über die Ursache seiner Unruhe auf.	Wir sorgen dafür, dass der Bewohner sich genügend bewegen kann. Wir berücksichtigen seine Unruhe bei der Zimmerverteilung, damit er seine Mitbewohner möglichst wenig stört.	Wir unterscheiden, ob die Unruhe krankheits- oder medikamentenbedingt ist und handeln entsprechend.
Der Bewohner vernachlässigt seine äußere Erscheinung, weil er seinen Körper oder Teile davon als fremd wahrnimmt.	Wir geben dem Bewohner Rückmeldung, wenn er gepflegt aussieht. Wir regen ihn dazu an, sich zu überlegen, in welcher Kleidung er sich wohlfühlt, welche zu seinem Selbstbild passt und welche er sich leisten kann. Wir überlegen mit dem Bewohner, welche sozialen Folgen seine äußere Erscheinung für ihn hat. Wir beraten ihn bei Hilfsmitteln zur Körper- und Wäschepflege.	Wir finden mit dem Bewohner heraus, welche Funktion störender Körpergeruch für ihn hat, z. B. wen er sich damit vom Hals halten will oder ob er sich damit selbst besser wahrnimmt. Wir versuchen, mit ihm an seinen früheren Gewohnheiten bei Körperpflege und Kleidung anzuknüpfen und sie wieder einzuüben. Dabei achten wir darauf, dass der Bewohner sich an Regelmäßigkeit angewöhnt. Wir nutzen alle Aktivitäten, bei denen er seinen Körper spürt, z. B. Gymnastik, Schwimmen.	Wir ergänzen seine Wahrnehmung durch unsere Beobachtungen und fordern ihn direktiv dazu auf, sich z. B. zu baden oder die Kleidung zu wechseln. Wir erkennen, wenn er wegen seiner fehlenden Körperwahrnehmung im Begriff ist, sich körperlich zu schädigen, z. B. wenn er wegen Druckstellen nur noch schlecht gehen kann, und handeln entsprechend.

3.4 Suchterkrankungen

Fallbeispiel

Frau S. lebt alleine in einer Drei-Zimmer Wohnung, sie ist 74 Jahre alt, seit vier Jahren verwitwet und im letzten Jahr ist auch ihre beste Freundin verstorben. Sie hat drei Kinder, eine Tochter wohnt in der Nähe, die beiden Söhne leben über 400 km entfernt. Früher hat sie die Söhne regelmäßig besucht, doch seit ihre Sehbehinderung schlimmer geworden ist, kann sie nicht mehr alleine mit dem Zug fahren. Die Tochter ist mit Kindern und Halbtagsarbeit sehr beschäftigt und hat nur wenig Zeit. Frau S. ist oft alleine und fühlt sich einsam. Sie denkt an frühere Zeiten und wie schön es war, für die Familie da zu sein. Jetzt kommt sie sich überflüssig und nutzlos vor. Sie schläft nachts schlecht und hat deswegen vor einigen Monaten angefangen, am Abend ein Glas Wein zu trinken. Inzwischen sind es zwei bis drei Gläser pro Abend geworden und an Tagen wie heute, wo ihr die Decke auf den Kopf fällt und sie am liebsten nicht mehr leben würde, trinkt sie auch schon nach dem Frühstück ein erstes Glas. Es interessiert sowieso niemanden und merken wird es auch keiner, denkt sie sich.

Aufgaben

1. Welche Auslösefaktoren für die Abhängigkeitsentwicklung bei Frau S. können Sie im obigen Fallbeispiel ausfindig machen?
2. Welche davon sind besonders für alte Menschen von Bedeutung?

Im Alter spielen Abhängigkeiten von illegalen Drogen praktisch keine Rolle mehr. Häufig ist dagegen die Abhängigkeit von Medikamenten, vor allem Schlaf- und Beruhigungsmittel, die Frauen häufiger betrifft als Männer und die Alkoholabhängigkeit, die bei Männern deutlich öfter vorkommt.

Etwa 5-15 % der Bevölkerung in Deutschland leiden an einer Abhängigkeitserkrankung, darunter ca. 3 Millionen Alkoholabhängige (davon 800.000 über 65 Jahre), ca. 1,5 Millionen Medikamentenabhängige (davon 1,2 Millionen über 65 Jahre) und 6 Millionen Nikotinabhängige. Die von illegalen Drogen Abhängigen bilden mit ca. 200.000 eher eine kleine Gruppe. (statistisches Jahrbuch des BGM 1999)

Diese Zahlen geben nur einen ungefähren Anhalt, da die Dunkelziffer gerade bei den Suchterkrankungen extrem hoch ist.

Wie hoch der Anteil an den über 65-jährigen bei den verschiedenen Suchterkrankungen ist, hängt auch davon ab, ob man alte Menschen untersucht, die noch zu Hause leben oder ob man Altenheimbewohner erfasst. Durch die steigende Lebenserwartung wird der Anteil alter Menschen an der Bevölkerung immer größer und damit auch die Gruppe der alten Menschen mit einer Suchterkrankung. Für das Jahr 2030 ist demzufolge in der Bundesrepublik Deutschland mit 1,2 Millionen Alkoholbhängigen und 1,6 Millionen Medikamentenabhängigen über 65 Jahren zu rechnen. In Altenheimen beträgt der Anteil alkoholabhängiger Bewohner bis zu 15 %, medikamentenabhängig sind bis zu 20 % der Heimbewohner. Dabei spielen Psychopharmaka und von diesen die Benzodiazepine die wichtigste Rolle: die über 65 Jährigen stellen nur 23 % der Krankenversicherten in der BRD dar, erhalten aber 65 % aller verordneten Psychopharmaka, 80 % davon sind Benzodiazepine!

Mehr noch als bei Jungen Menschen wird Sucht im Alter totgeschwiegen, verharmlost oder geduldet.

Unterschieden werden eine vorwiegend
- **psychische Abhängigkeit** (unwiderstehliches Verlangen nach der Substanz)
- **körperliche Abhängigkeit** (Toleranzentwicklung und Entzugssymptome).

Je nach Droge sind diese beiden Anteile unterschiedlich stark ausgeprägt. Kokain führt beispielsweise zu einer vorwiegend psychischen Abhängigkeit, Heroin sehr schnell zu einer psychischen und körperlichen Abhängigkeit. Der Begriff **Polytoxikomanie** bezeichnet die gleichzeitige Abhängigkeit von verschiedenen Substanzen (z. B. Alkohol und Benzodiazepine oder Heroin und Alkohol). Etwa 25-40 % der Suchtkranken sind von mehreren Substanzen abhängig.

Der Begriff „Sucht" kommt nicht von Suchen sondern von dem altdeutschen Ausdruck „siech", was soviel heißt wie krank. Er findet sich daher auch in anderen älteren Krankheitsbezeichnungen wieder: Fallsucht (heute Epilepsie), Schwindsucht (heute Tuberkulose).

Eine Abhängigkeit entsteht nicht über Nacht sondern entwickelt sich langsam aus Gewohnheiten, die in einen mißbräuchlichen Konsum übergehen, der dann irgendwann in einer Abhängigkeit endet:

Definition **Missbrauch** nach ICD 10
Ein Konsumverhalten, dass zu einer körperlichen oder psychischen Schädigung führt.

Definition **Abhängigkeit** nach ICD 10
Damit die Diagnose einer Abhängigkeit gestellt werden kann, müssen
drei der folgenden Kriterien innerhalb des letzten Jahres erfüllt sein:

Craving („Gier")	starker Wunsch, „Zwang" eine Substanz zu konsumieren
Kontrollverlust	verminderte Fähigkeit, den Beginn, die Menge oder das Ende des Substanzkonsums zu kontrollieren
Entzugssyndrom	• körperliches Entzugssyndrom bei Weglassen der Substanz • Substanzkonsum, um Entzugssymptome zu mildern
Toleranzentwicklung	notwendige Dosissteigerung, um die gleichen Effekte hervorzurufen
Abstinenzunfähigkeit	• eingeengtes Verhaltensmuster im Umgang mit der Substanz • Vernachlässigung anderer Interessen zugunsten des Substanzkonsums
psychischer und organischer Schaden	fortgesetzter Substanzkonsum trotz eingetretener Schädigung

Entstehungsbedingungen/Ursachen der Sucht:

Es gibt weder eine typische Persönlichkeit noch eindeutige auslösende Faktoren für eine Suchterkrankung, sondern aus

- Verfügbarkeit und Abhängigkeitspotenzial der **Droge,**
- **Umweltbedingungen** (soziale Situation; Leistungsdruck, Stressfaktoren) und
- **Persönlichkeit,** Verletzlichkeit und Belastbarkeit des Konsumenten

als multifaktorielles Gefüge entsteht im Einzelfall ein persönliches Risikoprofil, dass bei überwiegen der negativen Variablen in die Abhängigkeit führt.

In der **Vorgeschichte** finden sich bei vielen Abhängigkeitskranken unbewältigte berufliche oder partnerschaftliche Konfliktsituationen, existentielle Ängste, chronische Schlafstörungen, soziale Isolierung, chronische Schmerzzustände, Überforderungssituationen und schwierige Familienverhältnisse in der Kindheit („broken home").

Diese Grundsätze gelten auch für die Entstehungsbedingungen von Suchterkrankungen im Alter, zusätzlich finden sich aber einige Besonderheiten, von denen hier fünf herausgegriffen werden:

- **Vermehrte Stressfaktoren**

  Alte Menschen in unserer Gesellschaft erfahren **mehr** körperliches und seelisches Leid, Isolation und Einsamkeit. Sie sind oft ohne Beruf, Funktion, Aufgabe, sind nicht mehr gefragt, ihre Erfahrungen interessieren die junge Generation nicht. Daneben sind Mobilität und Kontaktmöglichkeiten durch Krankheit und/oder Behinderung eingeschränkt.

  Gleichzeitig haben alte Menschen oft **weniger** coping -Strategien (coping = Anstrengung zur Überwindung von Schwierigkeiten), weil sie z. B. nie gelernt haben, über ihre Gefühle zu sprechen oder andere um Hilfe zu bitten. Sie erfahren auch weniger soziale Unterstützung.

- **Ruhigstellung im Altenheim**

  Über 50 % aller Heimbewohner erhalten Psychopharmaka (im Pflegeheim 58 %, im Altenheim 38 %), davon entfallen im Pflegeheim 18%, im Altenheim 23 % auf potenziell suchterzeugende Medikamente wie Benzodiazepine. Grund für die Verordnung sind Symptome wie Unruhe, Desorientiertheit, Angst und nächtliche Verwirrtheit. Dabei belegen Untersuchungen, dass der Psychopharmakaverbrauch um so höher ist, je größer die betreffende Einrichtung ist und je weniger qualifiziertes Personal zur Verfügung steht.

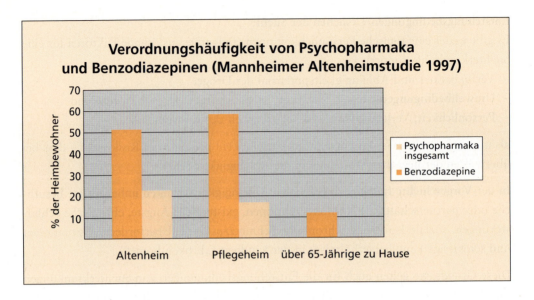

- **Defizit-Modell des Alterns**

  Der Alterungsprozess schreitet unaufhörlich voran, ist der willentlichen Kontrolle entzogen. Der alternde Mensch ist diesem Prozess hilflos ausgeliefert, alle Anstrengungen, ihn aufzuhalten, erweisen sich als vergeblich. Wer alt ist, ist out und am Rande der Gesellschaft, ein Suchtmittel kann ein Versuch sein, diese Hilflosigkeit zu kompensieren. Außerdem ist die Substanzabhängigkeit nur eine von vielen psychosozialen Abhängigkeiten des alten Menschen: er kann abhängig werden von Pflege, von finanzieller Unterstützung, von Hilfsmitteln wie Hörgerät oder Gehwagen etc.

- **Veränderte physiologische Parameter, Multimorbidität**

  Alte Menschen zeigen eine erhöhte Verletzlichkeit gegenüber dem Suchtmittel: sie haben weniger Körperwasser, dadurch ein verringertes Verteilungsvolumen und sind deshalb bei gleicher Substanzmenge schneller intoxiziert (vergiftet) als Jüngere.

  Durch die nachlassende Leber- und Nierenfunktion im Alter verbleiben die Suchtstoffe länger im Körper, außerdem ist das Gehirn empfindlicher für die Substanzwirkung (z. B. stärkere Sedierung bei Alkohol), und es entstehen mehr Komplikationen wie Stürze und Knochenbrüche. Durch die verringerte Toleranz gegenüber dem Suchtstoff entwickelt sich schneller eine Abhängigkeit.

- **Schlafstörungen**

  Etwa 40 % der über 65-Jährigen klagen über Ein-/Durchschlafstörungen. Diese haben vielfältige Ursachen wie z. B. weniger Schlafbedürfnis, Nykturie (nächtliches Wasserlassen), Depressionen, Schmerzen etc. Zur Behandlung werden oft ohne weitere Ursachenabklärung Schlafmittel verordnet, was dann häufig der Beginn einer Benzodiazepinabhängigkeit im Alter ist. Von vielen Ärzten werden diese Medikamente zu lange und oft auch zu unkritisch verschrieben (Siehe auch Schlafstörungen Seite 126).

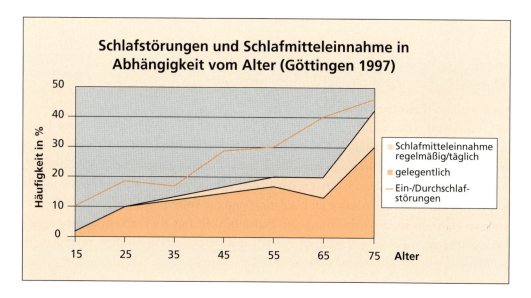

Schlafstörungen und Schlafmitteleinnahme in Abhängigkeit vom Alter (Göttingen 1997)

Aufgaben

1. Überlegen Sie, welche Risikogruppen im Alter sich aus den genannten Besonderheiten ergeben.
2. Versuchen Sie bei einem suchtkranken Heimbewohner die Ursachen/ Entstehungsbedingungen seiner Erkrankung zu klären.
3. Welche Möglichkeiten haben Sie in Ihrer täglichen Arbeit, den suchtfördernden Faktoren **Nutzlosigkeit** und **Einsamkeit** entgegen zu wirken?

Alkoholabhängigkeit

Alkoholismus ist eine Krankheit, keine Frage von Charakterschwäche oder mangelnder Willensstärke.

Eine Alkoholabhängigkeit entsteht nicht über Nacht, sondern entwickelt sich langsam über Monate und Jahre in charakteristischen Phasen. Dabei entwickelt sich eine Abhängigkeit aufgrund der verringerten Toleranz im Alter schneller und bereits bei kleineren konsumierten Mengen.

Anfangsstadium (präalkoholische Phase)

Alkohol in geselliger Runde entspannt, reduziert Hemmungen und verbessert das Selbstwertgefühl, Alkohol alleine genossen lässt Einsamkeit und Sorgen vergessen, dient als Schlafmittel oder zur Entspannung. So kommt es innerhalb von Monaten bis Jahren zu einem zunehmenden, dann beinahe täglichen Alkoholkonsum.

Kritisches Gewöhnungsstadium (Prodromalphase)

Die zugeführte Alkoholmenge nimmt zu, zum Teil wird heimlich konsumiert, was zu einem schlechten Gewissen führt. Toleranzentwicklung setzt ein, d. h. die erforderliche Menge Alkohol für eine bestimmte Wirkung wird immer größer. Beim jungen Menschen beginnen hier Konflikte in Beruf und Familie, der alte Mensch lebt oft allein, so dass sein erhöhter Konsum niemandem auffällt. Die Frustrationstoleranz und Fähigkeit zur Selbstkontrolle nehmen ab, Konflikte werden vermieden oder durch Alkohol vermeintlich gelöst. Erinnerungslücken („Filmriss") treten auf.

Suchtstadium (Kritische Phase)

Kontrollverlust setzt ein, d. h. Vorsätze, z. B. heute nur ein Glas zu trinken oder heute erst am Abend etwas zu trinken, können nicht mehr eingehalten werden. Es bestehen psychische und körperliche Entzugssymptome (innere Unruhe, Zittern, Schweißausbrüche, Angst), der Alkoholkonsum bestimmt das Leben. Oft entwickeln sich daraus finanzielle Schwierigkeiten, sozialer Abstieg und Isolation sind die Folgen. Der fortgesetzt Alkoholkonsum führt zu einer Veränderung der Persönlichkeit mit Reizbarkeit, zunehmender Vergesslichkeit, Ausreden, Tendenzen zur Bagatellisierung des Konsums, außerdem zu Schuldgefühlen und Selbstverachtung wegen der unzureichenden Selbstkontrolle.

Zusammenbruch und Abbau (chronische Phase)

In dieser Phase schreitet der körperliche Verfall zunehmend voran, Komplikationen wie Leberzirrhose, Magengeschwüre, Ösophagusvarizen oder epileptische Anfälle treten auf. Der Persönlichkeitsabbau und Gedächtnisstörungen werden deutlicher. Durch die Schädigung der Leber verringert sich die Alkoholverträglichkeit, schon bei kleineren Mengen kommt es zu schweren Rauschzuständen und Intoxikationen. Die Folge sind soziale Verwahrlosung, Obdachlosigkeit, Armut und Vereinsamung.

Aufgabe

Überlegen Sie bei den Alkoholabhängigen, die Sie kennen, in welchem Stadium der Erkrankung sie sich befinden.

Untersuchungen haben gezeigt, dass sich bei alten Menschen mit einer Alkoholabhängigkeit zwei Gruppen unterscheiden lassen:

1. Die alt gewordenen Trinker, die seit vielen Jahren abhängig sind (early onset = früher Beginn der Suchterkrankung)

   und

2. diejenigen, die erst im Alter mit dem Trinken begonnen haben (late onset = später Beginn der Suchterkrankung).

Die charakteristischen Unterschiede zwischen diesen beiden Gruppen sind der nachfolgenden Tabelle zu entnehmen:

Untergruppen der Alkoholabhängigkeit im Alter

Krankeitsbeginn	Frühes Einsetzen	Spätes Einsetzen
Erkrankungsalter	< 60 Jahre	> 60 Jahre
Häufigkeit	2/3	1/3
Persönlichkeit	instabil	stabil, angepasst
Trinkstil	exzessiv, chaotisch	kontinuierlich angepasst
soziale Situation	instabil desintegriert	stabil günstig
Behandlung	Suchthilfe suchtspezifisch	Hausärzte medizinisch
Familienanamnese	positiv	negativ
Therapiechancen	mäßig	gut

Bei alten Menschen wird eine Alkoholabhängigkeit oft nicht oder erst sehr spät diagnostiziert, weil die Symptome der Abhängigkeit sich oft hinter körperlichen Beschwerden verstecken. Ein typischer Fall ist Herr H.:

Fallbeispiel

Herr H. ist seit Jahren wegen Bluthochdruck in Behandlung bei seinem Hausarzt. Die verordneten Medikamente nimmt er ein, trotzdem sind die Blutdruckwerte im letzten Jahr sehr stark schwankend gewesen. Bei einem Hausbesuch traf ihn der Arzt verwirrt im Bett liegend an, wenige Tage später in der Praxis konnte sich Herr H. nicht daran erinnern, dass der Doktor bei ihm gewesen war. Zweimal in den letzten Monaten war Herr H. gestürzt und musste deshalb in der Notaufnahme des Krankenhauses geröntgt werden. Weil er sich deswegen schämte, erzählte er dem Hausarzt nichts davon. Jetzt kam er wegen Durchfall in die Sprechstunde, bei der durchgeführten Blutuntersuchung stellte der Arzt deutlich erhöhte Leberwerte fest und empfahl eine Abklärung beim Internisten. Erst als die Ehefrau dem Hausarzt berichtet, dass ihr Mann in immer größeren Mengen Schnaps konsumiere, oft schon am Morgen zu trinken anfange und seine früheren Interessen völlig vernachlässige, wird der Arzt hellhörig...

Aufgabe

Welche Symptome, die auf eine Abhängigkeit hinweisen können, hätte der Hausarzt im vorliegenden Fall schon früher erkennen können?

Bis zu 50 % der Alkoholabhängigen im Alter bleiben unerkannt wegen untypischer. Symptome. Dazu gehören Stürze, Durchfälle, Gedächtnisstörungen, Antriebs- und /Interesselosigkeit sowie Mangelernährung. Bei einem Teil der Patienten sind die Symptome auch durch eine Reihe anderer Erkrankungen überlagert oder verdeckt oder werden als Nebenwirkungen von Medikamenten aufgefasst, z. B. Müdigkeit, Übelkeit, Durchfall...

Viele alte Menschen leben alleine, sie haben keinen Partner mehr wie Herr H., der schließlich den Arzt aufmerksam macht. Die fehlende soziale Kontrolle führt bei den alten Suchtkranken zu einer viel höheren Dunkelziffer. Der Schritt, sich um Hilfe aus der Sucht zu bemühen, fällt viel schwerer, weil Scham und Schuldgefühl sehr stark ausgeprägt sind.

Selbst bei richtiger Diagnosestellung erfolgt aber bei alten Menschen praktisch nie eine Empfehlung an eine Selbsthilfegruppe oder Langzeittherapie, oder eine Vermittlung an eine qualifizierte Suchtberatungsstelle, sie werden allenfalls zur Entgiftung stationär eingewiesen, oft noch in eine internistische Abteilung, wo die Behandlung der körperlichen Beschwerden ganz im Vordergrund steht.

Vorurteile bestimmen hier die Handlungsweise, z. B. dass alte Menschen sich nicht mehr ändern können oder wollen oder auch, dass Sucht im Alter harmlos sei nach dem Motto: „Die paar Jahre, die der noch hat, was soll man da noch Stress machen wegen ein paar Bierchen.“

Zu einer ersten Orientierung (beispielsweise bei einem neuen Heimbewohner) ist ein schnell und einfach anwendbares Testverfahren zur Erkennung einer Alkoholabhängigkeit der

CAGE-Alkoholismus-Test

Er besteht aus den folgenden vier Fragen:

1. Hatten Sie jemals das Gefühl, dass Sie Ihren Alkoholkonsum einschränken sollten?
2. Wurden Sie schon einmal wegen Ihres Alkoholkonsums kritisiert?
3. Haben Sie sich schon einmal wegen Ihres Alkoholkonsums schlecht oder schuldig gefühlt?
4. Mussten Sie schon einmal morgens Alkohol trinken, um „Ihre Nerven zu beruhigen“ oder um einen „Kater“ zu lindern?

Bei Personen über 65 Jahren weist bereits eine Ja-Antwort auf ein Alkoholproblem hin, bei jüngeren Probanden werden zwei positive Antworten gefordert.

Die kritische Trinkmenge, die bei längerfristigem Konsum unweigerlich zu Folgeschäden führt, liegt bei Männern bei mehr als 50 g Alkohol täglich, bei Frauen mehr als 20 g

Alkohol täglich (1l Bier = 40 g Alkohol, 1l Wein = 100 g Alkohol). Dabei sind aber erhebliche individuelle Verträglichkeitsunterschiede zu berücksichtigen und die schon mehrfach erwähnte verringerte Alkoholtoleranz im Alter.

Die **Folgeschäden** eines fortgesetzten Alkoholmissbrauchs finden sich in psychischen Veränderungen, neurologischen und internistischen Erkrankungen. Die wichtigsten sind nachfolgend beschrieben.

Psychische Folgeschäden der Alkoholabhängigkeit:

- Alkoholische Wesensänderung

  mit Affekt- und Stimmungslabilität, Misstrauen, Eifersucht, emotionaler Abstumpfung, Interesselosigkeit, Antriebsstörungen und Ängsten

- Alkoholhalluzinose

  optische oder akustische Halluzinationen, die chronisch verlaufen können und zu Angst und Unruhe führen

- akute Alkoholintoxikation (Rausch),

  im Alter gefährlicher wegen erhöhter Sturzgefahr, stärkerer Beeinträchtigung der Koordination und der Wahrnehmung, was z. B. das Unfallrisiko im Straßenverkehr erhöht

- Alkoholentzugssyndrom ohne/mit Delir

  (Delirium tremens, d. h. schweres Entzugssyndrom mit Desorientierung, Halluzinationen und vegetativen Störungen). Der Alkoholentzug ist durch folgende Symptome gekennzeichnet: Brechreiz, Durchfall, Tachykardie, Hypertonie, vermehrtes Schwitzen, Schlafstörungen, innere Unruhe, Zittern. In schweren Fällen entwickelt sich ein lebensbedrohliches Delir, wo zu den eben genannten Symptomen noch vorwiegend optische Halluzinationen und Orientierungsstörungen hinzu kommen. Häufig beginnt ein Entzugsdelir mit einem epileptischen Anfall.

- Korsakow-Syndrom
  chronisch organisches Psychosyndrom mit Gedächtnisstörungen, Desorientiertheit und Konfabulationen, d. h. erfundene Geschichten zum Ausfüllen von Gedächtnislücken.

Neurologische Folgeschäden der Alkoholabhängigkeit

Unter längerdauernder Alkoholeinwirkung kommt es zur Atrophie (Schrumpfung) von Nervenzellen, die sich auch nach Beendigung der Zufuhr nur schlecht oder gar nicht wieder erholen. Daher entsteht häufig eine

- Großhirnatrophie und / oder eine

- Kleinhirnatrophie mit Tremor und Ataxie (Bewegungsstörung mit unsicheren Zielbewegungen).

Außerdem kommt es zu

- Epileptischen Anfällen im Alkoholentzug und zu einer
- Polyneuropathie (Schädigung der Beinnerven mit resultierenden Störungen der Sensibilität, in schweren Fällen auch mit Lähmungserscheinungen, bedingt durch Vitaminmangel bei einseitiger Ernährung und durch die toxische Wirkung des Alkohols selbst).

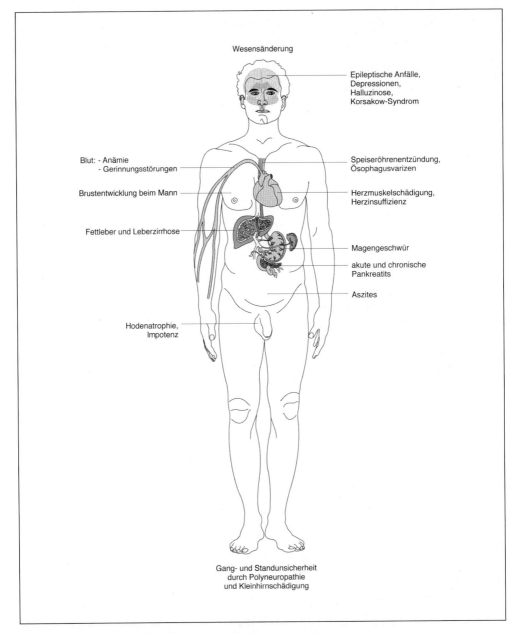

Folgeschäden der Alkoholabhängigkeit

Internistische Folgeschäden der Alkoholabhängigkeit

- Schädigung des Verdauungstraktes:
  Ösophagitis, Gastritis, Ösophagusvarizen, Ösophagusvarizenblutung, Mangelernährung und Durchfälle
- Schädigung der Leber:
  Fettleber, Leberzirrhose
- Schädigung der Blutbildung:
  Anämie, Gerinnungsstörungen, erhöhte Infektanfälligkeit
- Schädigung der Bauchspeicheldrüse:
  akute und chronische Pankreatitis
- Schädigung des Herzmuskels:
  Kardiomyopathie (Herzmuskelschädigung) und Herzinsuffizienz
- Schädigung des hormonellen Systems:
  Hodenatrophie, Impotenz, Gynäkomastie (Brustvergrößerung beim Mann)
- Vermehrte Nebenwirkungen von Medikamenten, die durch Wechselwirkungen mit Alkohol hervorgerufen werden

Diese Fülle von Folgeerkrankungen macht noch einmal deutlich, wie sehr bei fortgeschrittener Alkoholabhängigkeit die körperlichen Symptome im Vordergrund stehen können und gerade bei alten Menschen neben der Behandlung der Suchtfolgen oft die eigentliche Therapie der Abhängigkeit völlig ins Hintertreffen gerät.

Medikamentenabhängigkeit

Analgetika (Schmerzmittel) gehören neben den Psychopharmaka in der BRD zu den am häufigsten verschriebenen Medikamentengruppen. Die Verordung beider Substanzgruppen nimmt mit steigendem Alter zu, damit steigt natürlich auch das Risiko einer Abhängigkeitsentwicklung im Alter.

Im Vergleich zur Alkoholabhängigkeit ist die Medikamentensucht unauffälliger (der Betroffene hat keine „Fahne", keinen Rausch), gesellschaftlich akzeptierter (Tabletten sind ein Heilmittel, keine Droge) und immerhin ärztlich verordnet, also eine Therapie: Dementsprechend ist auch die Angst vor einer Entdeckung und der Widerstand gegen eine Behandlung größer.

Benzodiazepine

Der Anteil der Benzodiazepine an allen verordneten Psychopharmaka liegt in der Bundesrepublik Deutschland bei 70–80 %! Sie werden häufig zur Behandlung unspezifischer psychischer oder vegetativer Beschwerden eingesetzt (z. B. innere Unruhe, Erschöpfung, diffuse Muskelverspannungen oder Schmerzen) oder auch bei Schlafstörungen und meist über längere Zeit verordnet.

Benzodiazepine wirken

- angstlösend,
- beruhigend,
- schlafanstoßend und
- muskelrelaxierend.

Sie führen zu einer psychischen und körperlichen Abhängigkeit.

Die Kriterien, ob eine Abhängigkeit vorliegt, sind für Benzodiazepine und Schmerzmittel die gleichen wie bei der Alkoholsucht, sie sind am Anfang dieses Kapitels dargestellt (Toleranzentwicklung, Dosissteigerung, fortgesetzter Konsum trotz negativer Folgen...).

Allerdings gibt es bei der Benzodiazepinabhängigkeit eine Besonderheit, die so genannte **„low dose dependency"** (niedrige Dosis-Abhängigkeit): Trotz körperlicher und psychischer Abhängigkeit und entsprechender Entzugssymptome kommt es nicht zu einer Toleranzentwicklung, d. h. eine Dosissteigerung zum Erreichen der gewünschten Wirkung ist nicht erforderlich. Diese Form der Abhängigkeit besteht bei ca. jedem vierten Konsumenten von Benzodiazepinen, typisches Beispiel ist die alte Dame, die seit zehn Jahren jeden Abend zum Schlafen eine Tablette Adumbran® einnimmt.

Fallbeispiel

Frau B. ist 71 Jahre alt und lebt in ihrem kleinen Haus auf dem Lande. Sie war nie verheiratet und hat keine Kinder. Früher hat sie als Näherin in einer Firma Akkord gearbeitet, wurde mit 58 Jahren berentet. Wegen chronischer Schlafstörungen hat ihr der Hausarzt schon seit mehr als 20 Jahren Benzodiazepine verordnet: anfangs nahm sie Adumbran®, später dann Normoc®, als dies auch nicht mehr zufriedenstellend wirkte, Rohypnol®, bei Unruhezuständen tagsüber nimmt sie zusätzlich Lexotanil® ein, ebenfalls ein Benzodiazepin. Trotz der regelmäßigen Schlaftabletten leidet sie unter erheblichen Schlafstörungen, morgens wacht sie meist schon um vier Uhr auf und kann dann nicht mehr einschlafen, tagsüber ist sie müde, abgeschlagen, unkonzentriert, geht deswegen am Abend oft schon um acht Uhr zu Bett. Mehrere Versuche, die Medikamenteneinnahme zu reduzieren oder zu beenden hat sie nicht durchgehalten. Sie hat dann eine Freundin gebeten, sich Schlaftabletten verschreiben zu lassen und hat diese eingenommen.

Aufgaben

1. Welche Symptome der Benzodiazepinabhängigkeit können Sie im vorangehenden Beispiel erkennen?
2. Denken Sie an Heimbewohner, die Sie kennen: können Sie Symptome der Benzodiazepinabhängigkeit an ihnen feststellen?

3. Überprüfen Sie anhand der folgenden Liste der am häufigsten verordneten Benzodiazepine, wie viele der Bewohner Ihrer Einrichtung derartige Medikamente erhalten. Versuchen Sie, herauszufinden, mit welcher Indikation/Absicht diese Medikamente im jeweiligen Fall verordnet werden.

Liste: Valium®, Diazepam®, Tavor®,

              Lexotanil®, Adumbran®,

              Normoc®, Remestan®, Frisium®,

              Tranxilium®, Rohypnol®, Noctamid®,

              Planum®, Halcion®, Dormicum®.

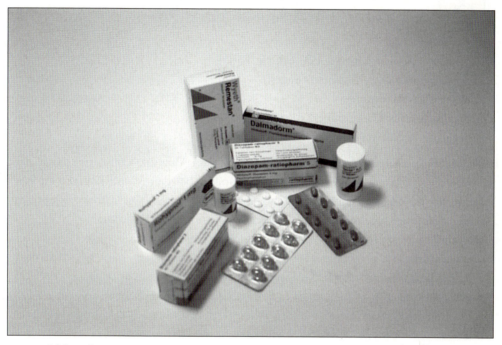

Auswahl häufig verordneter Benzodiazepine

Neben den im Fallbeispiel dargestellten Symptomen kommt es häufig zu Müdigkeit, Konzentrationsstörungen und Gedächtnisstörungen.

Vor allem bei alten Menschen bedingen Koordinationsstörungen und Muskelschwäche eine erhöhte Sturzgefahr mit dem Risiko von Knochenbrüchen. Außerdem kommt es manchmal zu einer paradoxen Wirkung mit Erregung und Unruhe statt Beruhigung und Angstlösung. Bei Langzeitanwendung entwickelt sich zunehmend eine Flucht aus der Realität, häufig sind Antriebsstörungen, Interessenverlust und Gleichgültigkeit.

Bei Absetzen der Benzodiazepine entwickelt sich ein **Entzugssyndrom** mit Unruhe, Angst, vegetativen Störungen (Schwitzen, Tachykardie, Zittern), Dysphorie und Schlafstörungen.

In schweren Fällen kann ein Entzugsdelir auftreten, dass eine stationäre Einweisung erforderlich macht (Siehe unter Delir, Kapitel 3).

Gerade bei alten Menschen ist ein häufiger Einstieg in eine Benzodiazepinsucht die Verschreibung dieser Medikamente wegen Schlafstörungen. Darum an dieser Stelle ein kurzer Exkurs zum Thema Schlaf und Schlafstörungen im Alter.

Schlafstörungen

 Definition

Unter Schlafstörungen versteht man ein Missverhältnis zwischen dem subjektiven Schlafbedürfnis der betroffenen Person und dem eigentlichen Schlafvermögen.

Wer unter Schlafstörungen leidet, beklagt häufig:

- Ein- und/oder Durchschlafstörungen,
- frühzeitiges Erwachen,
- oberflächlichen Schlaf ohne Erholungswert und
- negative, bedrohliche Träume.

Die Häufigkeit von Schlafstörungen nimmt mit dem Alter zu, schon etwa 10 % der 30-Jährigen beklagt gelegentliche Schlafstörungen, bei den 50–80-Jährigen sind es bereits 40 %! Andere Untersuchungen belegen, dass fast 50 % der über 70-Jährigen gelegentlich oder regelmäßig schlaffördernde Medikamente einnehmen.

Man unterscheidet folgende Typen von Schlafstörungen:

- **Schlafstörungen** als Folge akuter emotionaler Belastungen oder bei dauernder Anspannung in unsicheren oder unbefriedigenden Lebenssituationen.
- **Schlafstörungen** als Folge anderer Erkrankungen, z. B. bei Schmerzen, Atemnot, nächtlichem Wasserlassen, internistischen oder neurologischen Grunderkrankungen, Infektionskrankheiten, Schwangerschaft.
- **Schlafstörungen bei psychiatrischen Erkrankungen** wie Manie, Depression, Schizophrenien.
- **Situative Schlafstörungen** als Folge äußerer Störungen, z. B. Lärm, Schichtdienst, ungewohnte Schlafumgebung.

Durch **Medikamente verursachte Schlafstörungen** können nach Einnahme stimulierender Stoffe, z. B. bestimmter Antidepressiva, Koffein etc., oder als paradoxe Reaktion auf eigentlich sedierend wirkende Schlaf- und Beruhigungsmittel auftreten.

Von chronischen Schlafstörungen spricht man, wenn die Störung mehr als drei Wochen anhält.

Die Behandlung von Schlafstörungen sollte aus einer Kombination von schlafhygienischen Maßnahmen, psychotherapeutischer und medikamentöser Behandlung darstellen.

Schlafhygiene beinhaltet:

Vermeiden von Tagesschlaf, v. a. bei älteren Menschen durch entsprechende Mobilisierung

Vermeiden von langen Wachzeiten im Bett (durch späteres Zubett gehen)

Aufbau einer Tagesrhythmik mit festen Schlaf- und Wachzeiten

Regelmäßige körperliche Aktivität

Vermeidung von Lärm und anderen Störfaktoren

Zumeist sollte auf Genussmittel, z. B. Alkohol, Kaffee, verzichtet werden

Bei hartnäckigen Einschlafstörungen wieder aufstehen, sich beschäftigen, nach einer Stunde erneuter Versuch, einzuschlafen.

Psychotherapeutische Maßnahmen beinhalten z. B.:

Information über die Veränderung des Schlafs im Alter (z. B. Zunahme der Wachphasen, Verringerung der Schlaftiefe)

Korrektur unrealistischer Schlaferwartungen

Entspannungstraining (Muskelentspannung nach Jakobson)

Autogenes Training

Führen eines Schlaftagebuches zur Überprüfung des tatsächlichen Schlafes

Begrenzung der Schlafzeiten mit dem Ziel, weniger aber effektiver und erholsamer zu schlafen.

Viel zu häufig wird statt der oben angeführten Maßnahmen sofort ein schlafförderndes **Medikament** verordnet.

Wenn dies wirklich unumgänglich ist, kann immer zuerst ein Versuch mit einem pflanzlichen Präparat gemacht werden, z. B. Baldrian- und Hopfenextrakte, bei unzureichender Wirkung können niederpotente Neuroleptika, z. B. Melperon (Eunerpan®), oder Pipamperon (Dipiperon®) oder auch sedierende Antidepressiva wie Stangyl® eingesetzt werden, ohne dass die Gefahr einer Abhängigkeitsentwicklung besteht.

Der Patient muss auf unerwünschte Nebenwirkungen, z. B. Tagesmüdigkeit durch Überhang der Wirkung oder Beeinträchtigung der Fahrtüchtigkeit hingewiesen werden. Schlafmittel stellen lediglich eine symptomatische, vorübergehende Behandlung dar, mögliche Gewöhnung, Abhängigkeitsentwicklung, Wirkungsverlust und Entzugssymptome sind bei Art und Dauer der Therapie zu berücksichtigen.

Werden **Benzodiazepine** als Schlafmittel eingesetzt, gelten aufgrund der möglichen Abhängigkeitsentwicklung folgende Grundsätze:

- möglichst kurze Verordnungsdauer,
- niedrigste mögliche Dosierung,
- beim Absetzen schrittweise Dosisreduktion zur Vermeidung eines Entzugssyndroms,
- keine Verordnung von Benzodiazepinen an Personen mit Suchtproblemen.

Aufgaben

1. Gibt es auf Ihrer Arbeit Bewohner mit Schlafstörungen?
2. Wie werden sie behandelt?
3. Könnten hier schlafhygienische Maßnahmen vielleicht zu einer Verbesserung der Situation beitragen?

Da Benzodiazepine verschreibungspflichtig sind, benötigt der Abhängige ein ärztliches Rezept, um sich seinen Suchtstoff beschaffen zu können, d. h. in vielen Fällen wird die Benzodiazepinabhängigkeit ärztlich unterhalten und durch viel zu unkritische Verschreibungsmodalitäten gefördert. Dazu zählt z. B. die weit verbreitete Gewohnheit, Folge-Rezepte auszustellen, ohne den Patienten zu sehen. Oft scheuen sich Ärzte auch, einem Patienten ein Rezept zu verweigern, weil sie Angst haben, er könnte dann zur „Konkurrenz" wechseln. Diese „ärztliche Seite" der Benzodiazepinsucht stellt für die Behandlung ein großes Problem dar: die Betroffenen haben oft keinerlei Krankheitsgefühl oder Motivation zu einer Entgiftung, im Gegenteil: die Medikamente sind doch ärztlich verordnet, wie sollen sie denn da schädlich sein? Auch im sozialen Umfeld eines Betroffenen ist die Medikamentensucht wesentlich akzeptierter als beispielsweise eine Alkoholabhängigkeit.

Schmerzmittel (Analgetika)

Der längerfristige Gebrauch von Schmerzmitteln führt ebenfalls zu einer psychischen und körperlichen Abhängigkeit. Diese entwickelt sich schneller bei den opiathaltigen Schmerzmitteln, kann aber genauso bei den freiverkäuflichen Medikamenten wie Aspirin® oder Paracetamol® entstehen.

Durch Veränderungen der Schmerzrezeptoren bei Dauergebrauch führen Schmerzmittel letztlich zu einer Zunahme der Schmerzen bzw. zu einem eigenständigen Schmerz, der durch Weglassen der Medikamente entsteht, besonders häufig bei Kopfschmerzen (analgetikainduzierter Kopfschmerz).

Schmerz ist ein Warnsymptom unseres Körpers, um auf kritische Zustände im Körper oder auf Überlastungssituationen hinzuweisen. Schmerzbetäubung oder -ausschaltung sollte nur erfolgen, wenn eine ursächliche Behandlung nicht möglich ist, z. B. im Endstadium einer Krebserkrankung oder bei chronischen Schmerzen, z. B. im Rahmen einer rheumatischen Erkrankung.

Neuere Untersuchungen weisen darauf hin, dass eine Opiatabhängigkeit sich nach dem 70. Lebensjahr nur noch selten entwickelt. Hier sind allenfalls Personen gefährdet, bei denen eine anderweitige Suchterkrankung bekannt ist (z. B. Alkohol).

Pflege bei Abhängigkeitserkrankungen

Aufgaben

1. Wählen Sie einen alkoholabhängigen Bewohner aus Ihrer Einrichtung aus: Gab oder gibt es Probleme in der Pflege dieses Bewohners, die Sie auf die Abhängigkeit zurückführen? Welche Ansätze zur Lösung haben Sie bisher versucht?
2. Gibt es in Ihrer Einrichtung einen Pflegestandart: „Umgang mit Suchtkranken"?
3. Pflegen Sie suchtkranke Bewohner gerne? Versuchen Sie eine Begründung Ihres Standpunktes. Sammeln Sie die Begründungen in Ihrer Klasse: Was sind die häufigsten Gründe für eine Ablehnung dieser Klienten?

Gerade Menschen mit einer Abhängigkeitserkrankung erfordern im Umgang in hohem Maße berufliche Selbstreflexion und ständige Klärung der Positionen im langen Prozess der Behandlung. Dabei geht der Betroffene einen Weg, der oft eine ganz andere Zielsetzung hat, wie der des Therapeuten. Im günstigen Fall kann die Beziehung so lange aufrecht erhalten werden, bis die Ziele sich einander angleichen oder ein gemeinsames Ziel formuliert werden kann. Im ungünstigen Fall bricht der Betroffene die Therapie ab oder der Helfer zieht sich frustriert oder gekränkt zurück („Dem ist nicht zu helfen, Katastrophenfall").

Fallbeispiel

Herr L. lebt seit drei Jahren im Altenheim, er ist erst 58 Jahre alt, hat nach seiner Scheidung mit 47 Jahren zunehmend den Boden unter den Füßen verloren. Aus ein paar Bierchen nach Feierabend wurden schnell ein paar Flaschen Wein pro Tag, Abmahnung und Kündigung ließen nicht lange auf sich warten. Der Abstieg ging unaufhaltsam weiter, Herr L. hatte nichts in seinem Leben, für das sich die Anstrengung einer Entgiftung gelohnt hätte. Nach dem Verlust seiner Wohnung war er einige Jahre obdachlos, hat unter Brücken oder im Park geschlafen, von der Hand in den Mund gelebt. Dann machten sich zunehmend körperliche Komplikationen der Sucht bemerkbar und nach mehreren Krankenhausaufenthalten landete er schließlich in der Psychiatrie, von wo aus die Heimaufnahme in die Wege geleitet wurde. Hier fällt es ihm sehr schwer, sich an den festen, immer gleichen Tagesablauf zu gewöhnen und die Heimordnung einzuhalten. Er ist sehr zurückgezogen, trinkt auch immer wieder und kann sich nicht an getroffene Vereinbarungen halten.

Aufgaben

1. Versuchen Sie zu definieren, was für Herrn L. im momentanen Stadium seiner Suchterkrankung das vordergründige Therapieziel ist.
2. Stimmt dies mit der Zielsetzung des Pflegepersonals überein?

Die Ziele einer Suchtbehandlung werden im Allgemeinen als eine Hierarchie (Rangfolge) dargestellt oder auch als Treppe aufgefasst, wo die Bewältigung einer Stufe die Voraussetzung zur Bewältigung der nächsten Stufe darstellt:

**Lebensgestaltung
und -bewältigung,
Lebenszufriedenheit**

Dauerhafte Abstinenz

Verlängerung der sucht-
mittelfreien Perioden

Reduzierung des Konsums
und der Exzesse

Sicherung eines möglichst
gesunden Überlebens

Sicherung des Überlebens

Zielhierarchie in der Suchtbehandlung (Modifiziert nach Körkel 1997)

Nun kann es sein, dass Helfer und Betroffene ihre Bemühungen auf ganz unterschiedliche Stufen des Prozesses ausrichten, was dann häufig zu Frustrationen und Therapieabbrüchen führt. Im Fall von Herrn L. könnte z. B. die Zielsetzung des Betroffenen auf der Stufe „Sicherung eines möglichst gesunden Überlebens" sein: Herr L. ist einverstanden, im Altenheim zu leben, weil er hier ein Dach über dem Kopf hat, regelmäßig etwas zu essen bekommt und nicht mehr im Obdachlosenmilieu leben muss. Ist die Zielsetzung der Pflegekräfte z. B. „dauerhafte Abstinenz", so wird dies zwangsläufig zu permanenten Konflikten mit dem Bewohner und zu beiderseitiger Enttäuschung führen.

Suchtkranke Menschen können bei Angehörigen und Helfern eine Reihe von Gefühlen hervorrufen, die man kennen und kritisch reflektieren sollte, um nicht in Co-abhängige Verhaltensmuster zu geraten.

Beispiele für solche Gefühlsreaktionen:

Scham
„Nun ist meine Frau schon wieder betrunken, ich muss mich schämen, wenn sie so jemand auf der Straße sieht, sie ist so haltlos, undiszipliniert und schwach."

Schuld
„Wenn ich strenger wäre, wenn ich ein besserer, verständnisvollerer Partner wäre, wenn unsere Kinder anders wären, wenn wir nicht so oft streiten würden..., dann würde mein Mann nicht trinken."

Wut, Aggression
„Nun muss ich schon wieder das Erbrochene im Zimmer von Herrn L. aufputzen, schon hundertmal habe ich ihm gesagt, er soll endlich mit dem Trinken aufhören! Ich bin total sauer, das nächste Mal soll er seinen Scheiß selbst wegputzen!"

Abwehr, Verleugnung
„Dass meine Frau regelmäßig Schlaftabletten nimmt, ist doch nicht so schlimm. Natürlich ist sie davon oft auch tagsüber müde, aber als Rentner haben wir ja viel Zeit zum Schlafen. Der Hausarzt meint zwar, ihre zeitweise Nervosität und Unruhe könne schon als Entzugserscheinung gelten, das glaube ich aber nicht, meine Frau ist doch nicht süchtig."

Hilflosigkeit
„Ich habe bei Herrn L. schon alles versucht. Wenn ich ihm gut zurede, nützt es nichts, wenn ich ihn schimpfe, nützt es genauso wenig, ich bin da machtlos, er trinkt einfach immer wieder und ich kann da gar nichts tun!"

Isolation
„Seit mein Mann auch tagsüber oft betrunken ist, haben wir kaum noch Besuch. Meine Freundin hat er mal ganz wüst beschimpft, seither schäme ich mich, noch jemanden zu

uns einzuladen. Außerdem kann ich diese ganzen gut gemeinten Ratschläge nicht mehr hören, da bleiben wir lieber für uns alleine."

Angst

„Im letzten Jahr ist meine Frau schon zweimal gestürzt, weil sie von den ganzen Beruhigungstabletten kaum noch laufen kann. Diesmal hat sie noch Glück gehabt, aber ich darf gar nicht daran denken, was werden soll, wenn sie sich ein Bein bricht, vielleicht kommt sie dann nie mehr auf die Füße und wie soll ich sie denn pflegen, ich bin doch auch schon fast achtzig. Wenn ich ihr die Tabletten verstecke, wird sie furchtbar aggressiv, ich habe Angst, dass sie dann auf mich los geht..."

Es ist wichtig, diese Gefühle wahrzunehmen und sich immer wieder vor Augen zu führen, dass nicht der „schlechte Charakter" eines Menschen oder seine Böswilligkeit in mir diese Reaktionen hervorruft, sondern seine Krankheit!

Eine mögliche Reaktion auf solche Gefühle ist die Entwicklung eines **Co-abhängigen Verhaltens.** Dieser Begriff wurde von den Anonymen Alkoholikern geprägt, einer Selbsthilfeorganisation von alkoholabhängigen Menschen. Er beschreibt Verhaltensweisen, die den Suchtkranken vor negativen Konsequenzen und Folgen seiner Sucht schützen und ihm so eine Fortsetzung seines süchtigen Verhaltens ermöglichen.

Dazu gehört zum Beispiel:
- dem Süchtigen Verantwortung abnehmen,
- sein Verhalten anderen gegenüber rechtfertigen und erklären,
- ihm Belastungen abnehmen oder unangenehme Tätigkeiten ersparen,
- sein Verhalten kontrollieren oder überwachen.

Eine Co-abhängige Haltung wird in Aussagen wie den folgenden deutlich:
„Wenn ich mich nicht um alles kümmere, passiert hier nichts."
„Wer so eine stressige Arbeit hat, muss doch irgendwie entspannen."
„Mein Mann glaubt, er kann heimlich trinken, aber ich weiß genau, wo er seine Flaschen versteckt hat."
„Ich weiß, dass es für meine Frau ganz schlimm ist, wenn die Kinder sie betrunken sehen. Darum tue ich alles, um zu verhindern, dass die Kinder etwas merken."

Für die Co-abhängige Person liegt der Vorteil einer solchen Haltung darin, dass sie immer wieder ihre Stärke und Tüchtigkeit, ihre Unentbehrlichkeit unter Beweis stellen kann und sich so Selbstbestätigung verschafft. Für den Abhängigen andererseits gibt es keinen Grund, sein Verhalten zu ändern, da er zuverlässig jemanden hat, der ihm die unangenehmen Konsequenzen fern hält. Dieser „Jemand" ist oft ein naher Angehöriger, kann natürlich genauso gut auch eine „hilfsbereite" Altenpflegekraft sein:

Aufgaben

Herr L. kommt mit deutlich wahrnehmbarer Alkoholfahne ins Stationszimmer und bittet Sie, an seiner Stelle mit seinem Neffen zu telefonieren, um dessen angekündigten Besuch zu verschieben. Er befürchtet Vorwürfe, falls der Neffe ihn alkoholisiert antrifft, will deswegen auch nicht selbst mit ihm sprechen, sondern bittet Sie, dem Neffen auszurichten, er sei stark erkältet.

1. Sammeln Sie für diesen Fall Beispiele Co-abhängigen Verhaltens.
2. Welche Möglichkeit haben Sie, sich **nicht** als Co-Abhängiger zu verhalten?

Auf dem Weg aus der Abhängigkeit heraus in eine Therapie und in ein suchtmittelfreies Leben hinein sind viele kleine Schritte erforderlich, für die der Betroffene die Unterstützung von Seiten der Pflege und (wo vorhanden) der Angehörigen braucht:

1.

„So kann es nicht weitergehen"

Anerkennung der Notwendigkeit einer Verhaltensänderung

2.

„Ich schaffe das nicht alleine, ich habe es schon so oft versucht"

Anerkennung der eigenen Hilfsbedürftigkeit

3.

„Ich sehe es ein, ich lasse mir jetzt helfen"

Akzeptieren der Hilfsangebote

4.

„Ich bin alkohol-/medikamentenabhängig"

Anerkennen der eigenen Abhängigkeit

5.

„Wenn ich abstinent bleiben will, muss ich mein Leben anders gestalten. Das lohnt sich, weil ich ohne Suchtstoff viel klarer bin"

Aufstellung positiver Ziele und Erkennen der Notwendigkeit einer erheblichen Verhaltensänderung

Spezielle pflegerische Probleme auf diesem Weg können sein:

a) Bewohner bagatellisiert sein Verhalten

b) Bewohner zieht sich zurück, ist isoliert

c) Bewohner hat zu wenig Information über seine Erkrankung

d) Bewohner ist rückfällig

Aufgabe

Erarbeiten Sie Pflegemaßnahmen zur Lösung dieser speziellen Probleme.

Besonders wichtig in der Pflege Abhängigkeitskranker ist die Einigkeit und Transparenz im Team, getroffene Vereinbarungen müssen nachvollziehbar und dokumentiert sein, alle Teammitglieder müssen sich an die getroffenen Absprachen (z. B. bezüglich Ausgang, Taschengeld, Verhalten bei Rückfällen etc.) halten, da sonst die Betroffenen „Schwachstellen im Team" sprich weniger konsequente Mitarbeiter sehr schnell herausfinden und deren Nachgiebigkeit in ihrem Interesse ausnutzen.

Im **Umgang mit Rückfällen** ist wichtig, den Rückfall als Bestandteil der Erkrankung zu sehen: wenn ein Aufhören einfach so ohne Rückfall möglich wäre, gäbe es kein Suchtproblem!
Der Rückfall ist nicht Versagen, sondern kann als ein Maß für die Stärke der Abhängigkeit und für die Intensität der erforderlichen Bemühungen gelten. Nicht Scham, Schuld oder Versagen sollte thematisiert werden, sondern die Frage: Wie kam es dazu? Warum war die Situation so? Welche Verhaltensalternativen wären in der gleichen Situation denkbar?

Therapie der Suchterkrankungen im Alter

1. Hindernisse und Hürden
Einer adäquaten Behandlung älterer suchtkranker Menschen stehen vielfältige Hindernisse im Wege, die sich prinzipiell in drei Gruppen einteilen lassen.

Hindernisse in der Person des Betroffenen
Durch **körperliche und / oder psychische Folgeschäden** der Suchterkrankung kann der Betroffene so behindert sein, dass eine spezifische Suchtbehandlung nicht mehr möglich ist. Das kann der Fall sein bei einem fortgeschrittenen organischen Psychosyndrom, bei erheblichen Gedächtnis- oder Orientierungstörungen, bei Bettlägerigkeit etc.
Motivationsmangel und **Verleugnung der Abhängigkeit** sind zwei weitere Faktoren auf Seiten des Betroffenen, die einen Therapiebeginn oft lange hinaus zögern. Nicht selten ist die fehlende Motivation durch die **Perspektivlosigkeit** der Situation des alten Menschen bedingt: Wofür noch ohne Droge leben? Wen interessiert das denn noch?

Hindernisse in der Person der/des Helfers
Auf der Seite der Helfer besteht vielfach ein ausgeprägter therapeutischer Nihilismus (Überzeugung, dass eine Behandlung keinen Sinn hat), wenn es um Suchterkrankungen im Alter geht. Hier herrschen Vorurteile, z.B. alte Menschen können oder wollen sich nicht mehr verändern, obwohl wissenschaftliche Untersuchungen (Alkoholabhängige, über 5 Jahre nachbeobachtet) belegen, dass nach einer qualifizierten Therapie 60 % der über 65-Jährigen langfristig abstinent bleiben, bei unter 50-Jährigen liegt die Erfolgsquote nur bei ca. 40 %.
Oft wird auch eine „pseudotolerante" Haltung eingenommen: „Warum soll man in dem Alter noch so streng sein? Was hat der oder die denn sonst noch vom Leben?" – Aber

gerade hier stellt sich natürlich viel eher die Frage, was ein Mensch noch von seinem Leben hat, wenn er es nur noch in alkoholisiertem Zustand oder unter Medikamenteneinwirkung erträgt!

Manche rechnen auch ganz kühl und sagen, eine Therapieanstrengung lohnt sich nicht wegen der ohnehin nur noch kurzen Lebenserwartung: Warum soll man für einen 75-Jährigen noch viele Tausend Mark in eine Langzeittherapie investieren, wenn er dann mit 78 Jahren stirbt?

Hindernisse durch institutionelle Faktoren:

Das Versorgungsnetz zur Behandlung Suchtkranker ist vorwiegend auf die Behandlung junger Menschen ausgerichtet. Das wird schon in der Finanzierung deutlich: eine Langzeittherapie zahlt nicht die Krankenkasse sondern die Rentenversicherung, weil es um die Aufrechterhaltung bzw. die Wiederherstellung der Arbeitsfähigkeit geht.

Bei alten Menschen spielt die Arbeitsfähigkeit keine Rolle mehr, viele Fachkliniken für Abhängigkeitserkrankungen haben daher eine obere Altersgrenze von 60 bzw. 65 Jahren. In der Bundesrepublik gibt es derzeit lediglich drei Fachkliniken, die ein spezielles Angebot zur Behandlung älterer Süchtiger vorhalten (zusammen ca. 30 Betten).

Häufig erfährt der Betroffene daher eine medizinische Versorgung seiner im Vordergrund stehenden internistischen oder neurologischen Probleme statt einer spezifischen Suchttherapie.

Dringend notwendig ist auch die Einrichtung von Soziotherapeutischen Wohnheimen für chronisch-mehrfachgeschädigte Abhängige, wo sie gezielt gefördert und betreut werden können mit so viel Hilfe wie nötig und so wenig Hilfe wie möglich, anstatt sie in geschlossene Pflegeheime einzuweisen.

Im ambulanten Bereich ist die Situation nicht besser: Hier sind wegen der oft eingeschränkten Mobilität der Betroffenen aufsuchende Konzepte gefragt, z. B. das Angebot von Suchtgruppen in Altenheimen. Solche Angebote sind aber nur möglich, wenn Einrichtungen der Altenhilfe und der Suchthilfe viel enger zusammenarbeiten, als es bisher geschieht.

2. Ziele der Therapie

Ziel der Behandlung Suchtkranker ist nach Feuerlein die

> „Behebung und Kompensation der körperlichen und psychosozialen Schäden, die Entwicklung von sozialer Selbständigkeit, beruflicher Integration und reifer Beziehungsfähigkeit."

Viele dieser Faktoren sind für alte Menschen nicht mehr erreichbar, gelten dann im Alter andere Ziele?

Ist z. B. Abstinenz in jedem Fall als Therapieziel anzusehen?

Ist eine Abstinenz sinnvoll, wenn Drogenfreiheit nur durch „Einsperren" in einer geschlossenen Pflegeeinrichtung erreicht werden kann?

Wie ist es mit der Benzodiazepinabhängigkeit im Alter?

Kann man nicht eine low-dose dependency belassen, wenn keine Komplikationen oder Folgeerkrankungen bestehen?

Ist das therapeutischer Nihilismus oder Realismus?

Viele Fragen sind hier noch offen, allgemein kann man sagen, dass im Alter mehr individuelle Einzelfallentscheidungen zu den erreichbaren Zielen einer Suchtbehandlung erforderlich sind. Abstinenz nicht in jedem Fall das wichtigste Ziel, obwohl andererseits ein fortgesetzter Substanzkonsum oder Rückfall beim alten Menschen schwerwiegendere Folgen haben kann, da auf Grund der herabgesetzten Toleranz bereits kleine Substanzmengen eine verheerende Wirkung zeigen können.

Wichtige Teilziele auf dem Weg zu einem drogenfreien Leben sind

Steigerung der Selbstsicherheit/Selbstkontrolle

Erlernen von Genussfähigkeit in anderen Bereichen

Sicherung von Mobilität und Autonomie

Lösungskompetenz für Alltagsprobleme erhöhen (Inkontinenz, Familienstreit, Wohnsituation...)

Betroffene und Helfer müssen gemeinsam erreichbare und überprüfbare Ziele formulieren.

3. Therapiekonzepte

Die Suchtbehandlung erfolgt üblicherweise nach einem Stufenplan:

in einer ersten

Kontakt- und Motivationsphase

erfolgt die Diagnosestellung. Das Ausmaß körperlicher Schäden wird festgestellt, die Bagatellisierung und Abwehr von Seiten des Betroffenen lässt langsam nach, Krankheitseinsicht und Motivation zur Abstinenz entstehen. Diese Phase kann Monate bis Jahre dauern. Irgendwann wird der Betroffene sich zu einem Behandlungsversuch entschließen, dann folgt die

Entgiftungsphase

Sie dauert 1–3 Wochen bei Alkohol, bei Benzodiazepinen bis zu 10 Wochen. Bei alten Menschen sollte die Entgiftung wegen erhöhter Komplikationsraten eher stationär stattfinden.

Die Alkoholzufuhr wird abrupt beendet, im Unterschied dazu werden Benzodiazepine bei der stationären Entgiftung nicht abrupt abgesetzt, sondern wegen des Risikos von Entzugsanfällen langsam ausschleichend reduziert.

Auch Schmerzmittel sollten langsam ausgeschlichen werden, zur Distanzierung vom Schmerzerleben können Neuroleptika eingesetzt werden, bei chronischen Schmerzen sind auch Antidepressiva gut wirksam.

Im Alkoholentzug ist eine medikamentöse Therapie mit Distraneurin® bei schweren Entzugserscheinungen und drohendem Entzugsdelir möglich.

Nach Abschluss der Entgiftung sind die körperlichen Entzugserscheinungen abgeklungen, das Verlangen nach der Droge, die psychische Abhängigkeit besteht aber weiterhin. Wird die Therapie hier beendet, kommt es häufig zu Rückfällen. Darum schließt sich an die Entgiftung die

Entwöhnungsphase

an. Sie dauert drei bis sechs Monate und findet meist stationär in einer speziellen Fachklinik für Suchtkranke statt. Gerade bei alten Menschen kann es aber sinnvoller sein, die Langzeittherapie eher ambulant in der gewohnten Umgebung (evtl. unter Einbeziehung der Angehörigen) durchzuführen.

Zielsetzung der Entwöhnungsphase ist, die Probleme des Alltags ohne Droge/Alkohol zu bewältigen, dazu neue Bewältigungsstrategien zu erlernen und die Selbstkontrolle zu verbessern. In manchen Fällen ist bei Alkoholabhängigkeit eine medikamentöse Hilfe mit Campral® möglich, eine neuere Substanz, die das Verlangen nach Alkohol (Craving) reduziert. An die Entwöhnungsphase schließt sich dann die

Nachsorgephase

an, sie dauert lebenslang, denn eine Suchterkrankung ist nicht geheilt, nur weil der Betroffene abstinent lebt. Selbst nach jahrelanger Suchtmittelfreiheit kann ein einziges Glas Bier wieder zu einem völligen Kontrollverlust führen.

Die Nachsorge erfolgt ambulant beim niedergelassenen Arzt sowie in Therapiegruppen und/oder Selbsthilfegruppen (z. B. anonyme Alkoholiker, Blaukreuzler) mit dem Ziel der Steigerung von Selbstsicherheit und Selbstkontrolle, dem Erlernen von Genussfähigkeit in anderen Bereichen, der möglichst langfristigen Sicherung von Mobilität und Autonomie. Die Lösungskompetenz für Alltagsprobleme wie Inkontinenz, Familienstreit, Wohnsituation soll verbessert werden, stabile soziale Beziehungen sollen nach Möglichkeit aufrecht erhalten werden. Auch die Behandlung der Suchtfolgeschäden (Pankreatitis, Leberzirrhose, organische Wesensänderung,..) und die möglichst weitgehende körperliche Regeneration gehören in die Nachsorgephase.

Sowohl für die Entgifungsphase als auch für die Entwöhnungsphase gibt es Behandlungsplätze in Gerontopsychiatrischen Einrichtungen mit mehr beschützend, fürsorglichem Charakter oder in Suchtabteilungen von Psychiatrischen Krankenhäusern mit mehr konfrontierender, die Selbstverantwortung stark betonender Ausrichtung.

Für alte Menschen ist es wichtig, dass ambulante Gruppen tagsüber statt abends stattfinden (viele ältere Menschen gehen abends ungern alleine aus dem Haus), dass die

Treffpunkte mit öffentlichen Verkehrsmitteln erreichbar sind oder ein Abholservice eingerichtet wird.

Wichtig ist in dieser Phase auch die Miteinbeziehung der Angehörigen, die als Co-Alkoholiker jahrelang die Erkrankung toleriert, ertragen oder verheimlicht haben.

Ein wichtiges Instrument in der Behandlung Suchtkranker ist die Therapie in Gruppen. Entgegen vieler Vorurteile ist sie auch bei alten Menschen gut anwendbar, sofern sie noch ausreichend hören und von den geistigen Funktionen her noch nicht zu abgebaut sind.

In der Gruppentherapie lernen die Teilnehmer, dass sie nicht die einzigen sind, die ein bestimmtes Problem haben (Universalität des Leidens), sie erfahren Wertschätzung und Geborgenheit, die Gruppe bietet Vorbilder (Lernen am Modell), schafft ein Zugehörigkeitsgefühl und ist so wirksam gegen soziale Isolation und Einsamkeit.

Inhalte der Gruppentreffen sind Aufklärung über die Besonderheiten der Sucht im Alter und die Bearbeitung **altersspezifischer Gruppenthemen** wie Einsamkeit, Autonomieverlust, Zukunftsangst, Abnahme der geistigen Leistungsfähigkeit, Leben mit Behinderung, Versöhnung mit der eigenen Biographie und Raum für Trauer (über Verlorenes, über Dinge, die nicht mehr zu ändern sind).

Manchmal ist es schwieriger, alte Menschen zur Teilnahme an einer Gruppe zu motivieren, alles, was mit „Psycho" zu tun hat, ist ihnen fremd, macht ihnen Angst, in der Regel ist diese Abwehr aber nach wenigen Treffen verschwunden, wenn die Betroffenen die Erfahrung machen, wie wohltuend die Solidarität von Leidensgenossen ist.

Sehr wünschenswert ist eine alterseinheitliche Zusammensetzung der Gruppe, ist nur ein älterer Teilnehmer bei vielen Jungen in einer Gruppe, gerät er schnell in eine Außenseiterposition und erfährt Ablehnung nach dem Motto: „Erspare uns deine Kriegsgeschichten, Opa!".

Eine wirkungsvolle **Vorbeugung (Prävention)** von Suchterkrankungen im Alter setzt eine bessere Kooperation von Altenhilfe und Suchthilfe voraus: Altenhilfe braucht Kompetenz in der Erkennung von suchtkranken und suchtgefährdeten Personen (bis 40 % der Heimbewohner sind substanzabhängig), Suchthilfe braucht Kompetenz im Umgang und in der Behandlung älterer Menschen (zunehmend älteres Klientel).

Daneben ist es notwendig, in der öffentlichen Diskussion die gängigen **Defizitmodelle** des Alters zu hinterfragen, den alten Menschen neue Funktionen und Rollenzuweisungen einzuräumen und ihnen möglichst lange einen möglichst großen Handlungsspielraum zu erhalten oder zu ermöglichen.

Wichtige Voraussetzung dafür ist ein **Kompetenzmodell** des Alters, das alten Menschen erlaubt, sich sozial zu engagieren, ehrenamtlich in Vereinen oder Hilfsorganisationen tätig zu sein, sich sinnvoll zu beschäftigen, Kontakte zu pflegen, Wohngemeinschaften zu gründen oder Anerkennung in Nachbarschaftshilfe zu erlangen.

Und wenn derartige Aktivitäten für einen alten Menschen nicht mehr möglich sind, sollte die Vorstellung von einer fortbestehenden sozialen Kompetenz im Alter bei den betreuenden Angehörigen und Pflegekräften dazu führen, dass sie trotz umfassender „Abhängigkeit" von Pflege den Betroffenen in seinen Eigenarten und in seiner Persönlichkeit achten statt ihn permanent zu entmündigen.

Aus medizinischer/ärztlicher Sicht kann ein Beitrag zur Suchtprävention darin bestehen, als Antwort auf Trauer, Schmerz, Einsamkeit oder Angst nicht reflektorisch eine Tablette zu verordnen, welche die Symptome überdeckt, sondern dem Patienten zu einer veränderten Sichtweise seiner Beschwerden zu verhelfen: das Symptom als Signal des Körpers zu verstehen, dass etwas nicht in Ordnung ist, nicht als Störfaktor, der möglichst schnell beseitigt werden muss (siehe auch Kapitel Psychosomatische Krankheiten).

Aufgaben

1. Welche Hindernisse stehen einer angemessenen Behandlung von alten Menschen, die suchtkrank sind, im Wege?
2. Was können Sie in Ihrer täglichen Arbeit tun, um hier zu einer Verbesserung der Situation beizutragen?

Zusammenfassung

Suchterkrankungen im Alter werden häufig übersehen, verharmlost, geduldet oder sogar durch entsprechende Verordnungen ärztlich gefördert. Die Symptome können untypisch sein, darum hier nochmals eine Zusammenstellung von

Auffälligkeiten, die auf Suchterkrankungen im Alter hinweisen können

- Störungen von Merkfähigkeit und Urteilsvermögen
- wiederholte Verwirrtheitszustände
- sozialer Rückzug, Interessenverarmung
- Gangunsicherheit, wiederholte Stürze
- Persönlichkeitsfremde Verhaltensweisen
- Vernachlässigung der Körperhygiene
- Gewichtsverlust, Mangelernährung
- Schlafstörungen und Tagesmüdigkeit

Jeder Mensch verdient, ungeachtet seines Alters, die Chance einer angemessenen Behandlung seiner Suchterkrankung. Die Planung und Zielsetzung der Therapie ist im Alter individueller und erfordert die Zusammenarbeit von Altenhilfe- und Suchthilfeeinrichtungen.

3.5 Psychosomatische Erkrankungen

3.5.1　Allgemeine Psychosomatik

Fallbeispiel

Der Neffe des Herrschers Gabus-Woschgmir war schwer erkrankt. Alle Ärzte des Landes hatten die Hoffnung aufgegeben, ihre Medikamente zeigten keinerlei Wirkung. Daher war der Herrscher einverstanden, dass der damals erst 16-jährige Avicena (später ein berühmter Arzt) die Behandlung übernehmen sollte. Er war neu in der Stadt, keiner kannte ihn. Avicena kam, sah den Kranken, einen jungen Mann, blass, abgemagert auf seinem Lager liegend. Auf seine Fragen gab der Kranke keine Antwort und die Verwandten berichteten, dass er schon seit Wochen kein Wort mehr spreche. Avicena fühlte der Puls des Kranken und hielt seine Hand eine Weile. Dann sagte er: „Dieser Kranke muss anders behandelt werden. Dazu brauche ich jemanden, der in dieser Stadt zu Hause ist, der alle Straßen und Häuser kennt und die Menschen, die in ihnen wohnen." Alle wunderten sich über diesen seltsamen Wunsch, doch sie ließen einen Ortskundigen kommen. Ihn bat Avicena: „Nenne mir alle Viertel der Stadt." Dabei griff er nach dem Puls des Patienten. Als ein bestimmtes Viertel genannt wurde, fühlte Avicena, dass der Puls sich beschleunigte. Daraufhin ließ er alle Straßen nennen, bis bei einem Straßennamen der Puls des Kranken erneut aufgeregt zu pochen begann. Nun verlangte Avicena nach einem Mann, der alle Bewohner dieser Straße kenne. Diesen bat er, der Reihe nach alle Häuser mit ihren Bewohnern aufzuzählen. Bei einem Haus nannte der Mann auch den Namen eines Mädchens: der Puls des Kranken begann zu rasen.... Avicena bemerkte: „Sehr gut, jetzt ist alles klar. Ich kenne die Krankheit des jungen Mannes und sie ist leicht zu heilen." Die Anwesenden starrten ihn erstaunt an. „Dieser junge Mann leidet unter der `Liebeskrankheit`. Seine Beschwerden des Leibes haben darin ihre Wurzeln. Er ist verliebt in das Mädchen, dessen Namen ihr hörtet. Geht, holt das Mädchen und werbt es als Braut." Der Kranke, der Avicena aufmerksam gelauscht hatte, wurde rot bis über beide Ohren. Der Herrscher machte das Mädchen zur Braut seines Neffen, der von dieser Stunde an genas.

(nach Mowlana, persischer Dichter, 1248-1317 n. Chr.)

Aufgaben:

1. Versuchen Sie anhand dieser Geschichte eine Erklärung des Begriffs „Psychosomatik".

2. Was unterscheidet die „Medizin", die Avicena verordnet, von den vorher versuchten Medikamenten?

Definition

Der Begriff „Psychosomatik" vereint „Psyche" und „Soma", also Geist/Seele und Körpers: Im psychosomatischen Krankheitsverständnis werden körperliche Krankheiten als Folge gegenwärtiger oder früherer seelischer Konflikte aufgefasst. Psychosomatik ist kein abgegrenztes Spezialgebiet, sondern eine Betrachtungsweise, die für alle Fachgebiete der Medizin gelten kann. Es geht nicht darum, den Körper weniger, sondern darum, die Psyche mehr zu studieren und psychosoziale Zusammenhänge beim Auftreten einer Erkrankung zu berücksichtigen.

Die klassische „Organmedizin" stellte mit Weiterentwicklung der naturwissenschaftlichen Erkenntnisse und der diagnostischen Methoden immer mehr den Körper und seine Krankheiten in den Vordergrund ihrer Bemühungen. Krankheit wird hier als ein Faktor verstanden, der den normalen „Betriebsablauf" des Körpers stört und der möglichst schnell beseitigt werden muss. Wenn die Ursachen einer Erkrankung nicht behoben werden können, so sollen wenigstens die Symptome schnell zum Verschwinden gebracht werden. Die Frage nach der Bedeutung eines Symptoms wird in der Regel nicht gestellt.

Körperliche und seelische Vorgänge hängen jedoch miteinander zusammen und beeinflussen sich gegenseitig. So kennt jeder aus eigener Wahrnehmung die körperlichen Vorgänge (Schwitzen, schneller Puls, ggf. Harn-/ Stuhldrang), die mit dem Gefühl „Angst" verbunden sind oder im Gegensatz dazu das wohlig-entspannte Körpergefühl (warme, gut durchblutete Haut, ruhiger Puls, angenehme Schwere) kurz vor dem Einschlafen. Daraus folgt, dass bestimmte psychische Erlebnisweisen (wie chronischer Stress, Wut, Trauer, Einsamkeit, Angst etc.) zu körperlichen Beschwerden und bei längerer Dauer auch zu Organschädigungen führen können.

Die psychosomatische Medizin stellt diesen Zusammenhang in das Zentrum ihres diagnostischen Vorgehens. Ein Symptom wird als körperlicher Ausdruck eines Konfliktgeschehens angesehen. Die Symptomentwicklung ist abhängig von
a) der Organbeschaffenheit und Konstitution des Betroffenen
b) der psychischen Struktur des Betroffenen
c) der Umwelt und den Lebensbedingungen des Betroffenen.

Daher gehört zur Anamneserhebung in der Psychosomatik immer die Klärung der aktuellen Lebensumstände, der biographischen Entwicklung und genauen Umstände und Bedingungen beim erstmaligen Auftreten der Beschwerden.
Nach Groddeck (1866-1934) gibt es in der psychosomatischen Diagnostik folgende
Grundfragen:
1. Warum jetzt und nicht früher?
2. Warum ich und kein anderer?
3. Warum an diesem Organ und nicht anderswo?

Aufgaben:
1. Überlegen Sie für sich am Beispiel Ihrer letzten Erkrankung (kann ein ganz banaler Schnupfen gewesen sein) eine Antwort auf diese Fragen.
2. Was halten Sie von dieser Sichtweise?
3. Sammeln Sie in der Klasse Argumente, die dafür und dagegen sprechen.

Entwicklung des Faches und psychosomatische Krankheitsmodelle

Der Begriff Psychosomatik wurde erstmals 1818 von Heinroth (1773-1843) in seinem Lehrbuch der Störungen des Seelenlebens gebraucht. Die psychosomatische Sichtweise entwickelte sich als Gegenmodell zur eher naturwissenschaftlich – mechanischen Sichtweise der Medizin des 19. Jahrhunderts. Die Sichtweise, den Menschen als eine Einheit von Psyche und Körper zu betrachten, ist nun keine Erfindung der psychosomatischen Medizin, sondern allenfalls eine Wiederentdeckung von Wissen und Einsichten, die bereits in der Medizin der Antike und bei den Naturvölkern weit verbreitet waren und sind (siehe auch die Fallgeschichte aus dem 13. Jahrhundert zu Beginn dieses Kapitels). Mit zunehmendem Interesse an den psychoanalytischen Theorien zu Beginn des letzten Jahrhunderts etablierten sich auch psychosomatische Ansätze an den deutschen Universitätskliniken. Diese Ansätze wurden in der Zeit des Nationalsozialismus (durch die Vertreibung vieler jüdischer Psychoanalytiker und psychosomatisch interessierter Ärzte aus Deutschland) über Jahre „auf Eis gelegt" und erst nach Kriegsende wieder weiter verfolgt. Erste psychosomatische Behandlungsstationen an Universitätskliniken gab es 1950 in Heidelberg (Mitscherlich, v. Weizäcker), 1957 in Freiburg (Heilmeyer) und 1962 in Gießen (Richter). Seit 1970 ist das Fach Psychosomatik Unterrichts- und Prüfungsfach im Medizinstudium, seit 1992 gibt es einen eigenen Facharzt für psychosomatische Medizin. In den letzten Jahren gibt es Tendenzen, den Begriff „psychosomatisch" durch den Begriff „bio-psycho-sozial" zu ersetzen, um der Bedeutung sozialer und umweltbedingter Faktoren in der Krankheitsentstehung Rechnung zu tragen.

Ein Problem der zunehmenden Spezialisierung der medizinischen Disziplinen und der Abgrenzung der Pychosomatik als eigenes Fach besteht darin, dass die „ganzheitliche" Betrachtungsweise eines Kranken/einer Krankheit unter Berücksichtigung von Auslösefaktoren und Umweltbedingungen eigentlich in jedem Fachgebiet, bei jeder Erkrankung stattfinden sollte. Bei einem gebrochenen Bein sind die Fragen: „Warum ich? Warum jetzt? Warum ein Beinbruch?" genauso angebracht wie bei „klassischen psychosomatischen Erkrankungen" wie Magengeschwür oder Bluthochdruck.

Der Zusammenhang zwischen Körper und Psyche und die genauen Ursachen der Entstehung psychosomatischer Erkrankungen sind Gegenstand vieler theoretischer Überlegungen. Im Folgenden werden drei grundlegende psychosomatische Krankheitsmodelle kurz skizziert:

1. Konversionsmodell (Sigmund Freud, 1856-1939)

Nach Freud wirken verdrängte Wunschvorstellungen, Fantasien oder Bedürfnisse im Unbewussten so weiter, dass ihre Energie in körperliche Veränderungen umgewandelt (=konvertiert) wird. Konversionssymptome (früher „hysterische Symptome" genannt) treten an den Sinnesorganen und im Bereich der Willkürmotorik auf, nicht an Organen, die durch das vegetative Nervensystem innerviert werden. Der zugrunde liegende Konflikt ist häufig ein erotisch-sexueller, dessen Erfüllung nicht zugelassen werden kann.

Typische Konversionssymptome sind:
- psychogene Blindheit
- psychogene Lähmungen
- psychogene Krampfanfälle
- Hyperventilation.

2. Konfliktmodell (Franz-Gabriel Alexander, 1891-1964)

Das Konfliktmodell von Franz Alexander entstand in den fünfziger Jahren dieses Jahrhunderts. Es ist vereinfacht im folgenden Schema dargestellt:

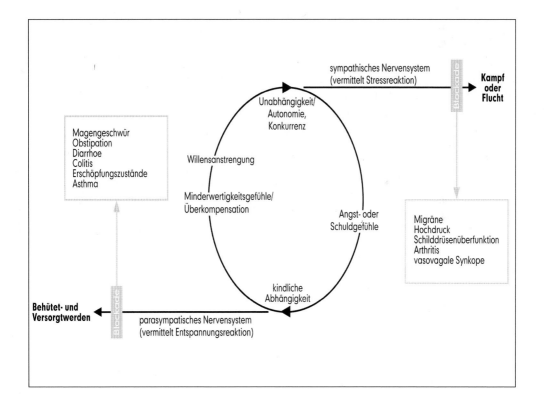

Alexander geht davon aus, dass Gefühle wie Angst, Wut, Freude, Trauer zu körperlichen Reaktionen führen, die über das vegetative Nervensystem vermittelt werden. Dabei führt die Aktivierung des Sympathikus-Anteils z. B. durch Ärger oder Stress zur Vorbereitung einer Flucht- oder Kampfreaktion, die der Sicherung unseres Überlebens oder unserer Unabhängigkeit dient. Kampf oder Flucht finden aber beim modernen Menschen in der Regel nicht statt, wir „schlucken unseren Ärger herunter", verhalten uns angepasst oder haben oft keine Möglichkeit, unsere aggressiven Impulse auszuleben. Obwohl dieses Verhalten im Sinne der Konfliktlösung zunächst durchaus sinnvoll sein kann, führt die Blockade der Energieabfuhr zu einer chronischen Sympathikus-Überaktivierung mit krankhaften körperlichen Folgen wie Bluthochdruck, Hyperthyreose (Schilddrüsenüberfunktion), Migräne oder Arthritis.

Andererseits hat jeder Mensch auch ein inneres Bedürfnis nach Regeneration, Entspannung und Versorgung, das über eine Aktivierung des Parasympathikus-Anteils des vegetativen Nervensystems vermittelt wird. Ist diese Möglichkeit längerfristig blockiert, weil wir uns nicht abhängig fühlen wollen, weil wir keine Ruhe zulassen können o. ä. führt dies zu einer chronischen Parasympathikus-Überaktivierung. Als Folge treten Magen- oder Zwölffingerdarmgeschwüren, Durchfall, Verstopfung, Colitis oder Asthma bronchiale auf.

Im Unterschied zu Freud beschreibt das Modell von Alexander Veränderungen an den inneren Organen, die durch das vegetative Nervensystem innerviert werden. Die beiden Modelle widersprechen sich daher nicht, sondern können als Ergänzung aufgefasst werden.

Alexander erweiterte seine Theorie dahingehend, dass er für jede mögliche Erkrankung einen bestimmten zugrunde liegenden Konflikt annahm, z. B. eine unterdrückte Wutreaktion für den Bluthochdruck oder zurückgehaltene Tränen für einen Asthma-Anfall. Hier haben neuere Untersuchungen gezeigt, dass die Zusammenhänge nicht ganz so klar und eindeutig sind, wie von Alexander vermutet, sondern dass psychosomatisch Kranke unabhängig von betroffenen Organsystem ein Verhaltensmuster aufweisen, das mit dem Begriff **Alexithymie** bezeichnet wird. Übersetzt heißt dieser Begriff „Lesestörung (Alexi) für Gefühle" (Thyme). Man meint damit die Unfähigkeit, bei sich oder anderen Gefühle wahr zu nehmen und in Worte zu fassen. Diese unbeachteten, unterdrückten oder ignorierten Gefühle verschaffen sich dann als körperliches (psychosomatisches) Symptom Ausdruck.

Stressmodell (Hans Selye, 1907–1982)

In seiner 1953 veröffentlichten Hypothese beschreibt Selye psychosomatische Erkrankungen als eine Reaktion auf andauernde Überlastungen und Überforderungen, die im Körper zu einer ständigen Stressreaktion führen. Diese Reaktion ist gekennzeichnet durch eine vermehrte Cortisolausschüttung der Nebennieren, was zu einer Hemmung der Abwehrkräfte (Immunsuppression) und einer erhöhten Anfälligkeit für Erkrankungen führt. Entscheidend für die Auswirkungen eines „Stressors" ist die seelische Befindlichkeit des Menschen, der dem Stress ausgesetzt ist: Besonders nach Verlusterlebnissen (Trennung, Todesfall) reagiert unser Organismus sehr negativ auf Stresserlebnissse, während in Zeiten guter psychischer Verfassung Belastungen und Anforderungen die Leistungsfähigkeit eines Menschen auch steigern und ihn anspornen können.

Diese Modelle versuchen Zusammenhänge zwischen Psyche (Gefühl, Affekt) und Soma (Körper, Organe) wissenschaftlich zu belegen und nachzuweisen, die der Volksmund schon lange kennt und in vielen Redensarten benennt:

da zerbricht sich einer den Kopf,

da bleibt einem die Luft weg,

da fällt einem ein Stein vom Herzen,

da läuft einem eine Laus über die Leber,

da frisst jemand alles in sich hinein,

da hat jemand die Hosen voll...

 Aufgabe:
Sammeln Sie in der Klasse weitere Redensarten, die auf psychosomatische Zusammenhänge hinweisen.

3.5.2 Spezielle Psychosomatik

Bei Betrachtung der einzelnen Krankheitsbilder können wir nun zwei Schweregrade unterscheiden:

1. Störungen, die dem Patienten Beschwerden verursachen, aber noch nicht zu nachweisbaren Organschäden geführt haben, heißen **funktionelle Störungen** (z. B. Atemnot/Hyperventilation, Übelkeit/Erbrechen, Juckreiz, Blähungen, Durchfall, Schmerzen).

2. Störungen, die so ausgeprägt sind, dass sich Organschäden nachweisen lassen, sind **psychosomatische Krankheiten** im engeren Sinne. Dazu gehören Krankheitsbilder wie Colitis ulcerosa, Asthma bronchiale, Magengeschwür, Neurodermitis, Anorexie (=Magersucht), Bulimie (=Ess-Brech-Sucht), Hypertonie, koronare Herzkrankheit.

Funktionelle Störungen und psychosomatische Erkrankungen sind sehr häufig, etwa 20-30 % der Patienten in einer Allgemeinarztpraxis leiden unter derartigen Beschwerden. Durch häufige, zum Teil aufwändige und oft unnötige Untersuchungen (z. B. mehrfache Darmspiegelungen bei funktionellen Bauchschmerzen) werden die Beschwerden oft chronifiziert, die Überzeugung des Patienten, an einer körperlichen Krankheit zu leiden, gefestigt und es entstehen hohe Kosten. Andererseits erwarten die Patienten natürlich eine organische Diagnostik und sind für eine Erklärung, dass ihre Beschwerden psychische Ursachen haben könnten, oft überhaupt nicht zugänglich. Gerade diese Patienten haben große Schwierigkeiten, eigene Gefühle und Stimmungen wahrzunehmen und zu äußern, Konflikte werden eher durch ein körperliches Symptom ausgedrückt als aktiv angesprochen oder ausdiskutiert (z. B. Erbrechen, wenn man „etwas zum Kotzen findet" oder „nicht mehr alles schlucken will"). Nur ein Bruchteil der Betroffenen erhält eine psychotherapeutische Behandlung, die Anwendung unnötiger körpermedizinischer Verfahren einschließlich verschiedenster Operationen ist dagegen die Regel.

Spezifische **Auslösesituationen** für psychosomatische Störungen sind bei jungen Menschen oft schulische oder berufliche Leistungsanforderungen, Ablösung aus dem Elternhaus, Partnerwahl, Geburt eigener Kinder, Verluste und Kränkungen.
Im Alter sind es häufig „Schwellensituationen" wie Pensionierung, Tod des Partners, Umzug in ein Alten-/Pflegeheim oder Wegzug des letzten Kindes aus der Familie.

Herz-Kreislauferkrankungen

Fallbeispiel

Frau B. ist 68 Jahre alt, verheiratet und hat zwei Töchter. Ihr Ehemann war als Versicherungsvertreter beruflich viel unterwegs, die ältere Tochter zog zum Studium in eine 400 km entfernte Stadt und heiratete dort. Schon seit ihrem 40. Lebensjahr leidet Frau B. unter „Herzanfällen". Der erste dieser Anfälle war nach dem Tod ihrer Mutter aufgetreten. Ganz plötzlich, am Abend vor der Beerdigung, spürte sie ein starkes Herzrasen, verbunden mit Schweißausbruch, Schmerzen in der Brust und Todesangst. Der Notarzt veranlasste eine Krankenhauseinweisung, dort wurde Frau B. eine Woche genau untersucht, alle Ergebnisse einschließlich EKG, Labor, Ultraschall und Angiographie der Herzkranzgefäße waren unauffällig. In den folgenden Jahren kam es immer wieder zum Auftreten solcher Anfälle mit nachfolgender Krankenhauseinweisung. Die jüngere Tochter blieb bei der Mutter, nahm ihr alle schweren Arbeiten in Haus und Garten ab, schlief häufig bei ihr im Ehebett, wenn der Vater beruflich unterwegs war. Als die Tochter sich mit 28 Jahren in einen Arbeitskollegen verliebte und mit diesem in Urlaub fahren wollte, kam es zu einer Häufung der Attacken. Daraufhin schlug der Hausarzt eine psychosomatische Kur vor, die Frau B. dann auf Drängen ihrer Familie antrat. Nach vier Tagen war sie wieder zu Hause, beschwerte sich entrüstet über die unmöglichen Zustände in der Klinik. Sie sei doch nicht verrückt, sie wisse nicht, wozu sie in einer Gesprächsgruppe sitzen und sich die Sorgen anderer Leute anhören solle! In ihrer Familie sei alles in Ordnung, sie führe ein glückliches und zufriedenes Leben, abgesehen von ihrer Herzerkrankung....

Aufgaben:
Versetzen Sie sich gedanklich in die Rolle der jüngeren Tochter dieses Fallbeispiels:
a) Wie fühlen Sie sich in dieser Rolle? Freuen Sie sich auf die geplante Urlaubsreise?
b) Wie geht es Ihnen, als die Mutter die Kur abbricht?

Funktionelle Herzbeschwerden wie im oben geschilderten Fallbeispiel sind häufig, etwa 15 % der Patienten in einer Allgemeinarztpraxis leiden unter einer derartigen Störung. Wichtigste **Ursache** ist eine sehr enge Mutter-Kind-Beziehung in der frühen Kindheit mit starkem Verwöhnen und Beschützen bei gleichzeitiger Unterdrückung aller aggressiven und autonomen Bestrebungen des Kindes. **Auslösende Situationen** im späteren Leben sind dann häufig Trennungen oder Todesfälle, manchmal auch Heirat oder berufliche Veränderungen. Die betroffenen Patienten zeigen eine ausgeprägte Tendenz zur Anklammerung an Angehörige und Arzt, leiden unter der Angst, alleine nicht leben zu können und neigen dazu, sich körperlich extrem zu schonen. Die Beschwerden können chronisch werden, gegenüber einer psychotherapeutischen Behandlung sind die Betroffenen oft wenig aufgeschlossen.

Psychosomatische Krankheitsbilder im Bereich des Herz-Kreislauf-Systems sind koronare Herzkrankheit, Angina pectoris und Hypertonie.

Diesen Erkrankungen liegt eine multifaktorielle Genese zugrunde, das bedeutet eine Kombination aus
- körperlichen Risikofaktoren wie Rauchen, Diabetes, Übergewicht, erhöhtem Cholesterinspiegel etc.,
- psychischen Risikofaktoren wie Streben nach Anerkennung, Rivalität, Aggressivität, Ungeduld, dem Gefühl, ständig unter Zeitdruck zu stehen,
- einer zwanghaften Persönlichkeitsstruktur.

Erkrankungen der Atmungsorgane

Die beiden häufigsten Störungen im Bereich der Atemwege sind die Hyperventilation als funktionelle Störung und das Asthma bronchiale als psychosomatische Erkrankung.
Der **Hyperventilationsanfall** ist gekennzeichnet durch eine abnorme Steigerung der Atemfrequenz mit subjektivem Engegefühl in der Brust, Lufthunger und dem Drang, immer tiefer durchzuatmen. Durch die gesteigerte Atmung kommt es zu Schwindel und Kribbelgefühlen in den Händen, manchmal auch zu einer Verkrampfung der Finger (Pfötchenstellung). Betroffene Personen zeigen eine abhängig-depressive Persönlichkeitsstruktur mit hoher Leistungsbereitschaft, auslösende Situationen sind oft Konflikte oder Streitigkeiten, die das Abhängigkeits- und Kontaktbedürfnis gefährden.

Der **Asthma-Anfall** tritt als akute Atemnot auf, die Ursache können angeborene, psychische, allergische und infektiöse Faktoren sein. Angeboren ist eine Übersensibilität des Bronchialsystems auf allergene Reize, psychische Faktoren bestehen in einer engen, symbiotischen Mutterbindung mit Abwehr aller aggressiven Impulse und starker Überfürsorglichkeit. Mitscherlich hat den Asthma-Anfall als „Wutschrei gegen die erstickende Umklammerung durch die Mutter" bezeichnet. Der grundlegende Konflikt des Asthmakranken ist die Ambivalenz zwischen den Wünschen nach Anlehnung und Nähe und dem Streben nach Selbstständigkeit und Distanz. Dazu kommen dann im Einzelfall unterschiedliche Allergene sowie Infekte der Atemwege als zusätzliche Komponenten, die zu einer Bronchienverengung führen.

Auslösende Situationen für Asthmaanfälle können Ereignisse sein, die eine drohende Trennung von der Mutter beinhalten: Geburt eines Geschwisters, Heirat, Tod, Krankheit der Mutter etc.

Der Volksmund beschreibt diese Zusammenhänge in Redensarten wie:
    da bleibt einem die Luft weg,
    da verschlägt es einem den Atem,
    da ist dicke Luft,
    da macht jemand seinem Ärger Luft.

Auch unter den Asthmakranken sind viele Patienten, die nur an eine organische Ursache ihrer Beschwerden glauben. Die Prognose einer Asthmaerkrankung ist schwer vorhersagbar, etwa die Hälfte der Kinder, die an Asthma leiden, verlieren die Beschwerden im Laufe der Pubertät. Tritt die Erkrankung erst im Erwachsenenalter auf, ist die Prognose ungünstiger, in vielen Fällen entwickelt sich ein chronischer Verlauf. Therapeutisch ist eine Kombination von Medikamenten, die die Bronchien erweitern und psychotherapeutischer Behandlung sinnvoll.

Magen-Darm-Erkrankungen

Funktionelle Bauchbeschwerden äußern sich als Druck- oder Völlegefühl im Bauch, als Appetitlosigkeit, Übelkeit, krampfartigen Bauchschmerzen, Verstopfung oder Durchfall. Zu den psychosomatischen Magen-Darmerkrankungen gehört das Magengeschwür, die Colitis ulcerosa und der Morbus Crohn.

Funktionelle Bauchbeschwerden sind häufig und die Betroffenen drängen auf wiederholte körperliche Untersuchungen und diagnostische Eingriffe wie Magen- oder Darmspiegelung.

Beim **Magengeschwür** besteht ein Ungleichgewicht zwischen schleimhautschützenden und schleimhautreizenden Faktoren im Magen. Es kommt zu krampfartigen Magenschmerzen, besonders nach der Nahrungsaufnahme. Die psychosomatischen Zusammenhänge werden in folgenden Sprichwörtern deutlich:

sich ein Loch in den Bauch ärgern,

alles in sich rein fressen,

Wut im Bauch haben,

von seinem Ehrgeiz aufgefressen werden,

sauer sein.

Menschen, die zu Magengeschwüren neigen, haben oft starke Versorgungs- und Abhängigkeitswünsche (möchten „gefüttert werden"), sind sehr ehrgeizig und leistungsorientiert.

Die **Colitis ulcerosa** ist eine chronisch-entzündliche Erkrankung des Dickdarms, die zu massiven blutigen Durchfällen mit Bauchschmerzen, Übelkeit und Erbrechen führt. Der **Morbus Crohn** ist ebenfalls eine chronisch-entzündliche Darmerkrankung, kann aber den gesamten Verdauungstrakt „von der Lippe bis zum After" abschnittsweise befallen. Auch hier kommt es zu Durchfällen, außerdem zu Gewichtsverlust, Schmerzen, Darmstenosen und Fistelbildung zwischen entzündeten Darmschlingen. Volksweisheiten, die sich mit dem Darm beschäftigen, sprechen eine sehr deutliche Sprache:

auf etwas scheißen,

vor etwas Schiss haben,

einen Anschiss bekommen,

etwas geht in die Hose.

Patienten mit chronisch-entzündlichen Darmerkrankungen weisen oft eine zwanghafte, überangepasste Persönlichkeit auf, sie vermeiden Auseinandersetzungen, neigen zur Selbstaufopferung, sind dabei leicht kränkbar und verletzlich. Im Kontakt wirken sie oft unnahbar, geben sich unabhängig und „cool".

Aufgabe:

Suchen Sie sich einen Heimbewohner, der an einer Hypertonie leidet. Fragen Sie ihn, wann die Erkrankung diagnostiziert wurde und ob es zu diesem Zeitpunkt besondere Aufregungen in seinem Leben gab, ungewöhnliche Lebensumstände oder einschneidende Veränderungen. Fragen Sie ihn nach seiner Vorstellung von den Ursachen des Hochdrucks und ob er/sie einen Zusammenhang mit psychischen Faktoren für möglich hält. Berichten Sie in der Gruppen von Ihren Gesprächserfahrungen.

Pflege bei psychosomatischen Erkrankungen

Aus diesen wenigen Krankheitsbeispielen wird schon deutlich, dass der Umgang mit psychosomatisch Kranken sich nicht auf diagnostische (Blutdruck messen, Gewicht kontrollieren) oder behandlungspflegerische Aspekte (Verbände, Einreibungen, Medikamente verabreichen) reduzieren lässt.

Die psychosomatische Pflege erfordert eine ganzheitliche Sicht des Menschen. Nicht der Bluthochdruck oder die funktionellen Herzbeschwerden, sondern der ganze Mensch wird behandelt. Ziel ist, im Umgang mit dem Betroffenen eine therapeutische Atmosphäre zu schaffen, die Konfliktklärung fördert, Aktivitäten anregt, Patienten zum Überdenken eingefahrener Verhaltensweisen ermuntert und ihnen zu neuen, „heilsamen" Erfahrungen verhilft.

Oft suchen die Patienten intensiv nach Hilfe, klammern sich an Schwester oder Pfleger wie an einen Rettungsanker, erwarten rund um die Uhr versorgt zu werden oder Daueranwesenheit. Hier ist es wichtig, sich nicht zu sehr vereinnahmen zu lassen, auch auf Kollegen zu verweisen, die Anspruchshaltung des Patienten im Einzelfall zu hinterfragen.

Andere Patienten sind in ihrer Erkrankung völlig unnahbar, geben sich unabhängig, scheinen an Beziehung nicht interessiert und „cool" oder sie schrecken Betreuungspersonen durch ihr ständiges Jammern oder ihre vorwurfsvolle Grundhaltung ab.

Darum ist es in der Begegnung mit psychosomatisch Kranken besonders wichtig, die eigenen Gefühle wahr zu nehmen (der tut mir leid, der nervt mich, der macht mir Angst, der langweilt mich, der erdrückt mich,...) und dem Betroffenen diese Gefühle zu spiegeln (z. B.: „Ich würde Ihnen gerne helfen; Herr Müller, aber ich weiß gar nicht, wie ich an Sie heran kommen soll, Sie gehen mir aus dem Weg, weichen meinen Fragen aus, erscheinen mir ganz unnahbar.").

Das Symptom, das der Patient anbietet, muss ernst genommen werden, er simuliert die Beschwerden nicht, sondern er leidet darunter. Gleichzeitig ist es aber wichtig, ihm zu verdeutlichen, dass immer neue Untersuchungen nicht erforderlich sind und die Symptome sich erst langsam unter der Therapie bessern werden. Und dass er zu einer Besserung beitragen kann, indem er sich auf eine Klärung zu Grunde liegender Konflikte einlässt und versucht, Auslösefaktoren einer Verschlimmerung zu erkennen.

Therapie der funktionellen Störungen:

Hier geht es in erster Linie darum, eine „chronische Patientenkarriere" zu verhindern, d. h. den Patienten über Natur und Ursache seiner Beschwerden so aufzuklären, dass er sich angenommen und ernst genommen fühlt. Gleichzeitig soll er davon überzeugt werden, dass es keine schwerwiegende organische Erkrankung seine Symptome verursacht, sondern dass Lebensumstände oder unbewältigte Gefühle und Konflikte zu diesem Zustand geführt haben. Dazu gehört auch, etwa dem Patienten mit Hyperventilation zu vermitteln, dass er jetzt nicht ersticken muss, dass das Kribbeln in den Händen in wenigen Minuten verschwunden sein wird und das die Beschwerden harmloser Natur sind. Im günstigen Fall kann der Patient diese Sichtweise teilen und in einer psychotherapeutischen Behandlung einen weniger krank machenden Umgang mit seinen Gefühlen erlernen.

Da körperliche Beschwerden in der Umgebung/Gesellschaft eher anerkannt werden als seelische, erfährt ein Patient mit funktionellen Störungen oft Zuwendung, Aufmerksamkeit und Schonung (Krankenbesuche, Krankschreibung, Befreiung von unangenehmen Pflichten). Dies kann die Beschwerden aufrecht erhalten bzw. verstärken und im ungünstigen Fall zu einer Chronifizierung beitragen. Auch eine psychosomatische Erkrankung kann sich so entwickeln.

Therapie der psychosomatischen Erkrankungen

Da hier bereits eine Organschädigung besteht (z. B. Magenulcus oder Hypertonie), ist eine kombinierte internistische und psychotherapeutische Behandlung erforderlich. Je nach Schweregrad der Erkrankung kann dies ambulant oder stationär erfolgen. Dabei lindert die medikamentöse Therapie zunächst die akuten Beschwerden (wie Schmerzen, Atemnot, Durchfall etc.), während die begleitende Psychotherapie versucht, die aktuelle Belastungssituation zu klären, ein erweitertes Krankheitsverständnis beim Patienten zu entwickeln, andere Konfliktlösungsmöglichkeiten zu erarbeiten und eine Änderung bestimmter krankmachender Lebensumstände herbeizuführen. Dazu gehört insbesondere die Wahrnehmung der eigenen Gefühle, die bei psychosomatisch Kranken oft gestört ist (Alexithymie). Wenn der Betroffene lernt, Stress, Wut, Angst oder Ärger wahr zu nehmen und darauf richtig zu reagieren (Pause machen, streiten, sich entspannen etc.), dann kann der körperliche Ausdruck dieser Gefühle (eben die psychosomatische Krankheit) überflüssig werden. Das Erlernen von Entspannungsverfahren wie Autogenes Training oder Progressive Muskelentspannung wirkt zusätzlich unterstützend.

Zusammenfassung

Dieses Kapitel führt in die psychosomatische Betrachtungsweise von Krankheiten ein. Körperliche Symptome können Ausdruck einer seelischen Störung oder eines Konflikts sein und die Energie eines solchen Konflikts kann ausreichen, um nachweisbare Organschäden wie ein Ulcus oder eine Colitis zu verursachen. Es wurden verschiedene Theorien über die genaue Entstehung psychosomatischer Symptome beschrieben und der Begriff Alexithymie als grundlegende Störung psychosomatisch Erkrankter erklärt. Es wurde eine Vorstellung von der Entstehung und Behandlung ausgewählter Krankheitsbilder gegeben, sodass sich die Notwendigkeit einer psychotherapeutischen Behandlung nachvollziehen und begründen lässt.

3.6 Zwänge, Ängste, Phobien

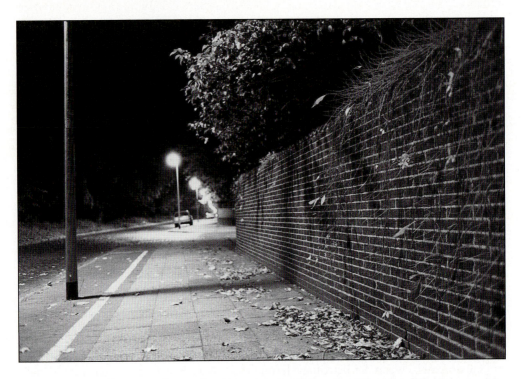

Angst ist ein völlig normaler, in der Stammesgeschichte des Menschen überlebenswichtiger emotionaler Zustand, der uns in die Lage versetzt, Gefahren abzuwehren. Dieser emotionale Zustand wird von körperlichen Veränderungen begleitet, die uns ursprünglich befähigen sollten, eine drohende Gefahr abzuwenden (Kampf oder Flucht). Angst schützt vor gefährlichen und unüberlegten Situationen. Angst warnt normalerweise vor einer Gefahr, bevor wir von dieser überrollt werden.

Angst ist eine Emotion die entsteht, wenn wir eine Situation als bedrohlich wahrnehmen.

Angst ist ein Phänomen, das zu unserem täglichen Leben gehört. Unsere Ängste sind meist auf ganz bestimmte Dinge oder Situationen gerichtet (Klausuren, Hunde etc.). Diese Realangst geht von einer äußeren Bedrohung aus, wir bezeichnen sie häufig als **Furcht.**

Diese Furcht vor realen Bedrohungen muss unterschieden werden von Ängsten, die durch eine „innere" Angstauslösung bedingt sind und tendenziell von einer irrealen Bedrohung ausgehen (Angst vor Einbruch, Angst vor Krankheit etc.). Solche Ängste können auch als **Erwartungsängste** bezeichnet werden.

Eine weitere Form der Angst sind die **Phobien.** Dabei handelt es sich um übersteigerte unangepasste Angstreaktionen vor einer bestimmten Situation oder einem bestimmten

Objekt. Die Intensität der Angst steht in keinem Verhältnis zu der tatsächlichen Bedrohung, die von einem Gegenstand oder Lebewesen ausgeht (Angst vor Spinnen, Mäusen etc.).

Steigt die Intensität der Angst weiter an, gibt es keine Möglichkeiten der Angstsituation zu entgehen, dann entsteht **Panik**. Dabei haben die Betroffenen das Gefühl des Kontrollverlustes über ihre körperlichen und kognitiven Reaktionen.

Angst ist ein Gefühl, das als beklemmend, bedrückend und als unangenehm empfunden wird. Dahinter verbergen sich diffuse Befindlichkeiten von Beklemmung bis Schrecken, von Sorge bis Grauen oder Entsetzen. Auch Scham gehört dazu, die Furcht vor Bloßstellung. Wir ängstigen uns vor Versagen, vor Einsamkeit, Verletzung, vor Strafe oder vor unserem Gewissen. Ein gemeinsames Merkmal aller dieser Zustände sind bestimmte körperliche Reaktionen wie Zittern oder Schwitzen, die von kognitiven Prozessen begleitet werden.

Aufgabe:

Überlegen Sie sich eine für Sie besonders angstbesetzte Situation und versuchen Sie die Angst möglichst genau zu beschreiben. Was fühlen Sie in der Situation? Was denken Sie in der Situation? Wie verändert sich das Gefühl, je nachdem wie unmittelbar Sie mit der Situation konfrontiert sind? Steigt die Angst langsam an oder ist sie plötzlich da? Was tun Sie, um dieser Angst zu entgehen oder um diese Angst auszuhalten?

Sammeln Sie die Begriffe mit denen Angst umschriebenen werden kann und erstellen Sie eine Liste dieser Begriffe. Sie können sie später verwenden, um Bewohnern zu helfen über ihre Ängste zu sprechen.

3.6.1 Symptome von Angst

Angst macht uns in Sekundenbruchteilen bereit, einer Gefahr zu begegnen, zu kämpfen oder zu flüchten. Dazu werden Botenstoffe wie Adrenalin und Noradrenalin ausgeschüttet. Diese Hormone verteilen sich sehr schnell im Körper und wirken auf fast alle Organe (*vgl. auch Anatomie oder Krankheitslehre*).

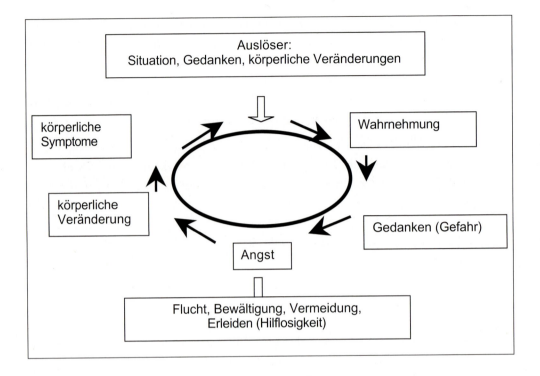

Die Signale aus dem Körper und aus der Umwelt werden im Gedächtnis bearbeitet, es entsteht das bewusste Angstgefühl. Dieses bewusste Angstgefühl verstärkt wiederum die körperliche Notfallreaktion. Dabei kann es zu einem Teufelskreis der Angst kommen:

Symptome der Angst sind demzufolge immer

- **körperlicher Art** (Blutdruckanstieg, Tachykardie, Schweißausbruch, Zittern, flacher, schneller Atem etc.),
- **kognitiver Art** (Konzentrationsstörungen da alles Denken sich um die Gefahrenquelle dreht, katastrophisierende Gedanken – die Betroffenen stellen sich vor was alles passieren könnte, was alles schief gehen könnte).

Häufig verbergen sich die Symptome der Angst auch in Reaktionen wie

- **Vermeidungsverhalten:** Angst vor einem Sturz und anschließender Pflegebedürftigkeit wird vermieden, indem das Haus nicht verlassen wird. Häufig hört man von alten Menschen: „So schön wie zu Hause ist es nirgends – ich fühle mich am besten zu Hause". Hinter solchen Äußerungen steckt häufig die Angst vor der Konfrontation mit der eigenen Gebrechlichkeit.
- **Flucht:** auf Angst vor Einsamkeit, Krankheit, Hilflosigkeit reagieren viele Menschen mit einer Flucht vor den betreffenden Gedanken. Diese Flucht zeigt sich häufig in Missbrauch oder Sucht von Alkohol oder Medikamenten oder anderen Drogen. Eine

Flucht vor Ängsten kann aber auch exzessives Verhalten auf einem anderen Gebiet sein (Fitness, Hobbys etc.). Die extremste Form der Flucht vor Ängsten ist der Suizid.

- **Bewältigungsversuche:** Ein krankhafter Bewältigungsversuch von Angst ist beispielsweise der Versuch, die Angst vor einer Krankheit dadurch zu überwinden, dass man möglichst viele Ärzte konsultiert. Angst vor Infektionen wird durch ständiges Waschen überwunden. Auch Aggressionen und Gewalt können ein Hinweis auf Angst sein. Sie können den verzweifelten Versuch darstellen, an der jetzigen Situation etwas zu ändern.

- **Folgeerkrankungen:** Viele Menschen reagieren hilflos auf die Angst. Sie fühlen sich diesen Gefühlen ausgeliefert. Aufgrund der lang anhaltenden körperlichen und psychischen Belastung durch die Angst kann es zu organischen Schäden (Bluthochdruck, Magengeschwür etc.) oder zu psychosomatischen Erkrankungen (Essstörungen, Schlafstörungen etc.) kommen.

Fallbeispiel

Frau B. ist vor einigen Wochen auf dem Weg zur Toilette ausgerutscht und hat sich eine schmerzhafte Prellung zugezogen. Seitdem traut sie sich nicht mehr allein zur Toilette und braucht die Hilfe einer Pflegerin. Schon Meter vor dem Ort ihres Sturzes klammert sie sich ängstlich an ihre Helferin. Trotz Schmerzfreiheit verlässt sie ihr Zimmer kaum noch.

Erklärung: Frau B. sieht die Stelle, an der sie gestürzt ist. Ihr erster Gedanke ist: das ist hier gefährlich, ich könnte wieder stürzen. Sie empfindet Angst. Auf diese gefährliche Situation bereitet sich ihr Körper vor, indem er über Botenstoffe alle Körpersysteme in Alarmbereitschaft versetzt. Frau B. fühlt, dass ihr Herz schneller schlägt, ihre Atmung sich verändert, ihre Muskeln sich verspannen. Diese körperlichen Veränderungen nimmt sie wiederum wahr und denkt: „Hoffentlich komme ich nur heil über diese Stelle hinweg, meine Beine gehorchen mir gar nicht." Das empfindet sie wieder als Bedrohung, was dazu führt, dass die Alarmbereitschaft des Körpers verstärkt wird. Jetzt empfindet Frau B. vielleicht Schwindel oder Übelkeit, sie bekommt möglicherweise weiche Knie. Diese körperlichen Symptome der Angst werden wiederum von ihr wahrgenommen und als bedrohlich interpretiert. Dies verstärkt die Angst immer weiter, bis Frau B. tatsächlich irgendwann zusammenbricht, wodurch ihre Befürchtungen bestätigt werden und weiter zunehmen. In einigen Tagen wird Frau B. wahrscheinlich schon beim Gedanken an den Weg zur Toilette schlecht werden. Sie wird versuchen, diesen Weg mit allen Mitteln zu meiden, was dazu führen kann, dass sie inkontinent wird, um nicht zur Toilette gehen zu müssen.

3.6.2   Formen von Angststörungen

Definition

Von einer Angststörung spricht man, wenn die Angst für den Betroffenen unerträglich wird oder wenn die Angst diesen Menschen in der Ausübung seiner normalen Lebensgewohnheiten und Pflichten behindert.

Die Angst von Frau B. vor einem erneuten Sturz ist ganz normal und sinnvoll, wenn sie dazu führt, dass Frau B. vorsichtiger geht. Wenn Frau B. jedoch aufgrund der Angst vor einem Sturz inkontinent wird und ihr Zimmer nicht mehr verlässt, was zu Isolation und Bewegungsmangel mit all den bekannten Folgeproblemen führt, muss diese Angst als krankhaft angesehen werden und ein Eingreifen ist nötig.

Im Folgenden wird eine Übersicht über die verschiedenen Angststörungen gegeben.

Phobien

Definition

Phobie ist eine exzessive, unangepasste Angstreaktion vor einer bestimmten Situation oder einem bestimmten Objekt, die zu ausgeprägtem Vermeidungsverhalten führt.

Der betroffene Mensch hat volle Einsicht in die Irrationalität seines Handelns. Er weiß, dass seine Angst in keinem Verhältnis zu der Gefährlichkeit der Situation steht. Trotzdem führt schon allein der Gedanke an die entsprechende Situation zu massiven körperlichen Symptomen.

Menschen die an einer Phobie leiden, können extrem in ihrem alltäglichen Leben eingeschränkt sein. Ihr ganzes Tun und Handeln ist auf das Vermeiden der für sie gefährlichen Situationen gerichtet.

Fallbeispiel	Eine Bewohnerin mit einer Spinnenphobie ist den ganzen Tag damit beschäftigt, ihr Zimmer zu reinigen, darauf zu achten, dass alle Türen und Fenster geschlossen sind, um sicher zu sein, dass keine Spinnen in ihrem Zimmer sind. Fordert man sie auf, an Aktivitäten außerhalb ihrer vier Wände teilzunehmen, hat sie immer irgendeinen triftigen Grund, weshalb das nicht möglich ist. Wahrscheinlich war ihre Angststörung schon der Grund für ihren Einzug ins Heim. Da es ihr zunehmend unmöglicher wurde ihre Wohnung zu verlassen, drohte sie zu verwahrlosen.

Typisch bei Phobien ist die Tatsache, dass der Betroffene genau beschreiben kann wovor er Angst hat. Klinisch bedeutsam sind etwa 200 Phobien von der Computerphobie über Schulphobie oder Höhenangst zur Spritzenphobie, Flugangst oder Gewitterangst. Die häufigsten Formen der Phobie sind:

- **Tierphobien**: irrationale Angst vor Spinnen, Schlangen, Mäusen etc.
- **Agoraphobie**: heftige Angst, sich auf öffentlichen Straßen und Plätzen aufzuhalten oder auch nur einen umschützenden Raum (meist die Wohnung, die Straße in der man wohnt, das Stadtviertel) zu verlassen.
- **Klaustrophobie**: heftige Angst, sich in engen oder geschlossenen Räumen aufzuhalten. Dabei geht es meistens um die Angst, im Notfall keine Fluchtmöglichkeit zu haben oder den Raum nicht schnell genug verlassen zu können. Sehr häufig empfinden Menschen Angst in Aufzügen, Kinos, Kaufhäusern, gedrängten Menschenansammlungen.
- **Sozialphobien**: heftige Angst vor der direkten Begegnung mit einzelnen Menschen. Hintergrund ist meistens die unkontrollierbare Befürchtung zu versagen, sich lächerlich zu machen. Diese Menschen haben keine Angst vor großen Menschenansammlungen. Sie haben jedoch Angst, von jemandem angesprochen zu werden.

Fallbeispiel

Frau F. hat eine Fahrstuhlphobie. Sie weiß genau, dass die Gefahr in einem Fahrstuhl zu verunglücken, praktisch nicht besteht. Trotzdem wird es ihr schon beim Gedanken an den Fahrstuhl ganz übel. Sie sieht sich selber tagelang im Fahrstuhl eingeschlossen verhungern oder mit dem Fahrstuhl abstürzen. Sie weiß, dass diese Befürchtungen absurd sind, doch kann sich davor nicht wehren.

Ihr Leben lang kam sie mit dieser Phobie gut zurecht. Sie fuhr nie Fahrstuhl. Nach einem Sturz war Frau F. nun auf einen Rollstuhl angewiesen und musste in ein Altenheim umziehen. Als man sie mit dem Fahrstuhl auf ihr Zimmer bringen wollte, protestierte sie heftig. Die Pflegerinnen beteuerten ihr, es sei nicht so schlimm und schoben sie einfach in den Fahrstuhl. Frau F. erlitt ein Kreislaufversagen und musste sofort wieder in die Klinik gebracht werden.

Generalisiertes Angstsyndrom

Ist es den Betroffenen nicht möglich, klar zu umschreiben wovor sie Angst haben, spricht man von einem generalisierten Angstsyndrom. Diese Menschen machen sich unablässig Sorgen um alles. Jede Situation ruft bei ihnen Katastrophengedanken hervor, überall wittern sie Gefahr. Generalisierte Angstsyndrome sind häufig von Depressionen oder Suchterkrankungen begleitet.

Paniksyndrom

Während Phobien sich stets auf Situationen oder Objekte richten, entsteht eine der dramatischsten Formen unter den Angststörungen scheinbar völlig unbegründet. Oft mehrmals täglich erleben die Betroffenen Todesangst – scheinbar völlig unabhängig von aktuellen Ereignissen.

Panikattacken kann man auch beschreiben als Wellengipfel in einem Meer der Angst. Studien zeigen, dass die Spitze der Angst bereits nach 1-3 Minuten erreicht wird. Sie baut sich allerdings erst durchschnittlich nach einer halben Stunde wieder ab. Während dieser Zeit, die ihnen wie eine Ewigkeit vorkommt, leiden die Betroffenen an Atemnot, Brustschmerzen, Schwindel, Bauchbeschwerden, Schwäche, Übelkeit, Hitze- oder Kältegefühlen oder Depersonalisationsgefühlen.

Posttraumatische Belastungsreaktion

Nach traumatischen Ereignissen wie Naturkatastrophen, Unfällen oder Kriegen können häufig Symptome wie Konzentrations- und Gedächtnisschwierigkeiten, Unfähigkeit zu entspannen, Erregbarkeit, Schreckhaftigkeit, Schlafstörungen, Interessenlosigkeit, Kontaktschwierigkeiten und psychische Erstarrung beobachtet werden. Die Betroffenen erleben die schrecklichen Ereignisse in ihren Träumen immer wieder. Hilfreich ist in diesen Fällen das eindringliche Erinnern an das Ereignis. Besonders bei alten Menschen besteht die Gefahr, dass diese Störung mit einer Demenz verwechselt wird.

Hypochondrische Ängste

Typisch an dieser Störung ist die Tatsache, dass der betroffene Mensch nicht befürchtet krank zu werden, sondern fest überzeugt ist, krank zu sein und sterben zu müssen, wenn kein Arzt ihm hilft. Diese Ängste betreffen Krankheiten rund um Herz, Lunge, Verdauungstrakt oder senile Demenz. Diese Menschen wandern von Arzt zu Arzt, von Klinik zu Klinik, lassen unzählige Untersuchungen über sich ergehen. Häufig drängen sie die Ärzte sogar zu Operationen, die aber keinen Befund bringen und den Zustand nicht verbessern. Menschen, die an hypochondrischen Ängsten leiden fühlen sich immer unverstanden und hoffnungslos krank.

Meist entstand diese depressive Grundhaltung nicht erst im Alter dieser Menschen. Sie prägte vermutlich das ganze Leben. Diese über Jahre geübte Haltung sich und seinem Zustand gegenüber erschwert auch mögliche therapeutische Maßnahmen.

Von den Angststörungen differenzialdiagnostisch abzugrenzen sind die

Zwangsstörungen

Fallbeispiel

Frau B. hat fürchterliche Angst auf der Schwelle ihres Zimmers wieder zu stürzen. Ständig sieht sie sich hilflos mit Schmerzen auf dem Boden liegen. Sie kann an gar nichts anderes mehr denken. In ihrer Not sucht sie nach Möglichkeiten, diese Angst zu besiegen. Da sie eine religiöse Frau ist, entwickelt sich die Überzeugung, es kann wohl nichts passieren, wenn sie vor dem Überqueren der Schwelle dreimal das „Vaterunser" betet. Tatsächlich passiert nichts. Von nun an betet sie ständig bevor sie eine Schwelle überquert. Das erfordert viel Zeit. Doch wenn die Pflegerinnen sie drängeln, überkommt sie große Angst.

Hauptmerkmal der Zwangsstörungen sind wiederkehrende Zwangsgedanken und Zwangshandlungen, die so schwer sind, dass sie Leiden verursachen oder den Betroffenen in Tagesablauf oder sozialen Aktivitäten beeinträchtigen. Sie nehmen viel Zeit in Anspruch.

Definition

Zwangsgedanken sind wiederholte, andauernde Ideen, Impulse oder Vorstellungen, die ungewollt in den Sinn kommen und zumindest anfänglich als sinnlos und lästig empfunden werden. Die betroffene Person versucht diese zu ignorieren oder zu unterdrücken.

Man unterscheidet:

- **Zwanghafte Zweifel** (z. B. ob wohl die Schwester sicher kommt),
- **Zwangsgedanken** (z. B. bezogen auf die eigene Zukunft oder die von Angehörigen),
- **Zwangsimpulse** (z. B. die Schwester in das Gesäß zu kneifen, jemanden umzubringen, sich selbst etwas anzutun),
- **Zwangsbefürchtungen** (z. B. ob man sich im Speisesaal auch richtig benehmen wird),
- **Zwangsvorstellungen** (z. B. die Vorstellung, wie man nach dem eigenen Tod verbrannt wird).

Zwangshandlungen sind wiederholte, zielgerichtete und beabsichtigte Verhaltensweisen, die darauf abzielen, Unbehagen oder schreckliche Ereignisse unwirksam zu machen oder zu verhindern. Es werden schlimme Folgen erwartet, wenn die Handlung unterlassen würde. Die Handlung wird aber als absurd und töricht empfunden. Häufig entwickeln sich Zwangshandlungen, um Zwangsgedanken in den Griff zu bekommen.

Fallbeispiel

Herr P. leidet an dem Zwangsimpuls, die Schwestern in den Po zu kneifen. Er ist ganz entsetzt über diesen Impuls, da solch ein Verhalten mit seinen Werten und Normen, mit seinem Selbstbild unvereinbar ist. Um diesen Impuls zu kontrollieren, hat er ein Ritual entwickelt, dass ihm Sicherheit gibt. Wenn er einer Schwester begegnet, reibt er sich die Hände. Das ist für die Schwestern befremdend, führt zu Schwierigkeiten bei der Pflege und macht es für Herr P. unmöglich zu essen, wenn eine Schwester in der Nähe ist.

Die häufigsten Formen von Zwangshandlungen sind:

- **Waschzwang:** Die Angst vor Krankheiten oder Infektionen wird durch wiederholtes Waschen oder durch rituelle Säuberungen von Gegenständen gedämpft.
- **Kontrollzwänge:** Die Angst vor Einbrechern oder Dieben wird durch ständige Kontrolle von Sicherheitsmaßnahmen (Absperren der Haustür) gedämpft. Die Angst vor

Vergessen von Alltagshandlungen (Gashahn, Licht abstellen, Haustür abschließen usw.) oder vor Vergessen von Terminen kann zu Zwangshandlungen führen.

- **Ordnungszwang:** Viele Menschen reagieren mit Panik, wenn eine von ihnen festgelegte Ordnung in ihrer Wohnung, auf ihrem Schreibtisch oder in ihrem Schrank nicht aufrechterhalten wird, bzw. verwenden viel Zeit darauf, diese Ordnung peinlich genau herzustellen.

Wegen der Schwere dieser Störung ist sie häufig von einer Depression begleitet. Zwangsstörungen verlaufen häufig chronisch, eine wirkliche „Heilung" ist eher selten.

3.6.3   Ursachen von Angststörungen

Ängste im Alter können sehr unterschiedliche Ursachen haben. Im Folgenden sollen mögliche Ursachen systematisch erarbeitet werden.

Körperliche Faktoren: Angst entsteht bei Schmerzen durch Stürze, Krankheiten, schmerzhaften Behandlungen (Spritzen, Verbandwechsel etc.) Außerdem gibt es Krankheiten, die häufig von sehr starken Angstgefühlen begleitet sind. Dazu gehören Herzrhythmusstörungen, Herzinfarkt, Asthma, Schilddrüsenüberfunktionen, Unterzuckerung, Epilepsie oder Zustände nach Schädel-Hirn-Traumen.

Psychiatrische Faktoren: Angst ist auch häufig ein Begleitsymptom bei psychiatrischen Krankheiten. Ursache für Angst kann demnach ein Wahn sein (Angst vergiftet zu werden) oder Halluzinationen (Angst vor Spionen). Depressionen sind häufig von Ängsten begleitet (Zukunftsängste, Versagensängste). Sie entstehen auch sehr häufig bei einer beginnenden Demenz. Auch Suchtkrankheiten und der Entzug sind mit vielen Ängsten verbunden.

Psychische Faktoren: Die meisten Ursachen für Angststörungen sind psychisch bedingt. Die häufigsten Ängste die Menschen im Alter plagen sind: Angst

- zu versagen durch Nachlassen der Leistungsfähigkeit,
- zu erkranken, abhängig, hilfsbedürftig oder pflegebedürftig zu werden,
- beschämt, abgelehnt und hilflos zu werden,
- nicht mehr gebraucht zu werden, abgeschoben zu werden,
- vor Vereinsamung oder allein gelassen zu werden,
- vor finanziellen Nöten, existentielle Angst,
- vor Pflegenden,
- vor Krankheit und Schmerzen,
- vor Sterben und Tod,
- die aus der Biographie und aus individuellen Erlebnissen zu erklären ist. Das können Trennungsängste, Versagensängste, Ängste durch Schuldgefühle etc. sein.

Doch wie entsteht aus normaler, hilfreicher „Signalangst" eine zerstörerische Krankheit? In den letzten Jahren wurden zahlreiche Gründe wissenschaftlich diskutiert.

Genetische Anlage: Insbesondere Panikstörungen und Zwangsstörungen kommen in Familien gehäuft vor. Bei diesen Störungen, aber auch bei generalisiertem Angstsyndrom geht man davon aus, dass eine Hyperaktivität des Nervensystems diese Menschen in einen ständigen Zustand vegetativer Erregung versetzt. Dies führt dazu, dass Angst und Panik schneller empfunden werden.

Lerntheoretisch: Die Angststörung wird aufrechterhalten durch den hohen Krankheitsgewinn. Das bedeutet, durch die Angst erreicht der Kranke bestimmte Vorteile, die er ohne diese Krankheit nicht erreichen könnte. Der Kranke hat also gelernt, durch die Krankheit bestimmte Ziele zu erreichen.

> **Fallbeispiel**
>
> Frau B. stürzte, zog sich schmerzhafte Prellungen zu und empfand am nächsten Tag berechtigte Angst vor dieser Stelle. Deshalb wurde sie von einer Pflegerin begleitet. Die Angst vor dieser Stelle brachte ihr also Zuwendung und Beachtung, was sie ohne ihre Angst nicht erreicht hätte.

Insbesondere die Phobien lassen sich lerntheoretisch erklären. Menschen die vor Schlangen Angst haben, werden alles tun, um keiner Schlange zu begegnen. Durch dieses Meidungsverhalten können sie aber auch nie die Erfahrung machen, dass Schlangen nicht so gefährlich sind, wie sie sich das vorstellen. Erfolgreiche Vermeidung einer Situation verstärkt eher die Ängste.

> **Fallbeispiel**
>
> Frau F. hat ein Leben lang Fahrstühle gemieden. Das ist ihr sicherlich nicht immer leicht gefallen. Beispielsweise musste sie als Sekretärin häufig mit ihrem Chef ein Stockwerk höher in den Sitzungssaal. Ihr Chef fuhr immer mit dem Aufzug. Sie achtete immer sorgsam darauf, dass sie vor oder nach ihm zum Sitzungssaal aufbrach, um zu vermeiden, dass er sie in den Fahrstuhl einlädt. Jedesmal wenn es ihr glückte, war sie erleichtert und froh. Durch diese Anstrengungen bei der Vermeidung der Situation, wurde die Situation für sie immer bedrohlicher. Sie lernte: wenn ich mich so anstrengen muss, um diese Angst zu vermeiden, dann muss es auch eine sehr schlimme Situation sein.

Kognitionspsychologen betonen die kognitiven (kognitiv – die Erkenntnis betreffend; erkenntnismäßig) Ursachen von Angststörungen, die insbesondere bei der Behandlung von Panikstörungen und Zwangsstörungen eine große Bedeutung haben. Dabei wird insbesondere auf die entscheidende Rolle der katastrophisierenden Gedanken auf die körperlichen Entgleisungen eingegangen.

Fallbeispiel

Frau F. erlitt eine Panikattacke als sie gegen ihren Willen in den Fahrstuhl geschoben wurde. Nachdem sie im Krankenhaus etwas zu sich gekommen ist, erinnert sie sich an die Ereignisse des Tages: „Das war ja heute ganz fürchterlich, ich hätte es nie für möglich gehalten, so etwas überleben zu können. Ich habe mich ganz schön blamiert bei meinem Einzug ins Heim. (nun beginnt ihr Herz etwas schneller zu schlagen). Da war ja aber auch dieser fürchterliche Fahrstuhl (ihr Atem wird schneller). Was ist denn wieder mit meinem Herzen los? Es wird ja nicht schon wieder los gehen (sie fühlt jetzt ihren Puls im Hals). Wahrscheinlich hat dieser Kollaps mein Herz geschädigt (jetzt wird ihr schwindelig). Um Gottes Willen, noch einmal überlebe ich sowas nicht (sie schreit um Hilfe und erlebt ihre zweite Panikattacke)."

Psychoanalyse: Sigmund Freud war der erste, der „neurotische Angst" untersuchte. Für ihn ist diese Angst ein „Signal" für einen tiefer liegenden Konflikt, der unbewusst verdrängt worden ist. Ziel seiner Therapie ist die Bewusstmachung dieser Konflikte (Die Psychoanalyse wird ausführlich im Fach „Psychologie" behandelt).

Pflege bei Angststörungen

Ziele der Pflege von Menschen mit einer Angststörung sollten sein:

Der Betroffene
1. spricht seine Angstgefühle aus,
2. kennt Möglichkeiten, mit der Angst umzugehen,
3. setzt diese Bewältigungsmöglichkeiten auch wirkungsvoll ein,
4. wendet Entspannungstechniken an,
5. erhält Hilfsmittel zur Stärkung seines Sicherheitsgefühles und kann damit umgehen,
6. fühlt sich sicher und angstfrei.

Im Folgenden werden einige Hinweise gegeben, wie diese Ziele erreicht werden können. Wichtig ist jedoch immer, auf den Einzelfall einzugehen. Pflegende müssen versuchen, die Ursachen des ängstlichen Verhaltens zu verstehen. Dann muss im Team besprochen werden, wie bei diesem Menschen die Pflegeziele erreicht werden können.

Bei der Pflege von Menschen mit Angststörungen ist eine konstante Bezugsperson besonders wichtig. Diese muss kontinuierlich ein Vertrauensverhältnis aufbauen und aufrechterhalten. Ein gut funktionierendes Team sollte vorhanden sein, so dass die Pflegerinnen nicht gegeneinander ausgespielt werden oder die Erfolge einer Pflegerin durch andere Teammitglieder wieder zunichte gemacht werden.

Hilfestellungen für Menschen mit einer Angststörung sind:
• Gelegenheit geben, Ängste offen auszusprechen. Ein Klima schaffen, in dem der Betroffene über seine Ängste sprechen kann. Er muss sich mit seinen Ängsten angenommen und ernst genommen fühlen.

- Ängste ernst nehmen, nicht bagatellisieren. Formulierungen wie „Das ist ja nicht so schlimm" oder „Reißen Sie sich doch mal zusammen, Sie sind ja ein erwachsener Mensch" sind nicht hilfreich.
- Körpersymptome wahrnehmen (schneller Puls, Schweiß, Zittern) und darauf reagieren. Das zeigt dem Bewohner das Interesse an ihm und gibt ihm Gelegenheit über seine Angst zu sprechen. Diese Körpersymptome können aber auch ein Hinweis auf eine bevorstehende Panikattacke sein, die für den alten Menschen bedrohliche Folgen haben kann. Möglicherweise muss ein Arzt dann beruhigende Medikamente anordnen.
- Beruhigen, entspannen durch eigene Ruhe, durch ruhige Umgebung, evtl. Musik, Düfte, Kinästhetik. Beruhigende Maßnahmen anbieten wie ein warmes Bad, Entspannungs- oder Atemübungen.
- Mögliche Auslöser der Angst klären und wenn möglich beseitigen oder einschränken.
- Sichtbar und hörbar bleiben, immer über Zeiten der Abwesenheit (eventuell auch schriftlich) aufklären.
- Sich unbedingt an alle Abmachungen halten.
- Den alten Menschen grundsätzlich in Entscheidungen einbeziehen und über alle Verrichtungen informieren.
- Unbedachte Äußerungen oder Kritik vermeiden.
- Mit sinnvoller Tätigkeit ablenken.
- Tagesablauf mit viel Bewegung, Ergotherapie, Singen, Tanz planen. So werden Stresshormone schneller wieder abgebaut und die körperlichen Symptome der Angst verschwinden. Angst bereitet unseren Körper auf Kampf oder Flucht vor, was mit Bewegung verbunden ist. Wer sich statt dessen ins Bett legt wird längere Zeit unter den Symptomen leiden.
- Für Besuchsdienste und Kontakte sorgen.
- Selbsthilfefähigkeiten stärken, z. B. Entspannungstechniken vermitteln.
- Ermutigen, sich der Angstsituation zu stellen statt sie zu meiden.
- Kleinste Erfolge erkennen, würdigen und loben.
- Therapeutische Hilfe vermitteln. Das kann eine Verhaltenstherapie sein, bei existentiellen Ängsten oder Zukunftsängsten eventuell auch ein Seelsorger etc.
- Bei Panikattacken eventuell angeordnete Medikamente verabreichen.

Aufgabe:
Erarbeiten Sie anhand eines Beispiels aus Ihrer Praxis einen Plan für den Umgang mit den Ängsten einer Bewohnerin. Gehen Sie dabei systematisch vor. Beschreiben Sie die Symptome der Angst bei dieser Bewohnerin. Suchen Sie anschließend nach den Ursachen der Angst. Überlegen Sie sich welche Maßnahmen dieser Frau helfen könnten.

Therapie von Angststörungen

Medikamentöse Therapie

Tranquilizer werden sehr häufig eingesetzt. Sie sollten jedoch eher sparsam angewendet werden, da sie schnell zu Abhängigkeit führen. Außerdem verhindern sie die Konfrontation mit der Angstsituation, sind also als Meidungsverhalten einzustufen. Sie führen nicht zur Bewältigung der Probleme, sie überdecken diese nur. Sinnvoll sind Tranquilizer, um eine Auseinandersetzung mit der Angst zu erleichtern, also als Begleitung einer Therapie. Sie sollten aber auch da nie situationsgebunden verabreicht werden (vor der Therapiestunde), weil das vom Patienten sofort als Angstbewältigungsmöglichkeit empfunden wird.

Besser als Benzodiazepine eignen sich zur Behandlung von Angststörungen Medikamente aus der Gruppe der Antidepressiva. Sie führen auch bei längerer Anwendung nicht zu einer Abhängigkeitsentwicklung. Bei Panikattacken werden besonders neue Antidepressiva wie Cipramil® oder Fluctin® eingesetzt und führen zu einer deutlichen Reduktion der Angstanfälle. Auch in der Behandlung von Zwangsstörungen können Antidepressiva eingesetzt werden, hier besonders das Clomipramin (Anafranil®).

Psychotherapie

Die Therapie bei **Phobien** besteht darin, dass das Vermeidungsverhalten reduziert wird. Dabei soll dem Kranken die Erfahrung vermittelt werden, dass seine Angst unbegründet ist, dass keine Katastrophe passiert, wenn er sich seiner Angst stellt. Dadurch verschwindet die Angst mit der Zeit. Die Konfrontation mit der angstauslösenden Situation geschieht durch „systematische Desensibilisierung". Der Patient erstellt eine Angsthierarchie – eine Rangliste der angstauslösenden Situationen (an Spinnen denken, von Spinnen lesen, Spinnen auf Bildern sehen, Spinnen in freier Natur sehen, Spinnen in der eigenen Wohnung sehen, Spinnen auf der Haut fühlen). Nun erlernt der Patient Entspannungstechniken wie z. B. Progressive Muskelentspannung. Er wird gebeten an Spinnen zu denken und zu versuchen, sich gleichzeitig zu entspannen. Dies tut er so lange, bis er keine Angst mehr empfindet. Durch diesen ersten Erfolg bei der Angstbewältigung wird der Patient motiviert sein, sich mit dem nächsten Punkt auf seiner Angsthierarchie auseinander zu setzen. Dies Verfahren wird so lange fortgesetzt, bis der Patient in der Lage ist, Spinnen anzufassen.

Diese Therapieform führt in 80% der Fälle zu Erfolg und Heilung der Störung. Bei der Behandlung von **Panikstörungen** wird der Patient auch aufgefordert, sich mit seiner Angst – in diesem Fall der Panikattacke auseinander zu setzen. Er wird aufgefordert, seine Panikattacke sehr genau in allen Einzelheiten zu beschreiben. Dabei stellt der Patient fest, dass die Symptome wie „Angst und Bedrohung" nun als Herzklopfen, schweißnasse Hände oder Atembeklemmung zu bezeichnen sind. Damit handelt es sich um ganz normale Reaktionen auf eine angstauslösende Situation. Zur Suche nach der angstauslösenden Situation gehört auch eine intensive Selbstbeobachtung. Dabei wird der Patient durchaus auch aufgefordert, willentlich eine Panikattacke herbeizuführen, und diese genau zu beobachten. Es werden Gedanken, Erwartungen und „Horrorfilme" gesammelt, die während der Panikattacke ablaufen. Im nächsten Schritt wird der Patient angeleitet, wie er diese angstprovozierenden Kognitionen verändern kann.

Auch bei der Therapie von Panikstörungen ist mit hohen Erfolgsquoten zu rechnen.

Die Therapie von **Zwangsstörungen** gestaltet sich hingegen schwierig, die Heilungs-chancen sind sehr gering. Ziel ist es meistens, die Zwangsstörung auf ein für den Betrof-fenen erträgliches Maß zu lindern.

Nachdem der Patient über die Wirkmechanismen seiner Krankheit informiert wurde, muss er sich bereit erklären, sich mit seiner Angst konfrontieren zu lassen ohne Zwangs-handlungen durchzuführen. Dabei muss darauf geachtet werden, dass nicht alternative Rituale entwickelt werden.

Fallbei-spiel	Frau B. erklärt sich bereit über die Schwellen zu gehen, ohne zu beten. Um ihre Angst aushalten zu können, fängt sie jedoch an in Gedanken zu zählen.

Alle diese Behandlungen erfordern die Mitarbeit und Motivation des Betroffenen, um die teilweise sehr belastenden Konfrontationen zu bewältigen. Sie erfordern viel Ein-fühlsamkeit und das richtige Maß an Härte und Unterstützung.

Weiterhin muss immer auch die Funktion dieser Störung im Leben der Menschen beach-tet werden. Dem Bewohner müssen Möglichkeiten gezeigt werden, wie er ohne die Äng-ste leben kann.

Fallbeispiel	Wegen ihrer Spinnenphobie hat Frau S. keine Aufgaben und Pflichten. Sie kann ihre Tochter nicht bei der Betreuung der Enkelkinder unterstützen, sie kann nicht einkaufen gehen, sie kann sich nicht mit Freundinnen treffen. Wird sie nun von der Phobie geheilt, muss sie sich mit diesen Erwartungen konfrontieren. Sie muss also lernen sich einzugestehen, dass sie keine typi-sche Oma ist, sondern dass ihre Enkelkinder sie ganz aggressiv machen. Der nächste Schritt ist, diese Einsicht ihrer Tochter auch zu vermitteln. Außer-dem muss sie sich eingestehen, dass ihre sozialen Beziehungen verkümmert sind und dass sie ein Sozialtraining oder ein Selbstsicherheittraining braucht, um dieses Problem zu bewältigen.

3.7 Suizid

Fallbeispiel

Schwester Helga weiß nicht mehr was sie tun soll. Frau Alt wird immer seltsamer. Seit Jahren schon schreibt sie Testamente und beschäftigt sich nur noch mit ihrem Tod. Bereits vor einem Jahr hatte Schwester Helga den Arzt gebeten etwas zu unternehmen, man könne Frau Alt schließlich nicht einsperren oder ständig bei ihr sein. Der Arzt hatte gemeint, man könne Frau Alt nicht gegen ihren Willen in die Psychiatrie einweisen. Wenigstens kannte der Arzt Frau Alt gut, sie ging fast täglich zu ihm.

Jetzt war Frau Alt bei der Polizei gewesen und hatte dort einen Brief abgegeben, in dem stand, dass sie Schluss machen wolle. Später hatte sie aber den Brief wieder abgeholt. Sie wäre da so „schlecht beieinander" gewesen, und man möge „bitte niemandem etwas sagen", die Sache sei damit erledigt. Die Beamten waren ratlos und riefen im Heim an. Danach hatte Schwester Helga erfahren, dass Frau Alt am vorherigen Abend, als die Haustür schon zu war, ganz erregt hinaus wollte, um jemanden vom Zug abzuholen. Die Nachtwache hatte sie aber beruhigen können.

Schwester Helga wollte den Frau Alt vertrauten Arzt anrufen, doch der war seit kurzem in Ruhestand. Sein Nachfolger verschrieb Frau Alt Antidepressiva und befürchtete nicht, dass sie sich umbringe. Schwester Helga überlegte, ob sie den Krisendienst anrufen soll, der speziell für Menschen da ist, die sich das Leben nehmen wollen. Aber sie wollte auch keine „Pferde scheu machen" ...

Alle zwei bis vier Minuten versucht in der Bundesrepublik ein Mensch sich umzubringen. Dabei versuchen viel mehr alte Menschen ihrem Leben ein Ende zu setzen als junge Menschen. Von den ca. 13.000 erfolgreichen Suiziden im Jahr betreffen rund 30 % Menschen ab 65 Jahre. Der Anteil der über 65-Jährigen an der Gesamtbevölkerung liegt dagegen nur bei 15 % (Erlemeier, 1992)

 Suizid (Selbstmord, Selbsttötung) ist eine gegen das eigene Leben gerichtete Handlung mit tödlichem Ausgang. Es ist nicht entscheidend ob der Tod beabsichtigt wurde oder nicht. (Dorrmann, 1991)

Wie in der folgenden Grafik zu sehen ist, ist die Zahl erfolgreicher Suizidversuche bei Männern deutlich höher als bei Frauen. Insgesamt ist die Suizidrate der Älteren etwa doppelt so hoch wie die der Gesamtbevölkerung insgesamt. Betroffen macht auch die Tatsache, dass die Suizidrate in den neuen Bundesländern bedeutend höher ist als in den alten Bundesländern.

Die höchste Suizidrate findet sich bei 85- bis 90-jährigen Männern.

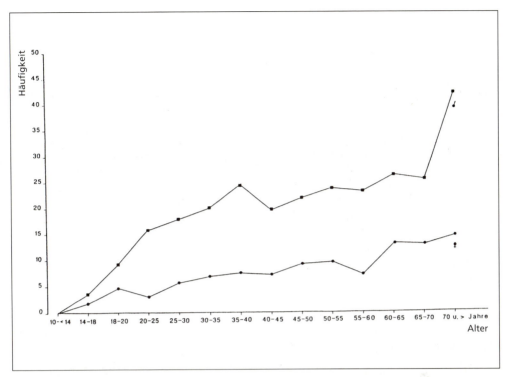

Abhängigkeit der Suizidrate von Alter und Geschlecht in NRW 1991
(nach Christel Müller, 1997)

 Aufgabe

Suchen Sie in der Klasse Gründe für die doppelt so hohe Suizidrate Älterer im Vergleich zur Gesamtbevölkerung.

Viele wissenschaftliche Arbeiten befassen sich mit dem Problem der Selbsttötung. Sie haben das Ziel, Ursachen und Risikofaktoren für Suizidhandlungen herauszufinden und Menschen mit Suizidtendenzen vor der Verwirklichung ihrer Absicht zu bewahren. Leider sind alle bisherigen Erklärungsversuche unvollständig. Das erklärt die Schwierigkeit, im individuellen Fall abzuschätzen, wann und durch welche krisenhaften Lebenssituationen die bedrohte Person in Hoffnungslosigkeit und Sinnverlust gelangt. Eine bestimmte Situation oder ein Ereignis können bei der Individualität der Menschen die unterschiedlichsten Wirkungen und Reaktionen hervorrufen.

Symptome

Man unterscheidet den Suizidversuch und den Suizid.

Suizidversuch	Suizid
• Ist jede Handlung der Selbstschädigung, die mit der Absicht der Selbstvernichtung begangen wurde. Manchmal muss diese Absicht aus dem Verhalten des Menschen, der einen Suizidversuch durchgeführen will indirekt erschlossen werden. • Ist ein verzweifelter Appell an die Mitmenschen und somit eine Zuwendung zur menschlichen Gesellschaft. • Es vereinigen sich selbstzerstörerische und selbsterhaltende Tendenzen. • Der Ausgang ist oft von Zufälligkeiten abhängig. • Verhältnis Frauen zu Männer ist 2 : 1. • Ist bei Jüngeren 10mal häufiger als der Suizid.	• Ist eine absichtliche Selbsttötung. • Ist eine Reaktion auf eine Lebenskrise. • Ist Ausdruck einer Autoaggression. • Ist eine entschlossene Abkehr vom Leben, der Wille, aus der menschlichen Gesellschaft auszuscheiden. • Verhältnis Frauen zu Männer ist 1 : 2.

20 % bis 30 % aller, die einen Suizidversuch machen, wiederholen den Versuch.

 Aufgabe

Diskutieren Sie in der Klasse, weshalb ältere Menschen im Vergleich zu Jüngeren seltener Suizidversuche machen und häufiger einen Suizid begehen.

Nach Untersuchungen an geretteten Suizidpatienten wurde das **präsuizidale Syndrom** beschrieben. Dieses Syndrom charakterisiert das Erleben und Verhalten des suizidgefährdeten Menschen, unabhängig von den individuellen Ursachen und Motiven.

 Definition

Das präsuizidale Syndrom ist ein länger dauernder Prozess, der jeder Suizidhandlung vorausgeht.

 Aufgaben

1. Kennen Sie Menschen die einen Suizidversuch oder gar einen Suizid begangen haben, vielleicht aus Büchern, Filmen?
2. War diese Tat vorhersehbar?
3. Welche Lebensbedingungen führten zu der Tat?

Charakteristische Merkmale eines präsuizidalen Syndroms (nach Ringel, 1953):

Situative Einengung:

Die Lebenssituation wird als bedrohlich, unlösbar, unbeeinflussbar erlebt. Es besteht das Gefühl, unbewältigbaren Umständen ausgesetzt zu sein. Es entsteht der Eindruck der Ausweglosigkeit. Der Suizid wird als Möglichkeit, die wirklichen oder scheinbaren Probleme zu lösen, in Erwägung gezogen.

Dynamische Einengung

Die Gefühle bewegen sich in eine bestimmte Richtung. Der Betroffene hat das Gefühl, dem Leben nicht mehr standzuhalten, dem Dasein gegenüber ohnmächtig zu sein. Depressive Verzweiflung nimmt zu. Es kommt zu einer resignierenden Einstellung und Hoffnungslosigkeit. Die Dynamik liegt in dem Versuch, die scheinbar unerträglich gewordene Situation hinter sich zu lassen und zu überwinden.

Zwischenmenschliche Einengung

Wenn kein Dialog zu anderen Menschen mehr besteht, wenn tragfähige Brücken abgebrochen sind, wenn die Kommunikation gestört ist, dann versucht der vereinsamte und isolierte Mensch, das um ihn errichtete Schweigen zu durchbrechen. Der Suizidversuch oder der Suizid sind der Versuch, für ihn Unsagbares auszudrücken.

Einengung der Werte

Das Selbstwertgefühl geht verloren. Der Mensch glaubt nicht mehr an die Sinnhaftigkeit seiner eigenen Existenz. Ein Gefühl der Leere breitet sich aus. Die Existenz wird als nicht zu bewältigende Zumutung empfunden.

Aggressionsumkehr

Jeder Suizid ist eine aggressive Handlung. Die angestaute Aggression kann nicht nach außen abgeleitet werden, weil der Mensch nicht im Stande ist, sich selbst feindliche Regungen zuzugestehen. Diese Aggression wird also gegen die eigene Person gerichtet.

Suizidfantasien/Entschlussphase

Die Möglichkeit sich selbst zu töten wird als Ausweg aus der belastenden Lebenssituation erwogen. Der Mensch flüchtet sich in Suizidfantasien, welche sich mit der konkreten Vorstellung der Suiziddurchführung verbinden. Dieser Zustand ist ein Ringen mit dem Leben und seinem Ende, dem vielfach eine Suizidankündigung vorausgeht. Diese kann auch indirekt sein wie z.B. Zeitung abbestellen, Telefon kündigen, Besuche absagen etc. Ist der Betroffene in seinem Entschluss sicher, wirkt er eher wieder gelassener, entspannter, die Umgebung hat oft das Gefühl, die Krise ist vorbei („Ruhe vor dem Sturm")

Harte Methoden	Weiche Methoden
• Dazu gehören: Erhängen, Sturz aus der Höhe, Feuerwaffen, Explosivstoffe. • Werden häufiger von Männern gewählt.	• Dazu gehören: Vergiftungen, meist durch Einnahme einer Überdosis Schlaf-, Schmerzmittel oder Psychopharmaka. • Werden häufiger von Frauen gewählt.

Suizidmethoden	männlich		weiblich	
	Suizide	%	Suizide	%
Erhängen, Erdrosseln, Ersticken	306	39,5	112	25,3
Vergiftung mit festen oder flüssigen Stoffen	163	21,1	148	33,4
Sturz aus der Höhe	94	12,5	86	19,4
Explosivstoffe	57	7,4	5	1,1
Sonstige und nicht näher bez. Art und Weise	50	6,5	36	8,1
Vergiftung mit sonstigen Gasen	36	4,7	6	1,4
Schneidende und stechende Gegenstände	30	3,9	12	2,7
Ertränken	1	0,1	1	0,2
Feuerwaffen und Explosivstoffe	27	3,5	31	7,0
Spätfolgen	8	1,0	5	1,1
Vergiftung mit im Handel verwendeten Gasen	2	0,2	1	0,2
Zusammen	774	100,0	443	100,0

Suizide in der Stadt Köln von 1984 bis 1991 (Müller, 1993 S. 30)

Entwickelt sich ein präsuizidales Syndrom zu einem Suizid, unterscheidet man bei der Tötungsart „harte" und „weiche" Methoden.

Ursachen

Der Suizid muss sowohl als Angriff gegen das eigene „Ich" als auch als Angriff gegen die Umwelt verstanden werden. Die Dynamik des Suizids liegt in dem Versuch, die als unerträglich empfundene Lebenslage hinter sich zu lassen und zu überwinden. Diese als unerträglich erlebte Lebenslage wird auch Motiv der Suizidhandlung genannt.

Krankheit

Krankheit bedeutet für den älteren Menschen das gleichzeitige Auftreten verschiedener körperlicher und seelischer Leiden (Multimorbidität). Krankheiten verlaufen zudem eher chronisch und erinnern an die Endlichkeit des eigenen Daseins. Zudem ist die Rekonvaleszenzphase bei älteren Menschen länger.

Krankheit bedeutet für den älteren Menschen den Verlust an Freiheit und Selbstbestimmung. Zudem erlebt der Kranke seine Ohnmacht, das Ausgeliefertsein und die Angst vor der Weiterentwicklung. Krankheit führt oft zu einem Zusammenbruch der Hoffnung.

Akut erkrankte Menschen sind seltener suizidgefährdet als chronisch Erkrankte oder Menschen mit mehrfachen Rückfällen.

Eine andere Ursache für Suizid oder Suizidversuche können allmählich auftretende psychische Veränderungen im Sinne eines organischen Psychosyndroms sein, gerade der Beginn einer dementiellen Entwicklung, wenn der Betrofene seine Ausfälle noch bemerkt, stellt einen besonderen Risikofaktor dar.

Reaktive Altersdepression

Ursachen für eine reaktive Altersdepression können langwierige körperliche Krankheiten, der Verlust zwischenmenschlicher Beziehungen, der Tod von nahestehenden Menschen, das Gefühl der Vereinsamung und des Überflüssigseins sein. Auch der Umzug aus der vertrauten Umgebung in ein Altenheim kann die depressive Anfälligkeit und somit die Suizidgefährdung erhöhen.

Einsamkeit und Vereinsamung

Häufig ist der Verlust eines nahen Angehörigen oder guten Freundes die Ursache für das Einsamkeitsgefühl.

Vereinsamung hingegen bedeutet ein Gefühl der Verlassenheit, den Verlust, das Vermissen von etwas. Vereinsamung kann entstehen durch das Ausscheiden aus dem Berufsleben, den Tod des Partners, enger Freunde oder krankheitsbedingter Bindung an das Haus. Häufig tritt Vereinsamung bei Menschen auf, die in Altenheimen untergebracht sind und relativ selten Besuch erhalten.

Eine besondere Gefahr der Isolation und der Vereinsamung besteht bei chronischen Erkrankungen, da der Aktionsradius des älteren Menschen immer mehr eingeschränkt wird. Es kommt zu einem Abbau von zwischenmenschlichen Beziehungen. Die ihn umgebende Isolierung wirft ihn noch weiter auf sich selbst zurück, Gefühle der Verlassenheit und Angst breiten sich aus.

Ein weiterer Grund für Vereinsamung und dadurch ein Grund für eine Zunahme von Suiziden oder Suizidversuchen kann darin gesehen werden, dass die „humanistischchristliche Welt" immer mehr eine individualistische und gemeinschaftsauflösende Form angenommen hat, in der der ältere Mensch überflüssig erscheint. Das beginnt in der Familie und im Freundeskreis, setzt sich im Verlust jeglicher Gemeinschaft fort und endet nicht selten in Entwurzelung und Isolierung in der Gesellschaft. Es kommt also zu einer Beziehungslosigkeit, die eine intensivierte Interaktion verdrängt. Dazu kommt noch eine veränderte Wertvorstellung gegenüber älteren Menschen, ein allgemeiner Werteverlust und eine zunehmende Auflösung religiöser Bindungen (nach Müller, 1993).

Pflege des suizidalen Menschen

Um vorbeugen zu können, muss man wissen, welche Verhaltensweisen oder Lebensumstände möglicherweise auf Suizidabsichten hinweisen können. Es ist wichtig das Präsuizidale Syndrom zu erkennen (vgl. Kap. 3.7.1 Symptome):

Häufig tritt vor einer Suizidhandlung eine „Ruhe vor dem Sturm" auf. Der Betroffene spricht nicht mehr davon, er zieht sich zurück oder geht verstärkt auf die Menschen zu, um „Abschied" zu nehmen und alles zu klären. Es wird möglicherweise ein neues Testament aufgesetzt, Briefe und Photoalben werden geordnet, persönliche Gegenstände werden eventuell verschenkt („Nehmen Sie das Buch nur Ihren Kindern mit, ich brauche es sowieso nicht mehr.").

Folgende Signale sollten beachtet werden:
• Überraschende Verhaltensänderungen ohne ersichtlichen Grund.
• Änderung der Stimmungslage ohne ersichtlichen Grund.
• Veränderungen in Beziehung und Kommunikation.
• Einengung der Interessen und Gedanken.
• Entwertung der eigenen Person.

Doch nicht nur das Verhalten der Bewohner kann auf eine mögliche Suizidgefährdung hinweisen. Zusätzlich ist auf verschiedene Bedingungen zu achten, die das Suizidrisiko eines Bewohners erhöhen können (Tews, 1971).

Ein **erhöhtes Suizidrisiko** besteht
• bei Menschen in deren Familie Suizide vorkamen.
• bei Menschen, die bereits einen Suizidversuch durchgeführt haben oder früher schon mit Suizid gedroht haben.
• wenn in der näheren Umgebung des Gefährdeten ein Suizid begangen wurde oder wenn in den Medien von einem Suizid berichtet wird (diese Suizide können Modellcharakter haben).
• bei Beginn oder Abklingen depressiver Phasen.
• bei chronischen Schlafstörungen, Arzneimittel- oder Alkoholabhängigkeit.
• bei unheilbaren Krankheiten oder Krankheitsbefürchtungen, Krankheitswahn.
• bei Menschen aus zerrütteten Familienverhältnissen.

- wenn sich schlimme Ereignisse im Leben jähren.
- bei runden Geburtstagen, vor oder nach großen Festtagen wie Weihnachten.
- bei Verlusten von Kontakten, Einsamkeitsgefühlen.
- bei Verlust oder Fehlen von Aufgaben, bei finanziellen Sorgen.
- bei einem Fehlen von religiösen Bindungen.

 Aufgaben

1. Erweitern Sie die Liste mit weiteren Punkten die Ihnen wichtig vorkommen.
2. Unter welchen Bedingungen würden Sie bei einem Menschen ein Suizidrisiko vermuten?

Was müssen Pflegende tun, wenn eine Suizidgefährdung vermutet wird?

1. Dokumentieren Sie alle Beobachtungen und reden Sie mit den Kollegen darüber, sodass auch die nächste Schicht von der Suizidgefährdung weiß.
2. Meist ist eine Einzelbetreuung nötig und muss entsprechend organisiert werden.
3. Stellen Sie eine positive Vertrauensbeziehung her und sprechen Sie die suizidale Krise direkt an. Der Betreffende bemerkt so, dass endlich jemand wahrnimmt, wie schlecht es ihm wirklich geht. „Bei dem, was Sie zurzeit alles durchmachen, kann ich mir vorstellen, dass Sie manchmal ganz Schluss machen wollen." Nehmen Sie den Gefährdeten ernst: „Ich akzeptiere Sie".
4. Ermutigen Sie Ihn Gefühle von Trauer, Schmerz, Schuld und Aggressivität zu zeigen. Entlasten Sie ihn vom Gefühlsdruck. „Ich höre Ihnen zu, auch wenn Sie mich beschimpfen möchten!"; „Ich akzeptiere Sie ganz!"
5. Klären Sie
   - den Krisenanlass,
   - die Suizidgefahr,
   - die Mitbeteiligung anderer,
   - bereits versuchte Lösungen,
   - die Möglichkeiten der Selbst- und Fremdhilfe.
6. Erstellen Sie einen Hilfsplan,
   - um den Gefährdeten von der Krise zu distanzieren: bieten Sie Aktivitäten an, die ablenken, entlasten, entspannen. (Mit dem Bewohner spazieren gehen, Geschirr spülen, einkaufen, Spiele, Fernsehen, Rätsel, Vorlesen. Einfach da sein auch wenn jeder für sich z. B. Zeitung liest oder Briefe schreibt. Den Bewohner dabei sein lassen, wenn man beispielsweise das Stationszimmer aufräumt, Medikamente richtet.)
   - um Bezugspersonen zu mobilisieren: vermitteln Sie Gespräche zu Angehörigen.
   - um Hilfssysteme zu aktivieren: vermitteln Sie Außenkontakte zu Selbsthilfegruppen, Beratungsstellen etc.
   - um nach Alternativen in Verhalten oder Beziehung zu suchen.

7. Ergreifen Sie Maßnahmen zur Sicherheit des Gefährdeten. Diese müssen vom gesamten Team entschieden und getragen werden, da ansonsten gegenseitige Schuldzuweisungen möglich sind. Beachten Sie unbedingt, dass diese Maßnahmen für den Bewohner nicht entwürdigend sind. Sie müssen ihm ausführlich erklärt werden.

Was sollten Pflegende **nicht tun**, wenn eine Suizidgefährdung vermutet wird?
• Suizidandrohungen bagatellisieren!
• bemitleiden oder trösten (das verstärkt nur die Depression),
• appellieren („Nur Mut", „Reiß dich zusammen"),
• Vorwürfe machen oder Schuldgefühle ausreden wollen, andere anschuldigen,
• Ratschläge geben, das Problem vorschnell lösen wollen,
• gleichgültig reagieren, den Bewohner allein lassen,
• sich erpressen lassen („wenn Sie immer da wären..."),
• den Ehrgeiz haben, alleine zu helfen.

Aufgabe:
Bilden Sie Dreiergruppen – eine Schülerin spielt eine suizidgefährdete Bewohnerin, eine Schülerin spielt die Altenpflegerin und die dritte Schülerin beobachtet das Gespräch. Die Altenpflegerin versucht nun mit der suizidalen Bewohnerin ins Gespräch zu kommen, um ihr zu helfen. Die dritte Schülerin protokolliert die Gesprächssequenzen und bewertet ihre Wirksamkeit. Anschließend werden im Plenum die Erfahrungen ausgetauscht.

Trotz aller Vorsichtsmaßnahmen werden immer wieder Suizide begangen. Wichtig ist daher sich vorher zu überlegen, wie Sie als Pflegender mit der Situation umgehen!

Aufgaben
1. Haben Sie schon einen Suizid oder einen Suizidversuch eines Bewohners im Heim erlebt?
2. Kennen Sie die Situation aus Erzählungen der anderen Altenpfleger?
3. Berichten Sie über die Ereignisse auf der Station und im Heim. Falls keine Erfahrungen vorhanden sind, versuchen Sie sich vorzustellen – wie reagieren die Altenpfleger, die anderen Bewohner, die Angehörigen, die Stationsleitung usw. auf so ein Ereignis?

Wenn ein Suizid begangen wurde:
• Nicht kopflos werden.
• Nach Lebenszeichen suchen, Wiederbelebungsmaßnahmen einleiten.
• Unverzüglich den zuständigen Arzt holen.
• Sich sofort um die am meisten betroffenen Mitbewohner kümmern, die Stationstür vorübergehend schließen.

- Den Ort des Geschehens für andere unzugänglich machen.
- Möglichst bald die anderen Bewohner möglichst einfühlsam informieren, um Gerüchte, Unsicherheit usw. zu vermeiden.
- Allen Bewohnern die Möglichkeit geben, offen über ihre Gefühle zu sprechen, da latente Suizidalität aufkommen kann. Auch Schuldgefühle können entstehen, da Bewohner vorher etwas gemerkt haben, einen vertraulichen Hinweis bekommen haben oder jetzt meinen, einzelne Bemerkungen und Verhaltensweisen übersehen oder bagatellisiert zu haben.
- In einer Teambesprechung muss jeder Mitarbeiter die Gelegenheit bekommen sich auszusprechen.
- Schuldzuweisungen sollen unterlassen werden!
- Wichtig ist, dass sich jeder Mitarbeiter vom Team mitgetragen fühlt.
- Erst zu einem späteren Zeitpunkt sollte reflektiert werden, ob es Versäumnisse, Fehleinschätzungen usw. gab.

Aufgaben:

1. Unter welchen Umständen besteht ein erhöhtes Suizidrisiko?
2. Wodurch kann sich eine Suizidneigung bemerkbar machen?
3. Worauf ist zu achten, wenn ein Suizidversuch oder ein Suizid begangen wurde?

Therapie des suizidalen Syndroms

Neben den pflegerischen Maßnahmen kann bei akuter Suizidgefährdung die Einweisung in eine psychiatrische Klinik notwendig sein. Hier steht dann im Vordergrund der Behandlung die Ursachenabklärung und natürlich auch der Versuch einer Krisenintervention, sodass der Betroffene wieder andere Auswege aus seiner Situation erkennen kann. Vorübergehend kann bei akuter Gefährdung auch eine medikamentöse Sedierung (mit Benzodiazepinen) notwendig sein.

Häufig entsteht Suizidalität im Rahmen einer depressiven Störung; wenn diese fachgerecht behandelt wird, findet der Betroffene auch seinen Lebensmut wieder.

4. Psychiatrische Therapie

4.1. Gerontopsychiatrisches Versorgungsnetz

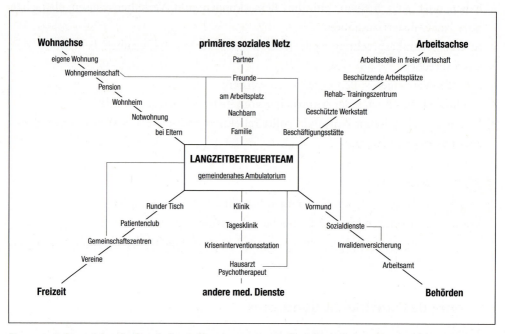

Das sozialpsychiatrische Behandlungs- resp. Rehabilitationsnetz von Herrn A.

Aus: Holger Hoffmann, Patienten statt institutionszentrierte Strukturen am Beispiel eines Lernfalles aus der Sozialpsychiatrie. Uniklinik Bern. In: Kunze, H., Picard, W: Administrative Köln, 1992, S. 71 ff.

In Kapitel 1.3.1 wurde kurz die Entwicklung der psychiatrischen Pflege beschrieben. 1975 legte die Enquetekommission zur Lage der Psychiatrie in der Bundesrepublik Deutschland folgende Ziele zur Weiterentwicklung psychiatrischer Versorgung fest:

1. **Gemeindenahe Versorgung.** Seelische Schwierigkeiten und Krankheiten sollen dort bearbeitet werden wo sie entstehen und gelebt werden. Alle Menschen, die psychiatrische Hilfen in Anspruch nehmen müssen, sollen ein entsprechendes Angebot in ihrer Nähe finden. Das soll auch für die schwierigsten Patienten gelten.

2. **Bedarfsgerechte und umfassende Versorgung *aller* psychisch Kranken und Behinderten.** Mit diesem Thema hat sich die Expertenkommission auseinander gesetzt und seither wird auf Tagungen, Kongressen, Fortbildungen usw. lebhaft darüber disku-

tiert, was eine bedarfsgerechte und umfassende Versorgung ist. Wichtig an diesem Punkt ist die Forderung, dass alle psychisch Kranken Zugang zu diesen Hilfen haben sollen. Alle psychiatrischen Hilfen sollen also auch für alte Menschen zugänglich sein.

3. **Koordination aller Versorgungsdienste.** Jedes Versorgungsgebiet braucht ein Gremium, das den Austausch und die Abstimmung der Aktivitäten zwischen allen Diensten herstellt. Das soll auch zu mehr Kontinuität bei der Betreuung der Kranken führen. Anzustreben ist, dass eine Bezugsperson den Kranken begleitet und alle Mitarbeiter der an der Versorgung beteiligten Einrichtungen und Dienste zum Wohle des Kranken kooperieren.

4. **Gleichstellung von psychisch Kranken und somatisch Kranken.** Wie die vorherige Forderung, ist diese noch immer nicht voll erfüllt. Das wird besonders deutlich in der Altenpflege, z. B. in der Festlegung der Pflegestufen. Psychische Pflege wird nicht gleichgestellt mit körperlicher Pflege.

Zu diesen Zielen könnten noch folgende Grundsätze für die Versorgung psychisch Kranker aufgestellt werden (vgl. Dörner und Plog):

- **Selbsthilfe geht vor Fremdhilfe.** Das heißt, es müssen Ressourcen mobilisiert werden – im alten Menschen, in der Familie, in der Nachbarschaft, in der Gemeinde.
- **Prävention geht vor Behandlung.** Das heißt, es sollen Bedingungen geschaffen werden, die psychische Erkrankungen verhindern. Wenn eine Störung auftaucht, soll diese möglichst frühzeitig angesprochen werden, um so schnell wie möglich Unabhängigkeit von Betreuung zu erreichen.
- **Ambulante geht vor stationärer Behandlung.** Gerade für alte Menschen ist das Herausreißen aus den gewohnten Lebensbezügen besonders belastend. Jede Krankenhauseinweisung verschlechtert den Zustand. Deswegen sollte jede Verlegung in ein Krankenhaus nur als letzter Ausweg in Frage kommen. Um einen Krankenhausaufenthalt aber entbehrlich zu machen, muss die ambulante Hilfe ausgebaut werden.
- **Aufklärung des Patienten.** Der Kranke hat das Recht, vollständig über seine Erkrankung, deren Behandlung und Verlauf in verständlicher Form informiert zu werden. Er hat das Recht, Behandlungsformen und Hilfen abzulehnen (soweit dies gesetzlich zulässig ist) und über die Folgen seiner Entscheidung unterrichtet zu werden.
- **Aus-, Fort- und Weiterbildung.** Gemeindeintegrierte Psychiatrie ist nur möglich, wenn die Mitarbeiter gut ausgebildet sind und durch Fort- und Weiterbildung ihr Handeln erweitern können.
- **Öffentlichkeitsarbeit.** Die Meinungen und Haltungen der allgemeinen Öffentlichkeit werden entscheidend von der Haltung der psychiatrisch Tätigen gesteuert. Aufklärung der Allgemeinheit soll zu mehr Verständnis für seelische Krankheiten und zu einem Abbau der Benachteiligung seelisch Kranker führen. Öffentlichkeitsarbeit soll

sich sowohl an die allgemeine Öffentlichkeit richten, aber mehr noch an die Politiker und die Berufsgruppen, die mit Menschen, Angehörigen und dem Umfeld zu tun haben.

Bis vor einigen Jahren bestand die Vorstellung, psychiatrische Versorgung könnte man sicherstellen, wenn in jedem Versorgungsgebiet eine „Behandlungs- und Rehabilitationskette" eingerichtet wird. Diese soll jeder Patient durchlaufen, bis er vollständig geheilt ist. Von dieser mechanistischen Vorstellung hat man sich in den letzten Jahren distanziert. Es entstand die Vorstellung eines Zentrums, welches die Versorgung psychisch Kranker je nach individuellem Bedarf koordinieren soll.

Ein Versorgungssystem mit den in ihm angebotenen Hilfen erfüllt dann seine Aufgabe, wenn auch der schwierigste Patient seinem Hilfebedarf entsprechend die notwendige Unterstützung bekommt. Menschen sollen nicht zwischen den Diensten hin und hergeschoben werden und vor allem sollen sie nicht ausgegrenzt werden.

Um zu verdeutlichen, welche Hilfen so ein Versorgungssystem zur Verfügung stellen soll, muss geklärt werden, welcher Hilfebedarf bei psychisch Kranken besteht. Es ist zweitrangig, in welcher Organisationsform diese Hilfen angeboten werden. Vorrang hat der Hilfebedarf des Einzelnen in den Bereichen Wohnen, Arbeit, Freizeit, Behandlung und Pflege. Immer noch Gültigkeit haben die Empfehlungen der Expertenkommission, die von der Bundesregierung beauftragt wurde den Hilfebedarf herauszufinden. Die Expertenkommission (1988) fasste diesen Punkt in folgendem Schaubild zusammen.

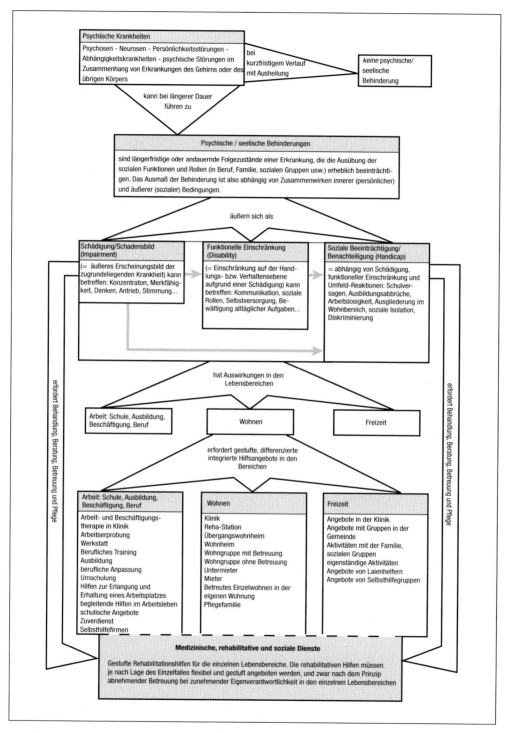

Psychische Krankheiten und Behinderungen: Auswirkungen und Hilfen
Aus: Empfehlungen der Expertenkommission; S. 110, geringfügig ergänzt

Um diese Forderungen umzusetzen, entstanden in jedem Bundesland andere Organisationsformen. Im Rheinland beispielsweise entstanden so genannte „Sozialpsychiatrische Zentren" (SPZ).

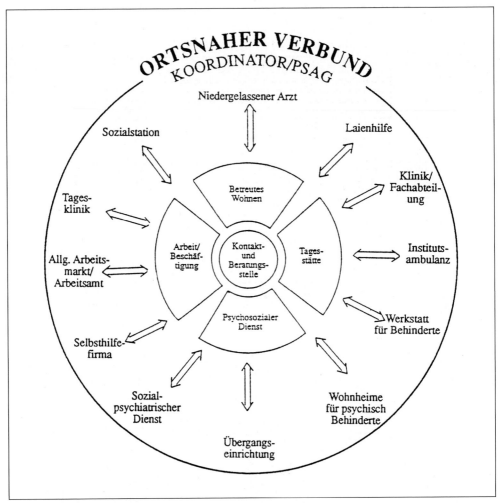

Henke-Bendt & Werner Korte: Psychiatrische Tagesstätten im Rheinland. Theorie und Praxis der sozialen Arbeit. 5/1992., S. 184.

Dabei wurden einige Einrichtungen gebündelt, die erste Schritte zum selbstständigen Leben unterstützen. Es sollen also Menschen angesprochen werden, die eine vorübergehende Tagesstrukturierung brauchen, um weiter in die „normale" Lebenswelt eingebunden zu werden. Gleichzeitig werden auch prophylaktische Funktionen wahrgenommen, die eine drohende Klinikbehandlung verhindern sollen. Darüber hinaus findet eine Kooperation statt mit allen Organisationen, mit denen der psychisch Kranke in Kontakt kommt, z. B. auch mit der Klinik, wenn er vorübergehend stationär behandelt wird.

Dabei besteht die ideale Vorstellung, dass ein Patient bei einer Wiederaufnahme möglichst auf die ihm bekannte Station, mit dem ihm bekannten Arzt und Personal kommt. So könnten Beziehungen aufgebaut werden, die für alle hilfreich sind.

Aufgrund der besonderen Problematik älterer psychisch Kranker (vgl. Kap. 1.2.2), entwickelte sich die Notwendigkeit spezielle gerontopsychiatrische Versorgungsnetze aufzubauen. Bereits seit vielen Jahren gibt es hierfür Modellvorstellungen, die in Fachkreisen weithin anerkannt sind. Im Zentrum dieses Versorgungsnetzes könnte eine Ambulanz, ein Beratungsdienst oder eine Tagesklinik stehen. Zu diesem Netz kann ein mobiles Team zum Einsatz im Versorgungsgebiet oder auch eine kleine stationäre Einheit zur Behandlung akuter Fälle gehören.

Aufgrund der Multimorbidität älterer psychisch kranker Menschen müssen die speziell psychiatrischen Hilfen mit allen anderen Hilfen für alte Menschen vernetzt werden. Ein Beispiel könnte folgendermaßen aussehen:

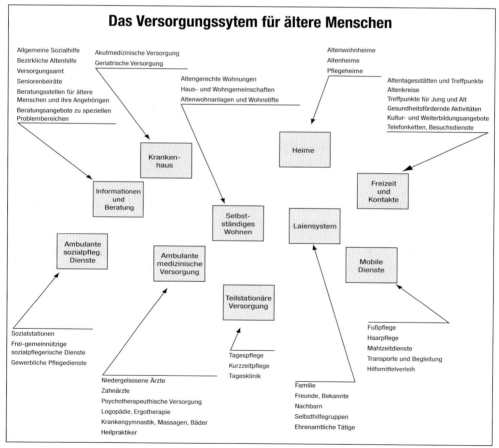

Institut für Medizin-Soziologie, Universität Hamburg Arbeitsschwerpunkt Sozialgerontologie: Frau Sorge, oder neue Wege in der Gesundheitsversorgung älterer Menschen. 1994

Im Zentrum dieses Netzes steht der ältere Mensch. Weil psychiatrische, medizinische, soziale und psychologische Probleme oft Hand in Hand gehen, verlangt die Arbeit mit älteren Menschen sowohl spezielles Fachwissen als auch eine ganzheitliche Sichtweise.

In einem Hamburger Modellprojekt wird dieser alte Mensch von einem Patientenbegleiter betreut. Diese arbeitet mit dem Hausarzt und einem Koordinator zusammen. Die konkreten Ziele dieses Teams sind:

- Vermeidung oder zumindest Verzögerung der Chronifizierung von Krankheiten und Pflegebedürftigkeit sowie Reduzierung der Mortalitätsrate.
- Vermeidung medizinisch unnötiger Krankenhauseinweisungen und Verkürzung der Liegezeit im Krankenhaus.
- Vermeidung eines vom älteren Menschen nicht gewünschten Umzugs in ein Pflegeheim und Unterstützung bei der Rückkehr in die eigene Wohnung.

Ob das seelische Leiden in Zusammenhang steht mit Partnerschaftsproblemen oder Einsamkeit, mit körperlichen oder kognitiven Einschränkungen, mit der Wohnsituation oder finanziellen Problemen, das Versorgungszentrum bietet den Betroffenen die Möglichkeit, die Problematik mit engagierten Fachleuten aus Psychiatrie, Medizin, Psychologie, Pflege und Sozialdienst zu klären und Behandlung und Hilfe zu erhalten. Diagnostik, Beratung, Medikamente, Psychotherapie oder Förderung der Mobilität und praktischer Fähigkeiten stehen dabei im Vordergrund. Damit diese Ziele erreicht werden, ist größtmögliche Kontinuität in der Betreuung sowie Kooperation aller an der Versorgung Beteiligter sowie Kooperation (Vernetzung) der Hilfen erforderlich (vgl. Projekt Ambulantes Gerontologisches Team, Institut für Medizin-Soziologie, Universität Hamburg).

Aufgaben:

1. Überlegen Sie, welches Maß an Selbstständigkeit und sozialer Wiedereingliederung Bewohner Ihres Heimes durch gezielte Förderung und Training wieder erlangen könnten.
2. Kennen Sie Fälle, in denen Bewohner aus dem Heim wieder in ihre (oder in eine andere) Wohnung oder Wohngemeinschaft umgezogen sind? Wie kam es dazu?
3. Suchen Sie nach Gründen, warum sehr selten Altenheimbewohner psychotherapeutisch behandelt werden oder eine psychische Rehabilitationsmaßnahme durchlaufen.

Aus praktischen Gründen ist eine Vernetzung geriatrischer, gerontosozialer und gerontopsychiatrischer Hilfen notwendig. Dies führt aber dazu, dass Menschen, die in der Pflege arbeiten, über Kenntnisse in allen diesen Bereichen verfügen müssen. Der Hausarzt, aber auch die Mitarbeiter aller ambulanten, teilstationären und stationären Einrichtungen benötigen fundierte psychiatrische Kenntnisse. Viele Menschen, die in der

Pflege psychisch kranker alter Menschen arbeiten, haben hierfür keine oder nur eine ungenügende Ausbildung. Dies gilt für Ärzte wie auch für Pflegekräfte und Pflegehelfer. Altenpfleger bringen vergleichsweise noch die besten Voraussetzungen mit, da sie in ihrer Grundausbildung Kenntnisse über geriatrische und gerontopsychiatrische Erkrankungen, Behandlungs- und Interventionsmöglichkeiten erworben haben. Diese Grundlagenkenntnisse müssen aber regelmäßig erweitert und vertieft werden.

Der Altenpfleger muss sich zukünftig verstärkt der zentralen Rolle bewusst werden, die er im Hilfeprozess einnimmt.

Darüber hinaus müssen sich auch alle Beteiligten kritisch mit den bestehenden Versorgungsstrukturen auseinandersetzen. Psychiatrische Altenpflege braucht nicht nur qualifizierte Mitarbeiter, sondern auch institutionelle Strukturen, die eine qualifizierte Berufspraxis ermöglichen. Bei Fachkongressen und Tagungen wird wiederholt darauf hingewiesen, dass das Gesundheitssystem der Bundesrepublik noch immer zu wenig darauf ausgerichtet ist, auf die Bedürfnisse und die Lage psychisch erkrankter älterer Menschen angemessen einzugehen. Noch ist das Versorgungswesen der Gerontopsychiatrie unterentwickelt. Viele Betreuungskonzepte befinden sich erst in der Erprobungsphase. Es bestehen zwar Leitlinien, aber kaum bewährte und anerkannte Konzepte.

4.2 Interventionsmethoden

In diesem Kapitel werden Therapieverfahren und Methoden des Umgangs vorgestellt, die zu einer Verbesserung der Symptome bei psychischen Erkrankungen beitragen können. Der Einsatz dieser Methoden ist nicht auf die Gerontopsychiatrie beschränkt, sie können genauso bei jungen Menschen angewandt werden, wie auch ambulant außerhalb des Krankenhauses oder in Heimen.

Intervention bedeutet Eingreifen. Therapeutische Eingriffe können bei den verschiedensten Alterserkrankungen erforderlich werden; hier interessieren natürlich besonders die psychischen Erkrankungen, wie Depressionen und Demenzen.

Ziel jeder therapeutischen Intervention ist grundsätzlich
• die Prävention,
• die Therapie oder Rehabilitation einer Erkrankung.

Um dieses Ziel zu erreichen, wurden in den letzten Jahren zahlreiche Methoden entwickelt.

Wichtig bei gerontopsychiatrischen Interventionen ist es, sich vor jeder Maßnahme bewusst zu machen, dass Intervention Eingriff bedeutet. Es wird also immer in das Leben eines Menschen eingegriffen.

Dabei ist es notwendig sich zu fragen:

- Welches Problem hat der alte Mensch? Welches Problem habe ich?
- Warum will ich eingreifen? Welchen Nutzen hat der alte Mensch von diesem Eingriff? Welchen Nutzen habe ich von diesem Eingriff?
- Was wünscht sich der alte Mensch? Was wünsche ich mir?
- Was will ich erreichen? Welche Ziele hat der alte Mensch?

Erst wenn alle diese Fragen genau überlegt wurden und die Notwendigkeit eines Eingriffes feststeht, sollte man sich die nächste Frage stellen:

- Welches ist die geeignetste Methode um bei diesem Menschen (mit seinen individuellen Problemen, seinen individuellen Bedürfnissen, seiner Lebensgeschichte, seinen Ressourcen und seinen Defiziten) das angestrebte Ziel zu erreichen?

4.2.1 Körperlich orientierte Interventionsverfahren

Zu den körperlich orientierten Interventionsmethoden gehört auch die Einnahme bestimmter Medikamente. Diese werden in Kapitel 4.3 genauer beschrieben.

Entspannungsverfahren

Entspannungsverfahren gehen von der Tatsache aus, dass körperliche Prozesse und psychisches Wohlbefinden eng miteinander verbunden sind. Auf unterschiedliche Weise versuchen diese Verfahren, körperliches und psychisches Wohlbefinden zu erreichen. Sie können den älteren Menschen zu größerer Gelassenheit, Zufriedenheit und mehr innerer Ruhe verhelfen.

Autogenes Training

Das Autogene Training dient der psychovegetativen Entspannung. Es ist ein konzentratives Entspannungstraining in sechs Stufen und kann je nach Bedarf in Belastungssituationen angewendet werden.

Anwendung: Psychosomatische Störungen, Angststörungen, reaktive Belastungssyndrome.

Nicht empfehlenswert ist diese Methode bei endogenen Psychosen (nähere Beschreibung des Verfahrens, siehe Kapitel 6).

Progressive Muskelentspannung

Die Progressive Muskelentspannung beruht auf einer Reihe von körperlichen Übungen: Durch gezieltes Anspannen bestimmter Muskelgruppen und anschließendem Lockerlassen kann die Entspannung bewusster erlebt und besser wahrgenommen werden.

Durch häufiges Üben wird eine allgemeine Entspannung automatisiert (vgl. auch Kap. 6). Anwendung: Diese Entspannungsmethode kann auch bei endogenen Psychosen angewendet werden.

Hypnose

Die Hypnose ist eine vom Therapeuten gelenkte Methode. Der Therapeut versetzt den Patienten in einen tieferen Entspannungszustand als dies beim Autogenen Training möglich ist.
Anwendung: Angststörungen, Schmerzen.

Meditation

Hierbei geht es nicht so sehr um das Aktivsein, sondern um die Versetzung in einen Zustand, in dem immer mehr passiv empfangen wird. „Meditari" heißt lateinisch „nachsinnen". Schon vor Jahrtausenden war die heilende Wirkung dieses Nachsinnens den Menschen bewusst. Meditation ist fester Bestandteil von Yoga, Tantrapraxis oder Tai-Chi. Im orthodoxen Christentum ist die Ikone seit mehr als einem Jahrtausend die Zentralfigur objektbezogener Meditation. In der westlich-christlichen Meditation geht es vor allem um die Konzentration auf das Gebet.
Durch die Meditationswege mit philosophischen Fragestellungen nach Sinnzusammenhängen kann dem Einzelnen eine Chance der Sinnfüllung und Sinnerfüllung angeboten werden. Meditation verhilft nicht nur dem älteren Menschen zu größerer Gelassenheit, Zufriedenheit, innerer Ruhe und Sinnhaftigkeit des Lebensabends.

4.2.2 Tätigkeitsorientierte Interventionsverfahren

Beschäftigungstherapie/Ergotherapie

Die Beschäftigungstherapie in ihren verschiedenen Formen dient vorwiegend der psychosozialen Rehabilitation in stationären oder teilstationären Einrichtungen.

Sie dient dem Wiedererlernen und Üben von
* motorischen Fertigkeiten (Koordination, Feinmotorik),
* kognitiven und emotionalen Fähigkeiten (Ausdauer, Konzentration, Frustrationstoleranz, Aggressionsabbau),
* Selbstständigkeit (Planen, Entscheidungsfähigkeit) und
* Kooperationsfähigkeit in Gruppen (Projektarbeit).

Gestalterisch kreative Beschäftigungstherapie fördert
* das Materialerleben (Wahrnehmungsförderung),

- die Entfaltung von Darstellungsmöglichkeiten und Fantasie,
- die Wiederherstellung des Bezugs zur Realität,
- das Selbstwertgefühl, die Spontaneität.

Beschäftigungstherapie kann einzeln oder in Gruppen durchgeführt werden.

Anwendung: Vor allem bei hirnorganisch bedingten Leistungs- und Teilleistungsstörungen kann Ergotherapie eine wirksame Interventionsmethode sein. Aber auch bei Psychosen und psychisch bedingten Leistungsstörungen kann sie helfen.

Maltherapie

Diese Therapieform verfolgt eine Entintellektualisierung der therapeutischen Situation. Über Bilder, Collagen oder Plastiken können unbewusste Konflikte symbolhaft ausgedrückt werden. Diese Methode hat eine entlastende Funktion.

Musiktherapie

Musiktherapie ermöglicht eine Kommunikation ohne Sprache. Sie bietet die Möglichkeit, auch in ihrer Beziehungsfähigkeit schwer gestörte Menschen anzusprechen. Ziel der Musiktherapie ist das Finden und Halten eines eigenen Rhythmus, die Entwicklung der Fähigkeit zum Zusammenspiel, das Darstellen eigener Melodien.
Gerade auch demente Bewohner profitieren von den Möglichkeiten des nonverbalen Ausdrucks.

4.2.3 Übende Interventionsverfahren

Körperliches Training

Zum körperlichen Training können Lockerungsübungen, Kräftigungsübungen, Streck- und Dehnübungen gehören. Wichtig können auch Übungen sein, die die Haltung, das Gleichgewicht, die Koordination, die Geschicklichkeit oder das Reaktionsvermögen trainieren.
Körperliche Übungen sind in der Gerontopsychiatrie notwendig, da bei älteren Patienten häufig Bewegungseinschränkungen vorhanden sind, oder durch Bewegungsmangel rasch entstehen können. Bewegungsmangel und Mangel an Aktivität haben aber direkte Auswirkungen auf das psychische Wohlbefinden.
- Körperliches Training fördert ein Körpergefühl und damit Selbstbewusstheit.
- Körperliche Beweglichkeit und Leistungsfähigkeit steigern das Vertrauen in die eigenen Fähigkeiten.
- Koordinationsübungen oder Reaktionsübungen steigern die Konzentrationsfähigkeit.
- Gruppenangebote fördern das soziale Verhalten.

Typische Angebote um die Körperfunktionen zu trainieren sind Physiotherapie, Altengymnastik, Seniorentanz oder Sitztanz, Bewegungsspiele.

Es ist günstig, das körperliche Training in den Alltag zu integrieren. Waschen, Ankleiden, Essen, Ortsveränderungen sind nur einige Anlässe, bei denen einzelne Körperfunktionen geübt werden können, sofern das Pflegepersonal auf direkte Hilfe verzichtet und den durch das geduldige Warten bedingten erhöhten Zeitaufwand vor sich selbst und vor den Vorgesetzten und Kollegen rechtfertigen kann.

Wahrnehmungstraining (Sensorisches Training)

Als Sensibilisierungs- oder Sinnestraining werden verschiedene Verfahren bezeichnet, die das Ziel haben, zurückgezogene Menschen allmählich wieder in Kontakt mit ihrer materiellen Umwelt zu bringen. In extremen Fällen sitzen diese Menschen still da, ohne auf ruhende oder sich bewegende Gegenstände, auf visuelle, akustische oder taktile Reize zu achten.

Meist findet Sinnestraining in Gruppen mit bis zu acht Bewohnern statt. Der Leiter vermittelt zahlreiche Empfindungen. So hat er zum Erleben des Tastsinnes vielleicht verschiedene Materialien mitgebracht und lässt die Teilnehmer die besondere Qualität der Stoffe ertasten (z. B. ein Fell, einen Ziegelstein, Holz, Glas, Samt, Seide). Gleichzeitig spricht er Erfahrungen an, welche die Teilnehmer den Sinneseindrücken oder mit bestimmten Materialien gemacht haben und führt sie dadurch zu sozialen Erfahrungen in der Gruppe.

Insbesondere bei desorientierten Bewohnern sollte Sensorisches Training im 24-Stunden-Ansatz angeboten werden. Der Bewohner sollte rund um die Uhr mit möglichst vielen Sinnesreizen konfrontiert werden. Am besten werden die Anregungen mit normalen täglichen Arbeiten verbunden und ergeben sich ganz natürlich aus der jeweiligen Situation. Wichtige Informationen sollten möglichst viele Sinne erreichen (optisch, akustisch, taktil). Gleichzeitig ist auf die Intensität der Reize zu achten (Farbe, Größe, Kontrast, Lautstärke, Klangfarbe, Materialbeschaffenheit) aber auch der Inhalt der Reize muss angepasst werden (Schrift oder Symbole, Gegenstände oder Bilder, Wörter oder Melodien).

Zu dem sensorischen Training wird auch das so genannte **Genusstraining** gezählt, welches besonders bei depressiven Patienten angewendet werden kann. Hierbei werden unterschiedliche sinnliche Reize geboten, die mit der Erkrankte angenehmen Erfahrungen verbinden soll. Gleichzeitig wird auch ein typisches Problem depressiver Patienten bearbeitet – wie verschaffe ich mir angenehme Erfahrungen, erlaube ich mir überhaupt angenehme Erfahrungen?

Gedächtnistraining

Wissenschaftliche Untersuchungen haben belegt, dass jede geistige Funktion auch im Alter durch Training gefördert werden kann. Deshalb ist es immer wertvoll, möglichst viele Funktionen (Lesen, Sprechen, Reagieren im Spiel, Gedächtnis, Fantasie, Planen, Entwickeln kreativer Ideen, Problemlösen etc.) spielerisch oder in den Alltag eingebaut zu gebrauchen.

Die Methoden des „Hirnjogging" oder einfaches Üben der Speicher- und Wiedergabe-funktionen sind erfolgreich. Untersuchungen haben gezeigt, dass das gleichzeitige Erler-nen von Speicherungs- und Erinnerungsstrategien raschere Erfolge bringt als das getrennte Erlernen.

Realitäts-Orientierungs-Training (ROT)

Diesem Training liegt der Gedanke zugrunde, verkümmerte Hirnfunktionen könnten durch intensives Üben reaktiviert werden. Das soll auf drei Arten geschehen.

- Im 24-Stunden-Training informieren alle Kontaktpartner die Zielperson über die Grundinhalte der räumlichen und zeitlichen Verhältnisse und über die eigene Person.
- In Gruppensitzungen lesen vier bis sechs Teilnehmer Basisdaten von der Realitäts-orientierungstafel und sprechen über eine beschränkte Zahl weiterer einfacher Daten, über Vorkommnisse im Haus oder Ereignisse am Wohnort, über jahreszeitliche Besonderheiten usw.
- Im ganzen Hause werden Orientierungshilfen bereitgestellt: groß geschriebene Hin-weisschilder, Namensschilder, Uhren, Kalender usw.

Je nach Fähigkeiten und Ressourcen der Bewohner, ist es auch ohne weiteres vertretbar, ein eigenes Gedächtnistraining zu entwickeln, in dem wichtige Punkte und die indivi-duelle Situation beachtet werden.

(Siehe auch Kapitel 3.1.2. Therapie der organischen Psychosyndrome)

4.2.4 Umweltbezogene Interventionsmethoden

Milieugestaltung

Zielgruppe sind Menschen, die durch besondere Lebensumstände gezwungen sind, in Institutionen, zum Beispiel in einem Altenheim, zu leben. Methoden sind Umstrukturie-rungen auf den Stationen. Diese Maßnahmen betreffen die Räumlichkeiten, die Struk-tur des Tagesablaufes, soziale Maßnahmen (Ausflüge, Feste, Zugang zu Tieren etc.) aber auch Dienstzeiten, Kleidung des Personals, Qualifikation des Personals etc.

Das Ziel der Milieugestaltung ist:

- Beteiligung der Bewohner an Entscheidungen und Gestaltung der Abläufe. Dadurch soll Passivität und Apathie verhindert werden.
- Aufbau von Arbeits- und Sozialrollen durch die Verteilung von Rollen und Verant-wortung an die Bewohner.

- Stimulierung und Aktivierung der Bewohner durch die Gestaltung der Räume und Flure. Dabei werden materielle und architektonische Hilfsmittel eingesetzt.
- Die Kompensation sinnesphysiologischer, physischer und kognitiver Einbußen durch die Schaffung einer prothetischen Umwelt (einer an den verbliebenen Fähigkeiten der Bewohner orientierten Umwelt).
- Schaffung eines therapeutischen (heilenden) Umfeldes durch Gruppenaktivitäten (Diskussions- und Gesprächskreise, Trainingsprogramme, Freizeitaktivitäten usw.) und durch die Einstellung und Verhalten des Pflegepersonals.

4.2.5 Psychotherapie

An die Stelle anfänglichen Zögerns der Psychotherapeuten, mit alten Menschen zu arbeiten, ist heute eine etwas größere Aufgeschlossenheit getreten. Einige psychotherapeutische Schulen werden hier kurz vorgestellt.

Psychoanalyse

Psychoanalytische Therapien gehen von der Annahme aus, dass die Probleme eines Menschen durch die psychische Spannung zwischen seinen unbewussten Impulsen und den Einschränkungen seiner Lebenssituation verursacht worden sind. Diese psychische Spannung äußert sich in Symptomen.

Analytische Verfahren nehmen an, dass unser Verhalten und unsere Erlebnisverarbeitung durch unbewusste Faktoren mitgestaltet werden. Zu diesen Faktoren gehören auch ins Unbewusste verdrängte Konflikte, die in bestimmten Situationen wieder „aufbrechen" und psychische Störungen verursachen.

Ziel der Therapie ist es, diese Konflikte wieder bewusst zu machen und zu verarbeiten. Der Zugang zum Unbewussten erfolgt über gedankliche Assotiationen, Deutung von Träumen, Übertragung und Gegenübertragung, Fehlleistungen und Widerstände des Patienten.

Die klassische Psychoanalyse dauert bei 3-5 Stunden wöchentlich zwei bis mehrere Jahre. Sie stellt hohe Anforderungen an die sprachliche Ausdrucksfähigkeit des Patienten. Es wurden auch andere analytische Methoden entwickelt, die sich über einen kürzeren Zeitraum erstrecken.

Gesprächstherapie

Diese auf Carl Rogers zurückzuführende Therapie wird auch personenzentrierte Psychotherapie oder nicht-direktive Gesprächspsychotherapie genannt. Sie stellen den selbstständig handelnden Menschen in den Mittelpunkt. Der Therapeut geht emotional-positiv auf den Menschen zu. Durch Wertschätzung, Echtheit und Einfühlungsvermögen schafft er eine therapeutische Umgebung, die es dem Klienten gestattet sich und seine

Umgebung neu zu bewerten. Der Therapeut hilft dem Klienten, sich seine inneren Beweggründe, seine Bestrebungen und auch seine Lösungsmöglichkeiten bewusst zu machen. Dabei verzichtet er auf Deutungen oder Empfehlungen.

Gesprächspsychotherapie ist z.B. bei depressiven Symptomen wirksam, da sie zu einer Erhöhung des Selbstbewusstseins, des Kontrollbewusstseins und des Selbstwertgefühls führen kann.

Verhaltenstherapie

Grundlage der Verhaltenstherapie ist die Annahme, dass fehlerhaftes Verhalten unter bestimmten Umständen gelernt wurde. Ziel der Behandlung ist es, dieses Verhalten und die Umstände die es aufrecht erhalten, zu analysieren, um es dann in der richtigen Weise neu einlernen zu können.

Eine Technik der Verhaltenstherapie ist z. B. das **operante Konditionieren**. Durch Belohnung wird das erwünschte Verhalten verstärkt, durch Nichtbeachtung oder Entzug von Vergünstigungen können unerwünschte Verhaltensweisen verringert werden.

Anwendung: Bei demenziell beeinträchtigten, regredierten, isolierten Heimbewohnern. Mit dieser Methode können vor allem Alltagsaktivitäten wieder aufgebaut werden.

Eine weitere verhaltenstherapeutische Methode ist die **systematische Desensibilisierung**. Sie wird eingesetzt bei der Behandlung von Phobien. Dabei wird der Patient vorsichtig dem Auslöser seiner Angst genähert. Gleichzeitig werden Entspannungstechniken angewendet.

Mit verhaltenstherapeutischen Mitteln arbeiten auch Therapieprogramme wie Selbstsicherheitstraining, Problemlösetraining usw.

Abschließend muss betont werden, dass die Interventionsmöglichkeiten in der Gerontopsychiatrie sich nicht gegenseitig ausschließen sondern ergänzen. Deshalb ist die Forderung nach einem Behandlungsteam berechtigt. Es wäre wünschenswert, dass ein entsprechend ausgebildetes Pflegeteam zusammen mit unterschiedlichen Therapeuten ein Milieu schafft, in dem auf die individuellen Bedürfnisse und Probleme der Bewohner eingegangen werden kann. Wünschenswert wäre ein Pflegeteam, das in der Lage ist, für jeden einzelnen zu Betreuenden einen individuellen Pflege- und Therapieplan zu erstellen – in Abstimmung mit den Ressourcen, der Vergangenheit, den Problemen und den Wünschen dieses einzigartigen Menschen. Das ist aber nur möglich, wenn dieses Pflegeteam einen breiten Handlungsspielraum hat, wenn viele unterschiedliche Interventionsmöglichkeiten zur Verfügung stehen, sodass für jeden Bewohner das „Richtige" ausgesucht werden kann.

Zusammenfassung

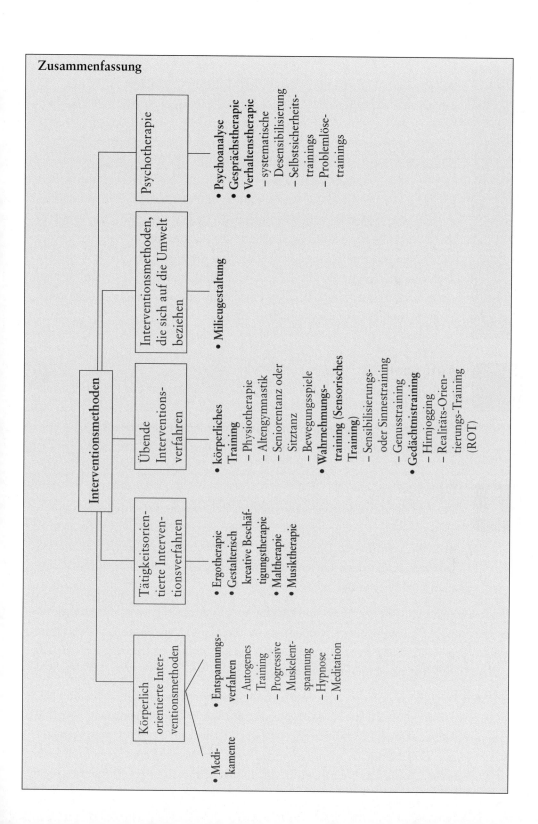

Interventionsmethoden

Körperlich orientierte Interventionsmethoden

• Medikamente
• Entspannungsverfahren
  – Autogenes Training
  – Progressive Muskelentspannung
  – Hypnose
  – Meditation

Tätigkeitsorientierte Interventionsverfahren

• Ergotherapie
• Gestalterisch kreative Beschäftigungstherapie
• Maltherapie
• Musiktherapie

Übende Interventionsverfahren

• körperliches Training
  – Physiotherapie
  – Altengymnastik
  – Seniorentanz oder Sitztanz
  – Bewegungsspiele
• Wahrnehmungstraining (Sensorisches Training)
  – Sensibilisierungs- oder Sinnestraining
  – Genusstraining
• Gedächtnistraining
  – Hirnjogging
  – Realitäts-Orientierungs-Training (ROT)

Interventionsmethoden, die sich auf die Umwelt beziehen

• Milieugestaltung

Psychotherapie

• Psychoanalyse
• Gesprächstherapie
• Verhaltenstherapie
  – systematische Desensibilisierung
  – Selbstsicherheitstrainings
  – Problemlösetrainings

4.3 Psychopharmakotherapie

Fallbeispiel

Der Hausarzt besucht Frau P. seit drei Monaten regelmäßig zu Hause, weil sie sich außer Stande sieht, ihn in der Praxis aufzusuchen. Seit dem Tod ihres Ehemannes vor fünf Monaten hat sie sich völlig zurückgezogen, sie empfängt keine Besucher mehr, nimmt keine Anrufe mehr entgegen, liegt fast den ganzen Tag im Bett. Die Tochter bringt ihr das Essen, kauft für sie ein und versorgt die Wohnung. Schon mehrfach hat der Hausarzt ihr vorgeschlagen, zur Verbesserung der Stimmung und des Antriebs ein antidepressiv wirkendes Medikament einzunehmen. Sie hat stets abgelehnt. Als er heute vorschlägt, sie solle zur Behandlung stationär in ein psychiatrisches Krankenhaus, ist sie außer sich: „Ich soll in die Klapsmühle? Da wird man doch nur voll gepumpt mit Chemie und ruhig gestellt. Da bekommt man den ganzen Tag Psychopharmaka, bis man nicht mehr denken und sprechen kann. Freiwillig gehe ich da niemals hin!"

Aufgaben:
Tauschen Sie sich untereinander über Ihre Erfahrungen mit Psychopharmaka aus.
1. Welche Präparate kennen Sie, warum wurden sie verordnet?
2. Welche Ansichten und Vorurteile zu Psychopharmaka kennen Sie?

Definition:
Psychopharmaka sind Medikamente zur Behandlung psychischer Symptome (Angst, Schlafstörung) und/oder psychiatrischer Erkrankungen (Depressionen, Schizophrenien, Demenzen ...). Sie greifen in die Regulation zentralnervöser Funktionen ein und beeinflussen seelische Abläufe (Schlaf, Stimmung, Wahrnehmung etc.).

Psychopharmaka im engeren Sinne sind die therapeutisch verwendeten Substanzen, die hier auch ausführlich besprochen werden, im weiteren Sinne zählen dazu alle Substanzen, die psychische Funktionen verändern, also auch Alkohol, Halluzinogene wie LSD oder Opiate wie Heroin und andere Drogen.

Die ersten Psychopharmaka wurden in den fünfziger Jahren entwickelt, bis dahin war eine gezielte, symptom-orientierte Therapie psychischer Erkrankungen nicht möglich. Die erste Substanz, die als Psychopharmakon eingesetzt wurde, war das Chlorpromazin, das 1953 unter dem Handelsnamen Megaphen® auf den Markt kam. Es war der erste Vertreter aus der Gruppe der Neuroleptika, 1957 folgte dann als erstes Antidepressivum das Imipramin (Tofranil®) und in den sechziger Jahren dann als erstes Benzodiazepin das Diazepam (Valium®). Die Einführung dieser Medikamente hat die psychiatrische Therapie revolutioniert. Stationäre Behandlungsdauern von mehreren Jahren reduzierten sich auf wenige Wochen, selten Monate. Extrem auffällige, gefährliche oder völlig bizarre Verhaltensweisen, die früher das Bild der psychiatrischen „Anstalten" prägten, sind heute verschwunden.

Man teilt Psychopharmaka nach Substanzgruppen und Wirkprofilen in folgende Gruppen ein:

Neuroleptika (antipsychotische Wirkung)
Tranquilizer (angstlösende, beruhigende Wirkung)
Antidepressiva (stimmungsaufhellende Wirkung, teils beruhigend, teils antriebssteigernd)
Hypnotika (schlaffördernde Wirkung)
Medikamente zur so genannten **Phasenprophylaxe** (stimmungsstabilisierende Wirkung)
Nootropika (hirnleistungssteigernde Wirkung)

Die Wirkung von Psychopharmaka im zentralen Nervensystem kann sich auf verschiedene Weise entfalten:
- Die Freisetzung von Neurotransmittern kann gefördert oder reduziert werden.
- Der enzymatische Abbau oder die Rückaufnahme von Neurotransmittern in die präsynaptische Membran kann verzögert, unterbunden oder auch beschleunigt werden.
- Die postsynaptischen Rezeptoren können blockiert werden.

Im Folgenden werden die einzelnen Substanzgruppen mit ihren Wirkmechanismen, Indikationen und Nebenwirkungen besprochen, dabei wird besonderes Gewicht auf die Erkennung von Überdosierungen und unerwünschten Nebenwirkungen gelegt, die leider gerade bei alten Menschen sehr häufig auftreten.

4.3.1 Neuroleptika

Definition:
Neuroleptika sind antipsychotisch wirksame Medikamente, sie können bei Psychosen eine Distanzierung von Sinnestäuschungen und Wahngedanken bewirken. Außerdem wirken manche Neuroleptika auch sedierend (beruhigend) und werden daher bei Erregungszuständen, ängstlicher Anspannung und Aggressionen sowie zur Behandlung von Schlafstörungen eingesetzt. Die Wirkungsstärke eines Neuroleptikums bezeichnet man als neuroleptische Potenz. Ein Neuroleptikum, das besonders gut gegen psychotische Symptome (Wahn, Halluzinationen) wirkt, wird als hochpotent, ein Neuroleptikum, das in diesem Bereich nur wenig wirksam ist, dafür aber mehr sedierend wirkt, als niedrigpotent bezeichnet.

Präparatebeispiele:

Wirkungsstärke	Substanz	Handelsname
Niedrigpotente Neuroleptika	Promethazin Chlorprothixen Melperon Pipamperon	Atosil® Truxal® Eunerpan® Dipiperon®
Mittelpotente Neuroleptika	Perazin Sulpirid Chlorprothixen	Taxilan® Dogmatil® Truxal®
Hochpotente Neuroleptika	Haloperidol Flupentixol	Haldol® Fluanxol®
Atypische Neuroleptika	Risperidon Olanzapin Quietapin Clozapin	Risperdal® Zyprexa® Seroquel® Leponex®

Vor allem die hochpotenten Wirkstoffe können häufig auch in Form eines so genannten **Depotneuroleptikums** verabreicht werden. Hierbei handelt es sich um spezielle Zubereitungsformen des Wirkstoffes, die intramuskulär injiziert werden und bis zu vier Wochen lang wirksam sein können. Indikationen hierfür sind vor allem eine Langzeitbehandlung bei chronischen Psychosen und eine geringe Einnahmezuverlässigkeit, z. B. wegen Vergesslichkeit.

Wirkungsweise:

Neuroleptika blockieren bestimmte Dopaminrezeptoren im Gehirn. Dadurch werden psychotische Symptome wie Wahn oder Halluzinationen, die durch ein Übergewicht der dopaminergen Erregung entstehen, abgeschwächt oder beseitigt. Eine gegenteilige Wirkung haben Substanzen wie LSD oder Amphetamine: Sie bewirken eine gesteigerte Dopaminfreisetzung im Gehirn und können so schizophrenieähnliche Symptome hervorrufen.

So genannte **atypische Neuroleptika** sind überwiegend neu entwickelte Medikamente, die im Gehirn besonders eine Untergruppe von Dopamin-Rezeptoren blockieren und dadurch ein anderes Spektrum von Nebenwirkungen aufweisen als die klassischen Neuroleptika. Insbesondere die motorischen Nebenwirkungen (Akathisie, Spätdyskinesien, siehe unten) kommen bei ihnen deutlich seltener oder gar nicht vor.

Indikationen:

Wichtigste Indikation für Neuroleptika sind akute und chronische schizophrene Psychosen, Erregungszustände, starke motorische Unruhe, z. B. bei Demenzen und chronifizierte Wahnsymptome im Alter.

Seltener werden Neuroleptika auch zur Schmerzbehandlung eingesetzt: sie haben zwar keine schmerzlindernde Wirkung, sie führen aber zu einer inneren Gleichgültigkeit gegenüber dem Schmerz, er ist noch da, wird aber als weit entfernt wahrgenommen.

Nebenwirkungen:

a) Die Motorik betreffend:

(besonders bei hochpotenten Neuroleptika, nicht bei atypischen Neuroleptika!)

Frühdyskinesien: Darunter versteht man besonders in den ersten Behandlungstagen und bei Dosiserhöhungen akut auftretende Muskelverkrampfungen, meist bei hochpotenten Neuroleptika (wie Haldol®, Glianimon®).

Frühdykinesien äußern sich als Krämpfe von Zungen- und Schlundmuskulatur, z. B. mit unwillkürlichem Herausstrecken der Zunge oder als Schluckstörungen, ferner können Verkrampfungen der Hals-, Nacken- und Schultermuskulatur mit Drehbewegungen des Kopfes auftreten oder unwillkürliche Blickkrämpfe mit Verdrehung der Augen nach oben. Als Gegenmittel kann Biperiden (Akineton®) verabreicht werden, darunter verschwinden die Störungen innerhalb weniger Minuten.

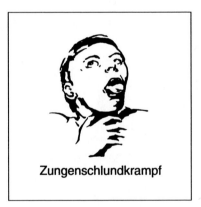

Zungenschlundkrampf

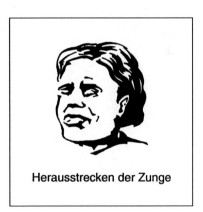

Herausstrecken der Zunge

Parkinson-Syndrom (Parkinsonoid): Da Neuroleptika im ZNS unter anderem Dopaminrezeptoren blockieren, entsteht ein relativer Mangel an dopaminerger Übertragung, der sich ähnlich auswirkt wie der absolute Mangel an Dopamin bei Morbus Parkinson. Es kommt zu:

- **Rigor,** d. h. Erhöhung des Muskeltonus bei passiver Bewegung
- **Tremor** (Muskelzittern). Hierzu gehört auch das „Rabbit-Syndrom", ein Tremor der Lippen- und Kaumuskulatur.
- **Hypo- und Akinese:** herabgesetzte oder fehlende Bewegung des Rumpfes, der Extremitäten und der Gesichts- und Sprechmuskulatur; kleinschrittiges Gangbild, vermehrter Speichelfluss; monotone Sprechweise; reduzierte Mimik.

Diese Nebenwirkungen entwickeln sich meist erst nach ein bis zwei Wochen Behandlungsdauer. Gerade bei alten Menschen ist diese Nebenwirkung der Neuroleptika besonders gefährlich, weil sich dadurch die Gangsicherheit und Gehfähigkeit verschlechtert und unter Umständen eine Beruhigung durch eine erhöhte Sturzgefährdung erkauft wird.

Akathisie: zu deutsch: Sitzunruhe, bezeichnet einen quälenden Drang, herum zu laufen, und die Unfähigkeit, länger ruhig sitzen zu bleiben, wird von den Betroffenen als sehr quälend erlebt, tritt ebenfalls meist erst nach einigen Wochen der Behandlung auf. Schwierig ist oft die Unterscheidung der krankheitsbedingten Unruhe von der medikamentös bedingten Akathisie.

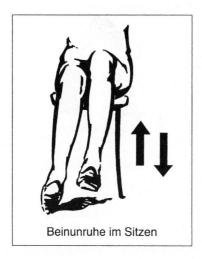

Beinunruhe im Sitzen

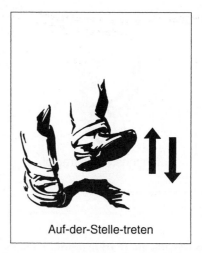

Auf-der-Stelle-treten

Spätdyskinesien: treten, wie der Name schon sagt, erst spät, nach monate- oder jahrelanger Behandlung mit Neuroleptika auf. Es sind Bewegungsstörungen, die vor allem die Gesichts-, Mund- und Zungenmuskulatur betreffen. Meist entstehen sie unter einer Therapie mit hochpotenten Neuroleptika. Bis zu 20 % der behandelten Personen entwickeln Spätdyskinesien, die sich in stetig wiederholenden, unwillkürlichen Bewegungen äußern: Drehbewegungen des Kopfes zur Seite oder ein regelmäßiges Herausstrecken der Zunge, Verkrampfungen oder Zittern von Fingern und Zehen. In vielen Fällen sind diese Störungen irreversibel.

Die therapeutischen Möglichkeiten, diese Nebenwirkungen zu beseitigen, sind gering. Manchmal kann ein Wechsel zu einem anderen Neuroleptikum die Beschwerden verbessern, immer kann auch eine Dosisreduktion versucht werden. Ein plötzliches Absetzen des Neuroleptikums ist nicht sinnvoll und führt manchmal sogar zu einer Verstärkung der Bewegungsstörungen. Durch die neuen, atypischen Neuroleptika kommt es nicht mehr zu Spätdyskinesien.

b) Das vegetative Nervensystem betreffend:

(besonders unter niederpotenten Neuroleptika)

Gerade bei alten Menschen treten die vegetativen Nebenwirkungen der Neuroleptika oft auf. Sie reagieren besonders häufig mit Schwindel oder Blutdruckabfall mit Kollapsneigung. Seltener sind Störungen der Blasenentleerung oder Akkomodationsstörungen (Verminderung der Fähigkeit des Auges zur Scharfeinstellung). Auch Schwindel und Blutdruckabfall sind Nebenwirkungen, welche die Gangsicherheit beeinträchtigen können und darum bei alten Menschen besonders beachtet werden müssen.

c) Sonstige:

• erhöhte Lichtempfindlichkeit der Haut (Neigung zu Sonnenbrand), allergische Hautausschläge,

• Gewichtszunahme durch Appetitsteigerung,

• erhöhte Anfallsbereitschaft,

• Zyklusstörungen, Blutbildveränderungen.

Neuroleptika verursachen keine Abhängigkeit, sie können ohne Risiko der Gewöhnung über Monate und Jahre eingenommen werden.

Aufgaben

Wählen Sie sich drei Bewohner aus Ihrer Einrichtung, die mit Psychopharmaka behandelt werden.

1. Klären Sie an Hand der Beipackzettel, ob unter den Medikamenten auch Neuroleptika sind.
2. Wenn ja, warum werden sie in diesem Fall eingesetzt?.
3. Können Sie bei den Bewohnern eine oder mehrere der oben beschriebenen Nebenwirkungen beobachten?

4.3.2 Antidepressiva

Definition

Antidepressiva sind chemisch sehr unterschiedlich zusammengesetzte Arzneimittel, die vor allem bei Depressionen, teilweise aber auch gegen Ängste und Zwangsstörungen sowie bei chronischen Schmerzsyndromen und Schlafstörungen eingesetzt werden.

Präparatebeispiele:

Stoffgruppe	Substanzen	Handelsname
Trizyklische AD	Imipramin Amitryptilin Clomipramin Doxepin	Tofranil® Saroten® Anafranil® Aponal®
Neuartige AD	Paroxetin Citalopram Mirtazepin Venlafaxin	Seroxat® Cipramil® Remergil® Trevilor®
MAO-Hemmer	Moclobemid	Aurorix®
Pflanzliche AD	Johanniskraut	Remotiv® Jarsin®

(AD = Antidepressiva)

Je nach Symptomatik kann ein unterschiedliches Wirkprofil ausgewählt werden: alle Antidepressiva wirken depressionslösend und stimmungsaufhellend, manche zusätzlich antriebssteigernd, was besonders bei gehemmten Depressionen erwünscht ist. Andere wirken auf den Antrieb dämpfend und können vor allem bei Depressionen mit starker Unruhe und mit Schlafstörungen eingesetzt werden.

Nach der chemischen Struktur des Medikamentes und nach seiner **Wirkungsweise** werden folgende Typen von Antidepressiva unterschieden.

Trizyklische Antidepressiva haben ihren Namen aufgrund des chemischen Aufbaus, zu dem verschiedene Ringstrukturen (Zyklen) gehören. Sie hemmen vor allem die Wiederaufnahme von Noradrenalin und Serotonin aus dem synaptischen Spalt. Beispiele für trizyklische Antidepressiva sind Amitriptylin und Desipramin.

Die stimmungsaufhellende Wirkung tritt bei diesen Substanzen nach zwei bis drei Wochen regelmäßiger Einnahme ein.

Neuartige Antidepressiva erhöhen besonders die Konzentration von **Serotonin** am Wirkungsort, im synaptischen Spalt zwischen zwei Nervenzellen, indem sie die Rückaufnahme in die Präsynapse hemmen. Citalopram und Paroxetin sind hierfür typische Wirkstoffe, ein anderer Name für diese Gruppe von Antidepressiva ist „Serotonin-Wiederaufnahme-Hemmer". Einige der neuen Antidepressiva hemmen aber nicht nur die Serotonin-Wiederaufnahme, sondern auch die des Noradrenalins, wie beispielsweise Venlafaxin (Trevilor®).

MAO-Hemmstoffe bewirken, dass das Enzym Mono-Amino-Oxidase die Neurotransmitter Serotonin und Noradrenalin im synaptischen Spalt in nur noch geringem Umfang abbauen kann. Da ein Mangel dieser beiden Neurotransmitter als Ursache für die Entstehung von Depressionen angenommen wird, kann durch einen verringerten Abbau die antidepressive Wirkung der MAO-Hemmstoffe erklärt werden. Ein Beispiel für einen MAO-Hemmstoff ist Moclobemid (Aurorix®).

Neben den bereits genannten Gruppen der Antidepressiva werden auch pflanzliche Präparate, wie **Johanniskraut** eingesetzt, dessen Wirksamkeit bei leichteren Depressionen mittlerweile gesichert ist. Übelkeit, Müdigkeit, lichtempfindliche Haut, Allergien und Unruhe können als Nebenwirkungen in seltenen Fällen vorkommen. Zur Behandlung schwerer Depressionen ist die Wirksamkeit nicht ausreichend.

Nebenwirkungen

Die Nebenwirkungen der verschiedenen Gruppen von Antidepressiva unterscheiden sich erheblich:

a) Bei den **trizyklischen Antidepressiva** stehen vegetative Störungen im Vordergrund: Mundtrockenheit, Ostipation, Störungen beim Wasserlassen, Schwindel, Sedierung und Herzrhythmusstörungen sind relativ häufige Nebenwirkungen, bei alten Menschen sind zusätzlich auch noch Verwirrtheit und Unruhe möglich.

Bei einigen Patienten kommt es zu einer unerwünschten Gewichtszunahme, eher seltene Begleiterscheinungen sind Allergien oder Blutbildveränderungen.

Bei manchen Vorerkrankungen muss bei der Verordnung von Trizyklischen Antidepressiva besonders sorgsam auf mögliche unerwünschte Effekte geachtet werden:

Vorerkrankung	Risiko bei Gabe von Trizyklischen AD
Glaukom	Erhöhung des Augeninnendrucks
Prostatahypertrophie	Miktionsstörungen bis zum Harnverhalt
Ostipation	Verstärkung bis zum Ileus
Herzrhythmusstörungen	bedrohliche Zunahme der Rhythmusstörungen
Epilepsie	Auslösung von Krampfanfällen
Demenz	verstärkte Verwirrtheit, Unruhezustände

b) Bei den sogenannten Serotonin-Wiederaufnahmehemmern kommt es vor allem in den ersten zwei bis vier Behandlungswochen zu Kopfschmerzen, Blutdruckanstieg, Schlafstörungen, Erregungs- und Unruhezuständen und Übelkeit/Erbrechen.

c) Die neuen MAO-Hemmer (Aurorix®) sind relativ gut verträglich, gelegentlich kommt es zu Übelkeit, leichter Unruhe oder Schlafstörungen.

Grundsätzlich ist bei der medikamentösen Depressionsbehandlung zu beachten, dass die antidepressive Wirkung erst nach zwei bis drei Wochen einsetzt. Erst dann kann beurteilt werden, ob das gewählte Medikament den erwünschten Erfolg bringt. Wichtig ist es auch, die Behandlung lange genug fortzusetzen, bei zu frühem Absetzen der Medikamente kann es zu einem Rückfall mit erneuter Verschlechterung der Symptome kommen.

Im Alter wird die medikamentöse Behandlung oft durch eine Reihe von körperlichen Vorerkrankungen kompliziert. Dadurch kann die Auswahl verwendbarer Antidepressiva eingeschränkt werden, ebenso durch Medikamente, die beipielsweise wegen Diabetes, Hypertonie, Herzinsuffizienz, Herzrhythmusstörungen oder Niereninsuffizienz eingenommen werden müssen. Je mehr Medikamente ein (alter) Mensch einnimmt, um so höher ist das Risiko von unerwünschten Wechselwirkungen und Nebenwirkungen. Antidepressiva verursachen keine Abhängigkeit, sie können ohne Risiko der Gewöhnung über Monate und Jahre eingenommen werden.

Die therapeutische Breite von Antidepressiva ist relativ gering, d. h. bei einer Überdosierung (versehentlich oder gewollt in suizidaler Absicht) kommt es schon bei relativ niedrigen Mengen zu schwerwiegenden Vergiftungserscheinungen, besonders zu Herzrhythmusstörungen.

4.3.3 Tranquilizer

 ### Definition

Tranquilizer wirken angst- und spannungslindernd ohne antipsychotischen Effekt. Sie wirken zwar beruhigend aber nicht direkt schlaffördernd und unterscheiden sich dadurch von den Hypnotika. Die meisten Tranquilizer gehören zur Stoffgruppe der Benzodiazepine.

Präparatebeispiele

Substanz	Handelsname	Halbwertzeit
Benzodiazepine		
Alprazolam	Tafil®	10-15 Std.
Diazepam	Valium®	24 Std.
Lorazepam	Tavor®	5-24 Std.
Oxazepam	Adumbran®	5-24 Std.
Flunitrazepam	Rohynpnol®	29-30 Std.
Bromazepam	Lexotanil®	10-20 Std.
Andere		
Buspiron	Bespar®	2-3 Std.
Opipramol	Insidon®	6-9 Std.

Wirkungsweise:

Benzodiazepine binden sich an spezielle Rezeptoren im Gehirn und verstärken so die hemmende Wirkung des Neurotransmitters GABA (Gamma-Amino-Buttersäure). Diese Hemmung führt zu einer Abnahme von Angst, zu einer Herabsetzung der Muskelspannung (= Muskelrelaxation) und zu einer Abnahme der Erregbarkeit des Gehirns (= antikonvulsive Wirkung).

Alle Benzodiazepine wirken

- anxiolytisch (angstlösend),
- sedierend (dämpfend, beruhigend),
- muskelrelaxierend (muskelentspannend),
- antikonvulsiv (gegen Krampfanfälle).

Diese Wirkungen sind jedoch bei den verschiedenen Substanzen, die zur Gruppe der Benzodiazepine gehören, nicht gleichmäßig ausgeprägt. Während z. B. Diazepam (Valium®) in allen vier Bereichen eine relativ starke Wirksamkeit hat, ist z. B. Lorazepam (Tavor®) vor allem angstlösend.

Die alternativ zu den Benzodiazepinen einsetzbaren anderen Tranquilizer Bespar® und Insidon® wirkend besonders bei Patienten, die noch nicht mit Benzodiazepinen behandelt wurden. Ihre angstlösende Wirkung ist deutlich schwächer. Wenn der Patient die Wirkung von Benzodiazepinen kennt, wird er bei den Alternativen keine ausreichende Wirkung verspüren.

Indikationen:

Benzodiazepine werden eingesetzt zur Behandlung von

- Angst- und Unruhezuständen,
- Schlafstörungen,
- epileptischen Anfällen,
- zur Beruhigung bei Suizidalität oder Manie,
- zur Vorbereitung vor Narkosen/Operationen.

Nebenwirkungen

a) Bei kurzfristiger Einnahme:

besonders in den ersten Behandlungstagen kann es zu Benommenheit und Müdigkeit, Blutdruckabfall und Schwindel kommen. Außerdem können Störungen von Aufmerksamkeit und Konzentration sowie eine eingeschränkte Fahrtauglichkeit, Muskelschwäche und Gangunsicherheit auftreten (Achtung: erhöhte Sturzgefahr bei alten Menschen).

Nicht ganz selten sind paradoxe Wirkungen, also solche, die das Gegenteil der beabsichtigten Wirkung darstellen: Diese treten vor allem bei hohen Dosierungen und bei älteren Personen in Form von Schlaflosigkeit, Unruhe und Erregungszuständen auf.

Bei rascher intravenöser Injektion oder extremer Überdosierung von Benzodiazepinen kann es zu einer Atemdepression, d. h. zu einer Unterdrückung des physiologischen Atemantriebs mit Atemstillstand kommen.

b) Bei längerdauernder Anwendung:

- **Abhängigkeitsentwicklung**

  Die mögliche Entwicklung einer Abhängigkeit ist die schwerwiegendste Nebenwirkung der ansonsten gut verträglichen Benzodiazepine. Das Risiko steigt mit der Höhe der täglichen Dosis und mit der Dauer der Einnahme. Nach drei bis vier Monaten muss beim Absetzen mit Entzugserscheinungen gerechnet werden. Besonders gefährdet für die Entwicklung einer Abhängigkeit sind Drogen- und Alkoholabhängige, Patienten mit chronischen Schmerzsyndromen und Patienten mit chronischen Schlafstörungen.

- **Toleranzentwicklung**

  Ein zunehmender Wirkungsverlust nach längerfristiger Anwendung macht eine stetige Dosiserhöhung zum Erreichen der beabsichtigten Wirkung notwendig. Die Toleranzentwicklung ist ein Kriterium der Gewöhnung bzw. Abhängigkeit (siehe Kapitel Sucht).

c) Bei abruptem Absetzen des Medikamentes nach längerer Einnahme:

- **Auftreten von Entzugserscheinungen:**
  - Angst und Unruhe,
  - Schlafstörungen,

- Schwitzen, Muskelzittern,
- Krampfanfälle,
- Verwirrtheitszustände,
- Stimmungsschwankungen.

Benzodiazepine werden häufig unkritisch zur Bewältigung von Stress, psychosomatischen Symptomen oder Schlafstörungen über einen längeren Zeitraum verordnet und eingenommen. Wegen der Gefahr einer Abhängigkeitsentwicklung sollten sie nur in möglichst niedriger Dosis möglichst kurzzeitig verordnet und wo möglich durch andere Substanzen (Antidepressiva, niederpotente Neuroleptika) ersetzt werden.

4.3.4 Hypnotika

Definition
Hypnotika sind Medikamente, die Schlaf erzeugen. Sie kommen aus verschiedenen Wirkstoffgruppen. Neben einigen Benzodiazepinen gehören auch Barbiturate, bestimmte Neuroleptika und sedierende Antidepressiva zu den Hypnotika. Während Barbiturate „schlaferzwingend" wirken, haben die meisten anderen Medikamente nur „schlafanstoßende" Wirkung.

Präparatebeispiel

Substanz	Handelsname	Halbwertszeit
Benzodiazepine		
Flunitrazepam	Rohypnol®	20-30 Std.
Temazepam	Remestan®	5-15 Std.
Andere		
Zopiclon	Ximovan®	6-8 Std.
Zolpidem	Stilnox®	3 Std.
Zaleplon	Sonata®	2 Std.
Clomethiazol	Distraneurin®	4-6 Std.

Während die meisten Hypnotika zur Behandlung schwerer Schlafstörungen benutzt werden, ist Clomethiazol überwiegend zur Behandlung von Entzugssymptomen, z. B. Alkoholentzugsdelir im Einsatz.

Indikation
Schlafstörungen, im Krankenhaus zur Narkoseeinleitung

Nebenwirkungen
Barbiturate werden zur Behandlung von Schlafstörungen wegen der hohen Sucht- und Missbrauchsgefahr heute nicht mehr eingesetzt.

Hypnotika, die zu der Gruppe der **Benzodiazepine** gehören, zeigen die bereits unter 4.3.3. erwähnten Nebenwirkungen und Risiken.

Neue Präparate wie Zolpidem und Zopiclon sind meist gut verträglich, durch die kurze Halbwertszeit kommt es selten zu unerwünschter Tagessedierung mit Müdigkeit, eingeschränktem Reaktionsvermögen und Gedächtnisproblemen. Sie zeigen eine geringere Abhängigkeitsentwicklung als die Benzodiazepine, die ursprüngliche Hoffnung, dass mit diesen Präparaten gut wirksame Schlafmittel ohne Abhängigkeitsrisiko zur Verfügung stehen, hat sich jedoch nicht erfüllt.

Clomethiazol kann bei Überdosierung zu Bewusstlosigkeit, Atemstillstand und Blutdruckabfall führen. Darüber hinaus kommt es relativ rasch zur Entwicklung einer Abhängigkeit.

4.3.5 Nootropika

Definition

Nootropika sind zentral wirksame Substanzen, welche die Hirnleistung verbessern sollen. Besonders Störungen von Konzentration, Gedächtnis, Orientierung und alltagspraktischen Fähigkeiten sollen sich unter der Therapie mit dieser Medikamentengruppe verbessern.

Präparatebeispiele

Substanz	Handelsname
durchblutungsfördernd bei vaskulären Demenzen	
Co-dergocrin	Hydergin®, Circanol®
Ginkgo blioba	Tebonin®, Rökan®
Nicergolin	Sermion®
Nimodipin	Nimotop®
Piracetam	Nootrop®, Normabrain®
Acetylcholinesterase-Hemmer bei Alzheimer-Demenz	
Donepezil	Aricept®
Rivastigmin	Exelon®

Wirkungsweise

Nootropika sind sehr unterschiedliche Präparate, deren Wirkungsweisen noch vielfach ungeklärt sind und deren Wirksamkeit häufig umstritten ist.

Die älteren Präparate wirken (wenn überhaupt) über eine Verbesserung der Hirndurchblutung bzw. der Zuckerverwertung in den Gehirnzellen.

Bei den neueren Substanzen, den Acetylcholinerterase-Hemmer (Exelon®, Aricept®) ist die Wirksamkeit bei der Behandlung leichterer Demenzen vom Alzheimer-Typ belegt.

Beide Substanzen greifen in den Neurotransmitterstoffwechsel des Gehirns ein, indem sie die Acetylcholinkonzentration im synaptischen Spalt erhöhen und so die Informationsweiterleitung und –verarbeitung in den Nervenzellen verbessern. Bei der Beurteilung einer therapeutischen Wirksamkeit von Nootropika ist zu berücksichtigen, dass bereits die Verlangsamung oder Verhinderung eines Fortschreitens der Erkrankung für den Betroffenen weitreichende Konsequenzen in der Alltagsbewältigung hat und somit als Therapieerfolg zu werten ist.

Indikation
Dementielle Entwicklungen.

Nebenwirkungen
Der durchblutungsfördernden Substanzen: Blutdrucksenkung, Schwindel, Schlafstörungen, Unruhe.
Der Acetylcholinesterase-Hemmer: Übelkeit, Erbrechen, Schwindel, Kopfschmerzen.

4.3.6 Phasenprophylaktika

Definition

Unter Phasenprophylaxe versteht man die vorbeugende Gabe bestimmter Medikamente, die das Auftreten manisch-depressiver Psychosen unterbinden sollen. Wie die „Antibabypille" schützen diese Medikamente nur vor einem Wiederauftreten der Krankheit, solange sie regelmäßig eingenommen werden und im Blut einen konstanten Wirkspiegel erreichen. Werden sie plötzlich abgesetzt, ist das Erkrankungsrisiko deutlich erhöht.

Zur Phasenprophylaxe werden vor allem Lithium, Carbamazepin und Valproat eingesetzt. Die phasenverhütende Wirkung tritt im Allgemeinen verzögert erst nach einigen Monaten der regelmäßigen Einnahme auf.

Präparatebeispiele

Substanzen	Handelsnamen
Lithiumacetat	Quilonum®
Lithiumcarbonat	Hypnorex®
Lithiumsulfat	Lithium-Duriles®
Carbamazepin	Tegretal®, Timonil®
Valproat	Ergenyl®, Orfiril®

Wirkungsweise

Lithium verändert zirkadiane Rhythmen und beeinflusst die Herstellung und Freisetzung von Dopamin, Acetylcholin und Gamma-Amino-Buttersäure (GABA) Carbamazepin, eigentlich ein Antiepileptikum, hemmt die Erregbarkeit der Nervenzellen, der phasenprophylaktische Wirkmechanismus ist weitgehend unklar. Auch Valproat kommt aus der Epilepsiebehandlung, es wirkt hauptsächlich über eine Verstärkung der durch GABA vermittelten zentralen Hemmung von Nervenimpulsen.

Indikation:

- Rezidivprophylaxe bei manisch-depressiven Erkrankungen,
- Behandlung der akuten Manie.

Nebenwirkungen

Lithium hat nur eine geringe therapeutische Breite, d. h. eine Wirksamkeit ist nur innerhalb einer bestimmten, individuell unterschiedlichen Dosis gegeben. Bei Unterschreiten dieser Dosis bleibt die erwünschte, phasenprophylaktische Wirkung aus, bei Überschreiten der Dosis kommt es zu Vergiftungssymptomen. Da die Ausscheidung von Lithium vor allem durch die Nieren erfolgt, deren Funktionsfähigkeit im Alter nachlässt, sind häufig ältere Menschen von Nebenwirkungen betroffen. Dazu gehören:

- Tremor
- Gewichtszunahme
- Vergrößerung der Schilddrüse
- Ödembildung
- gesteigerte Flüssigkeitszufuhr und Urinausscheidung (Polydipsie und Polyurie)

Hinweise auf eine drohende Lithiumvergiftung sind:

- Erbrechen/Durchfall
- Schläfrigkeit, Schwindel
- verwaschene Sprache, Ataxie
- Bewusstseinstrübung

Vor Beginn einer Lithiumbehandlung müssen Nieren- und Schilddrüsenfunktion überprüft werden. Durch eine regelmäßige Kontrolle der Lithiumkonzentration im Serum kann nicht nur überprüft werden, ob die richtige Dosierung gewählt wurde, sondern auch, ob den Patient das Medikament regelmäßig einnimmt.

Carbamazepin führt in erster Linie zu Müdigkeit, Schwindel, Verschwommensehen, Übelkeit und Hautallergien, selten zu einer Leberschädigung.

Valproat verursacht Schwindel und Müdigkeit, außerdem Gewichtszunahme, Haarausfall, Leberschädigung und selten Verminderung der Thrombozyten oder Leukozyten. Darum ist auch bei Carbamazepin und Valproat eine Überwachung der Therapie durch regelmäßige Kontrolle des Blutes und der Substanzkonzentration im Serum erforderlich.

Soweit der Überblick über die gängigsten Substanzen. Am Ende dieses Kapitels nun noch einige allgemeine Anmerkungen zum Umgang mit Psychopharmaka:

Psychopharmaka sind in Einrichtungen der Altenpflege die am häufigsten verordneten Medikamente! Oft sollen sie Zuwendung, Zeit, Wertschätzung oder Geduld der Pflegenden ersetzen, was sie natürlich nicht können.

Als Altenpfleger/in haben Sie im Umgang mit Psychopharmaka entscheidende Funktionen und eine klare Mitverantwortung:

Sie sind für das Herrichten und Verteilen der Medikamente zuständig, entscheiden also ob der richtige Bewohner zur richtigen Zeit die richtige Dosis des richtigen Medikamentes erhält.
Sie sehen den Bewohner länger und in unterschiedlicheren Situationen als der Arzt. Sie können Nebenwirkungen früher und umfassender wahrnehmen!

Sie beeinflussen die Verordnungen des Arztes durch Ihre Klagen, Forderungen (z. B. nach mehr Sedierung) oder auch durch ihr Lob über eine Verbesserung der Symptome.

Sie entscheiden über Bedarfsverordnungen und darüber, wie oft sie eingesetzt werden, wenn Sie die Unruhe eines Bewohners nicht mehr ertragen können.

Vor diesem Hintergrund erschrecken Informationen über die Verordnungsgewohnheiten von Psychopharmaka in deutschen Altenheimen:

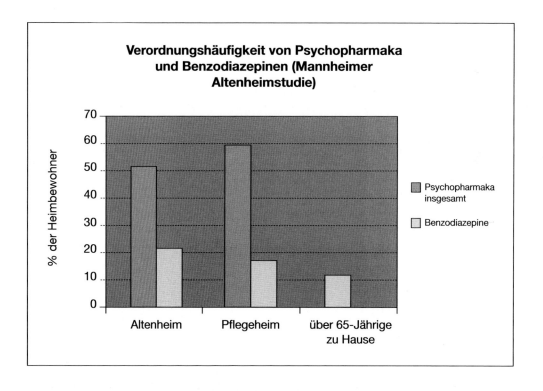

Verordnungshäufigkeit von Psychopharmaka und Benzodiazepinen (Mannheimer Altenheimstudie)

Die Mannheimer Altenheimstudie (1997) hat ergeben, dass bis zu 50 % der Bewohner von Alten- und Pflegeheimen regelmäßig Psychopharmaka erhalten und dass die Menge der Verordnung nicht mit dem Schweregrad der Erkrankung des Bewohners zusammenhängt, sondern mit der Größe der Station und dem Ausbildungsstand des Personals: Je mehr Bewohner auf einer Station und je mehr unqualifizierte Pflegekräfte, desto mehr Psychopharmaka erhalten die Bewohner!

Zusammenfassung:

In diesem Kapitel wurden die wichtigsten Psychopharmaka mit ihren Wirkungen und Nebenwirkungen vorgestellt und die wichtigsten Gruppen (Neuroleptika, Antidepressiva, Tranquilizer) anhand ihrer Indikationen unterschieden. Die Gefahr einer Suchtwirkung bei den einzelnen Substanzen wurde beschrieben.

Die Verantwortung der Altenpflegerin/des Altenpflegers bei der Verordnung von Psychopharmaka wurde besonders betont. Dennoch sollte jede Altenpflegerin/jeder Altenpfleger wissen, dass kein Medikament der Welt Sorgfalt, Zuwendung, einfühlendes Verstehen und mitmenschliche Wärme in der Pflege ersetzen kann.

5. Neurologische Krankheitsbilder

Die Aufgabe, für die Altenpflege relevante neurologische Krankheitsbilder verständlich und ausführlich darzustellen, ist nicht ganz einfach. Jostein Gaarder sagt in „Sophies Welt":

„Wenn das Gehirn des Menschen so einfach wäre,
  dass wir es verstehen könnten,
  dann wären wir so dumm,
  dass wir es nicht verstehen würden."

Diese Einführung kann ein Trost sein, manches ein zweites Mal lesen zu müssen oder gelegentlich noch einmal im Kapitel 2 bei den anatomischen Grundlagen nachsehen zu müssen, bevor eine Erkrankung richtig verstanden wird.

Zuerst werden einige häufige neurologische Symptome besprochen.

Aufgabe:
Überlegen Sie, welche Symptome neurologischer Krankheiten Sie kennen oder schon beobachtet haben.

Je nach Ort der Schädigung lassen sich neurologische Symptome einteilen in:
* Störungen der Bewegung
* Störungen der Sprache
* Störungen der Sensibilität
* Störungen der Feinabstimmung/Koordination von Bewegungen
* Störungen des Bewusstseins

Die wichtigsten dieser Symptome sind nachfolgend aufgeführt und erklärt.

a) Bewegungsstörungen
  * Lähmungen

Lähmungsarten	
Plegie	Vollständige Lähmung, keine Restbeweglichkeit • spastisch: hohe Muskelanspannung trotz Lähmung • schlaff: schlaffer Muskeltonus bei bestehender Lähmung
Parese	Unvollständige Lähmung, Restbeweglichkeit ist erhalten • Monoparese: eine Gliedmaße (Arm oder Bein) gelähmt • Hemiparese: eine Körperseite (rechts oder links) gelähmt • Paraparese: Lähmung beider Beine • Tetraparese: Lähmung von Armen und Beinen

Eine weitere Unterscheidung bei Lähmungen betrifft den Ort der Schädigung, also die Ursache der Lähmung:

Zentrale Parese

Schädigung liegt im zentralen Nervensystem, in Gehirn oder Rückenmark. Eine zentrale Lähmung ist zum Zeitpunkt der Entstehung schlaff, im Laufe mehrerer Wochen entwickelt sich dann eine spastische Tonuserhöhung. Die Muskeleigenreflexe sind gesteigert.

Periphere Parese

Schädigung liegt im peripheren Nervensystem, also zwischen Spinalnerv und Muskel. Eine periphere Lähmung ist akut und im Verlauf schlaff, die Muskeleigenreflexe sind erloschen.

• Unwillkürliche Bewegungen

Chorea	unwillkürliche Zuckungen, blitzartig einschießend
Athetose	unwillkürliche, langsame, schraubende Gliedmaßenbewegungen

• Gehemmter Bewegungsfluss

Rigor	Steifigkeit der Muskulatur, erhöhter Widerstand gegen passive Bewegungen

b) Sprachstörungen
• Aphasie
  Störung der verbalen Kommunikation

motorisch = expressiv	Beeinträchtigung der sprachlichen Äußerung bei erhaltenem Sprachverständnis, Patient spricht im Telegrammstil, entstellt Wörter (Magen statt Morgen), Sprachfluss und Modulation sind stark beeinträchtigt
sensorisch = rezeptiv	Beeinträchtigung des Sprachverständnisses bei erhaltener Spontansprache, Patient versteht keine Fragen oder Aufforderungen
amnestisch	Wortfindungsstörungen bei gut erhaltenem Sprachfluss, Sprachverständnis ist intakt

c) Sensibilitätsstörungen

- Oberflächensensibilität
  Vermittlung eines Sinneseindrucks von der Körperoberfläche (Berührung, Temperatur, Schmerz)

Anästhesie	aufgehobenes Empfinden
Hypästhesie	abgeschwächtes Empfinden
Parästhesie	qualitativ veränderte (Miss-) Empfindung wie Kribbeln, Ameisenlaufen

- Tiefensensibilität
  Vermittlung eines Sinneseindrucks aus den Muskeln und Gelenken (Vibration, Lageempfinden)

d) Koordinationsstörungen

- Tremor (Zittern)

Ruhetremor	Zittern in Ruhe
Intentionstremor	Zittern bei zielgerichteten Bewegungen

- Ataxie
  Störung der Koordination von Haltung, Gang oder zielgerichteten Bewegungsabläufen, Bewegungen wirken „eckig", ungeordnet.

e) Bewusstseinsstörungen

- Somnolenz
  Schläfrigkeit, verzögerte Reaktion auf Reize
- Sopor
  Tiefschlaf, kaum erweckbar, deutlich verzögerte Reaktion auf Reize
- Koma
  Bewusstlosigkeit, nicht erweckbar, keine Reaktion auf Reize

Die Kenntnis dieser Symptome und Bezeichnungen erleichtert die genaue Beobachtung und Beschreibung neurologischer Störungen bei . Diese Übersicht dient als kleines Wörterbuch, die entsprechenden Begriffe werden im Text immer wieder vorkommen.

5.1 Erkrankungen des zentralen Nervensystems

5.1.1 Entzündungen (Meningitis, Enzephalitis)

Fallbeispiel

Der 8-jährige Peter war in der Nacht aufgewacht und hatte erbrochen. Er jammerte über starke Kopfschmerzen und schrie, es sei so hell, die Mutter solle das Licht im Zimmer wieder aus machen. In den nächsten beiden Stunden war er zunehmend unruhig geworden, hatte 40°C Fieber entwickelt und reagierte auf Ansprache nur noch verlangsamt. Die Mutter verständigte den Notarzt, dieser veranlasste eine sofortige Krankenhauseinweisung. Unter dem Verdacht einer Hirnhautentzündung erfolgte eine Liquorpunktion, das Nervenwasser war eitrig-trüb, die Zellzahl auf 40 000 erhöht. Peter wurde auf die Intensivstation zur Überwachung aufgenommen und sofort mit Antibiotika behandelt. Am zweiten Behandlungstag war er wieder wach und ansprechbar, nach zwei Wochen konnte er in gut gebessertem Zustand nach Hause entlassen werden.

Definition

Eine Entzündung der Hirnhäute wird als **Meningitis** bezeichnet, eine Entzündung des Hirngewebes ist eine **Enzephalitis**. Selten kommt es zu örtlich begrenzten Entzündungsherden (**Hirnabszesse**), die durch Aussaat von Eiterherden in Mittelohr, Innenohr, Stirn- oder Kieferhöhle entstehen können.

Ursachen einer Meningitis oder Enzephalitis sind in der Regel Infektionen mit Bakterien oder Viren, sehr selten (bei Abwehrschwäche) kommen auch Pilze als Erreger in Frage. Die häufigsten Erreger aus der Gruppe der *Viren* sind: Herpesvirus, Poliovirus, Frühsommer-Meningo-Enzephalitis-Virus, Masernvirus, aus der Gruppe der *Bakterien*: Meningokokken, Pneumokokken, Haemophilus und Coli-Bakterien.

Symptome

Bei der **Meningitis** kommt es zu plötzlich einsetzendem Fieber, Übelkeit und Erbrechen, Bewusstseinstrübung, Kopfschmerzen und Lichtempfindlichkeit. Das entscheidende Symptom einer Meningitis ist die Nackensteifigkeit, auch als Meningismus bezeichnet: die Entzündung reizt die Hirnhäute, deren Dehnung (z. B. bei Kopfbeugung) dann schmerzhaft ist.

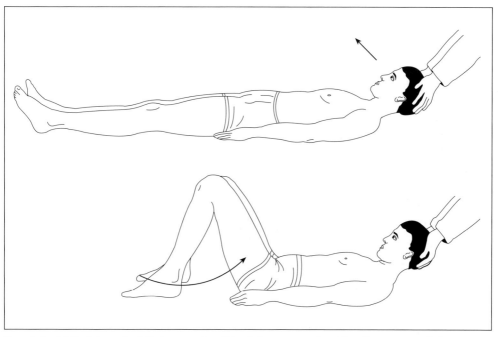

Brudzinski-Zeichen bei Reizung der Hirnhäute: passive Kopfbeugung führt zum reflektorischen Anziehen der Beine

Bei der **Enzephalitis** können zusätzlich Verwirrtheit und eine Störung der Orientierung auftreten, außerdem epileptische Anfälle und neurologische Ausfallserscheinungen wie Lähmungen oder Sprachstörungen, je nach Lokalisation der Entzündung. Möglich ist auch ein Verlauf mit vorwiegend psychischen Symptomen wie starke psychomotorische Unruhe oder Halluzinationen.

Pflege bei entzündlichen Hirnerkrankungen

Patienten mit einer Meningitis oder Enzephalitis sind lebensbedrohlich erkrankt und benötigen umgehend eine intensivmedizinische Überwachung. Die Vitalfunktionen, Temperatur und Bewusstseinslage müssen engmaschig kontrolliert werden, eine ausreichende Flüssigkeitszufuhr muss sichergestellt werden. Je nach Erreger müssen die Patienten isoliert werden, um andere vor Ansteckung zu schützen.

Therapie der entzündlichen Hirnerkrankungen

Schon bei Verdacht sollte eine sofortige Krankenhauseinweisung und intensivmedizinische Überwachung des Patienten erfolgen!
Die Diagnose erfolgt durch Liquoruntersuchung (bei Viren: erhöhte Zellzahl, bei Bakterien: eitrig-trüber Liquor) und Kernspintomographie (entzündliche Veränderungen bei Enzephalitis).

Die Therapie richtet sich nach dem Krankheitserreger. Mit Antibiotika werden bakterielle Infektionen behandelt, die Virusinfektionen mit Virustatika, wobei nur gegen die Herpes-Enzephalitis ein wirksames Virustatikum zur Verfügung steht.

Setzt die Behandlung erst spät ein, kann die Erkrankung tödlich verlaufen bzw. irreversible Schäden hinterlassen (z. B. Hörstörung, Konzentrationsstörung).

Die **Prognose** einer Meningitis ist bei Neugeborenen schlecht (50% Letalität), bei Kindern etwas besser (10-20 % Letalität) und wird mit zunehmendem Lebenalter wieder schlechter (bei über Fünfzigjährigen wieder 50 % Letalität). Die Prognose der Enzephalitis ist ebenfalls schlecht, etwa die Hälfte der Fälle verläuft tödlich. Auch bei einer Enzephalitis resultieren oft bleibende Schäden wie Gedächtnisstörungen oder Verhaltensauffälligkeiten.

Das FSME-Virus (=Frühsommer-Meningo-Enzephalitis) wird durch Zeckenbiss übertragen, hier ist eine vorbeugende Impfung möglich, ebenso bei den durch Polio-, Masern- und Rötelnviren verursachten Entzündungen.

Borreliose

Die Borreliose ist eine Sonderform einer eher chronisch verlaufenden entzündlichen Erkrankung des Nervensystems. Die Entzündung kann sowohl periphere Nerven wie auch das ZNS betreffen. **Borrelien** sind schraubenförmige Bakterien, die durch den Biss einer Zecke übertragen werden können. Besonders gefährdet sind daher Waldarbeiter oder andere Personen, die sich viel im Wald aufhalten. Typischerweise kommt es einige Tage nach dem Zeckenbiss zum Auftreten eines Hautausschlages, der sich von der Bissstelle ringförmig ausbreitet (**Erythema migrans** = wandernde Rötung). Wochen oder Monate später kann es dann zu Kopfschmerzen, Gliederschmerzen oder Gelenkschmerzen kommen, die typischerweise nachts besonders stark sind. Außerdem kann die Infektion den Herzmuskel befallen (**Endokarditis**) oder die Hirnhäute und die Nervenwurzeln am Rückenmark (**Meningoradikulitis**). Oft kommt es als erstes Zeichen eines Nervenbefalls zu einer Gesichtslähmung (**Facialisparese**).

Die Diagnosestellung erfolgt durch den Nachweis der Erreger bzw. entsprechender Antikörper im Blut oder/und Nervenwasser (Liquor). Die Behandlung erfolgt mit Antibiotika (Penicillin oder Cephalosporine).

5.1.2 Durchblutungsstörungen (Hirnblutung, Schlaganfall)

Fallbeispiel

Frau P. erzählt von ihrem Mann: „Der Tag, der unser Leben veränderte, liegt jetzt 4 Jahre zurück, mein Mann war damals 62 Jahre alt. Noch eine Woche vor seinem Geburtstag hatte er sich beim Hausarzt durchchecken lassen und der hatte außer dem bekannten Bluthochdruck nichts Auffälliges feststellen können. Wie immer hatte er ihn ermahnt, doch endlich mit dem Rauchen aufzuhören, aber davon wollte mein Mann nichts wissen. An dem besagten Morgen wechselte er die Reifen am Auto unserer Tochter, als ihm plötzlich schlecht wurde. Er rief nach mir und als ich in die Garage kam, sah ich ihn gerade noch umfallen. Ich lief zu ihm hin, er schaute mich an, sein Gesicht war ganz verschoben, der recht Mundwinkel hing herunter und er stöhnte nur hilflos, konnte nicht mehr sprechen. Auch seine rechte Seite konnte er nicht mehr bewegen. Ich dachte sofort an einen Schlaganfall und rief den Notarztwagen. In der Klinik wurde ein Gefäßverschluss als Ursache des Schlaganfalls festgestellt und versucht, diesen medikamentös aufzulösen, was aber nur teilweise gelang. Nach zwei Wochen konnte er in eine Rehabilitationsklinik verlegt werden, erst da wurde mir langsam klar, was diese Erkrankung für uns bedeutete. Nichts würde mehr so sein wie früher. Mein Mann saß im Rollstuhl, schien mich zwar zu verstehen, konnte aber außer „Ja, Ja" kein Wort sprechen, er konnte nicht mehr lesen und schreiben und brauchte beim Essen, Waschen, Rasieren und Zähne putzen Hilfe wie ein kleines Kind. Zum Glück besserte sich die Halbseitenlähmung so, dass mein Mann inzwischen mit einem Stock alleine gehen kann. Auch beim Waschen braucht er nur noch geringe Unterstützung, anziehen kann er sich fast alleine. Die Sprachstörung ist leider geblieben und oft ist er frustriert und verärgert, weil er sich nicht verständlich machen kann."

Definition

Die Begriffe Schlaganfall, Apoplex, ischämischer Insult, Hirnschlag, zerebrale Ischämie, zerebrale Durchblutungsstörung, Hirninfarkt werden synonym (gleichbedeutend) gebraucht. Die griechische Wortbedeutung von Apoplexie ist „niedergeschlagen werden".

Man versteht unter Apoplex ein akut auftretendes neurologisches Defizit (Lähmung, Sprachstörung, Sehstörung...) auf Grund einer Durchblutungsstörung im Gehirn, die zu einem Untergang von Gehirnzellen führt. Gehirnzellen überstehen einen Sauerstoffmangel nur kurze Zeit: wenn die Durchblutung/Sauerstoffversorgung länger als drei Minuten unterbrochen ist, sterben bereits die ersten Hirnzellen ab.

Eine **TIA** (= Transitorische Ischämische Attacke) kann als Warnzeichen vor einem Schlaganfall auftreten. Man versteht darunter ein neurologisches Defizit, das sich innerhalb von 24 Stunden vollständig zurückbildet. Viele Patienten erleiden aber auch einen ausgedehnten Schlaganfall, ohne je zuvor vorübergehende Durchblutungsstörungen zu haben.

Zerebrale Durchblutungsstörungen sind häufige Erkrankungen, etwa 400 000 Bundesbürger pro Jahr erleiden einen Schlaganfall, davon sind ca. 70 % älter als 65 Jahre. Die Sterblichkeit liegt bei fast 20 %, ein Drittel der Betroffenen bleibt schwer behindert bzw. pflegebedürftig. Zurzeit leben in Deutschland etwa 1,5 Millionen Menschen, die in Folge eines Schlaganfalles behindert bzw. pflegebedürftig sind. Schlaganfälle sind die dritthäufigste Todesursache, Männer sind etwas häufiger betroffen als Frauen.

Die **Risikofaktoren**, die das Auftreten eines Schlaganfalls begünstigen, sind dieselben, die auch für die Arteriosklerose allgemein gelten. Die häufigsten Faktoren sind Rauchen und Hypertonie, ebenso Diabetes, Gicht, erhöhter Cholesterinspiegel, Stress und Bewegungsmangel. Ein zusätzlicher Faktor sind Herzrhythmusstörungen und bei jungen Frauen die Einnahme der „Pille" zur Empfängisverhütung, besonders wenn sie gleichzeitig rauchen.

Die akut auftretenden Störungen der Hirndurchblutung lassen sich unterteilen in:
- 70-80 % zerebrale **Ischämien** (Schlaganfall, Hirninfarkt)
- 15-20 % intrazerebrale **Blutungen** (Einblutung in das Hirngewebe)
- 5-10 % **Subarachnoidalblutungen** (Einblutung in die Spinngewebshaut/Hirnhaut)

Die folgende Tabelle gibt die wichtigsten Unterscheidungsmerkmale zwischen einem Hirninfarkt und einer Hirnblutung wieder:

	Hirninfarkt	Hirnblutung
Vorgeschichte	Arteriosklerose, Herzrhythmusstörungen, evtl. TIA`s	Hypertonie, evtl. Alkoholmissbrauch oder Behandlung mit gerinnungshemmenden Medikamenten
Beginn	Unwohlsein, Symptome entwickeln sich über ein bis zwei Stunden	akuter Beginn, Symptome innerhalb von Minuten
Bewusstsein	in der Regel normal	oft Bewusstseinstrübung bis Koma
Kopfschmerzen	selten	meistens
Hirndruck	nur bei großem Infarkt	häufige Komplikation
Prognose	Sterblichkeit bei ca. 20 %	Sterblichkeit bei ca. 70 %!
CCT-Befund		

Im Folgenden wird der Schlaganfall als wesentlich häufigere Störung der Hirndurchblutung besprochen. Die Ursachen, die zu einer akuten Minderdurchblutung des Gehirns führen, lassen sich in zwei Gruppen einteilen:

Häufige Ursachen:
- Arteriosklerose der großen hirnversorgenden Gefäße (Makroangiopathie)
- Arteriosklerose der kleinen und kleinsten Gefäße im Gehirn (Mikroangiopathie)
- Blutgerinnsel aus dem Herzen, die mit der Blutströmung in die Hirngefäße gelangen und dort zu einem Gefäßverschluss führen (kardiale Embolie bei Vorhofflimmern, Aneurysma oder Endokarditis).

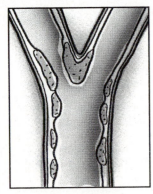 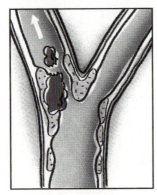 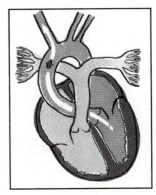

Minderdurchblutung durch arteriosklerotische Ablagerungen an der Gefäßgabelung

Abriss eines Thrombusteiles mit Verschleppung in ein Hirngefäß (Embolie)

Vom Herz ins Gehirn ausgehende Embolie

Häufige Schlaganfallursachen

Seltenere Ursachen:

- Entzündung der hirnversorgenden Gefäße (Vaskulitis),
- angeborene Blutgerinnungsstörung mit Neigung zur Bildung von Blutgerinnseln,
- Verletzungsbedingter Verschluss der hirnversorgenden Gefäße durch Einriss der Gefässwand (Dissektion).

Aufgaben

1. Notieren Sie in einer Kleingruppe die verschiedenen Symptome von Schlaganfallpatienten aus Ihrer Einrichtung.
2. Versuchen Sie, eine Erklärung für das unterschiedliche Ausmaß der Befunde zu finden und überlegen Sie, warum ein Patient mit einer Hemiparese eine Sprachstörung hat und ein anderer nicht. Vergleichen Sie ggf. nochmals mit Kapitel 2, Anatomische Grundlagen.

Die Symptome eines Schlaganfalls können sehr vielseitig sein und sind abhängig von der Lokalisation der Durchblutungsstörung. Um diese Zusammenhänge besser zu verstehen, ist es notwendig, die Aufgaben und Funktionen der verschiedenen Hirnregionen zu kennen.

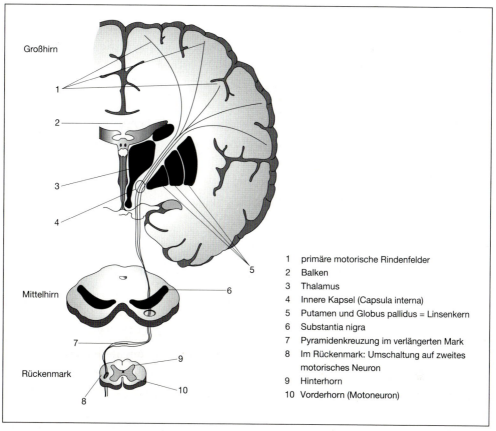

1   primäre motorische Rindenfelder
2   Balken
3   Thalamus
4   Innere Kapsel (Capsula interna)
5   Putamen und Globus pallidus = Linsenkern
6   Substantia nigra
7   Pyramidenkreuzung im verlängerten Mark
8   Im Rückenmark: Umschaltung auf zweites
    motorisches Neuron
9   Hinterhorn
10 Vorderhorn (Motoneuron)

Verlauf der Pyramidenbahn

Motorische Impulse ziehen in der **Pyramidenbahn** von der Großhirnrinde durch die innere Kapsel in den Hirnstamm und von dort weiter durch das Rückenmark zum Muskel. Eine Unterbrechung dieser Bahn im Bereich des Großhirns, z. B. durch Zelluntergang bei Sauerstoffmangel führt zu einer Lähmung der betroffenen Muskeln auf der gegenüberliegenden Körperseite (Pyramidenbahnfasern kreuzen im Hirnstamm auf die Gegenseite). Die auftretende Lähmung ist zunächst schlaff, im Verlauf von Wochen oder Monaten kommt es dann an der gelähmten Extremität oder Körperseite zu einer zunehmenden Muskeltonuserhöhung, sodass eine spastische Lähmung entsteht.

Oft ist mit der Schädigung der motorischen Fasern auch eine Schädigung der in der Nähe verlaufenden sensiblen Bahnen verbunden, deshalb kann auf der gelähmten Seite auch die Wahrnehmung von Berührung, Schmerz und Temperatur gestört sein.

Das **Sehzentrum** liegt am hinteren (occipitalen) Ende beider Hirnhälften, kommt es hier zu einer Ischämie, entsteht daraus eine Sehstörung, meist in Form eines halbseitigen Gesichtsfeldausfalls.

Entscheidend für die Symptomatik ist auch, ob ein Schlaganfall die linke oder die rechte Hirnhälfte betrifft, insbesondere für die Frage, ob es auch zu **Sprachstörungen** kommt. Hier gilt die Faustregel, dass eine Halbseitenlähmung rechts meist mit einer Sprachstörung einher geht, weil bei den meisten Menschen das Sprachzentrum in der linken Gehirnhemisphäre lokalisiert ist.

Die beiden Gehirnhälften sind zwar symmetrisch aufgebaut, unterscheiden sich aber in ihren Funktionen deutlich. Der Balken als Verbindung zwischen den Hirnhälften stellt die Kommunikation und den Informationsfluss zwischen beiden Seiten her. Die Hirnhälfte, die den Sitz des Sprachzentrums bildet, ist die dominante, übergeordnete, bei den meisten Menschen ist dies die linke Hirnhälfte.

Die folgende Tabelle stellt die unterschiedlichen Funktionen der beiden Hirnhälften einander gegenüber (stark vereinfacht):

Linke Hirnhälfte	Rechte Hirnhälfte
verbale Kommunikation	nonverbale Kommunikation (Gesten, Mimik)
rational logisches Denken	emotional intuitives Erleben und Fühlen
Sprache	Raumsinn, räumliche Orientierung
inhaltliche Botschaften aus Zahlen und Fakten	beziehungsmäßige Botschaften aus Blicken, Gesten, Stimmmodulation
Wissenschaft, Intellekt, Analyse	Kunst, Musik, Humor

Aus diesen unterschiedlichen Funktionen der Hirnhälften ergibt sich, dass die Schädigung einer Großhirnhälfte zwar in beiden Fällen zu einer Lähmung auf der Gegenseite führt, die Begleitsymptome unterscheiden sich jedoch erheblich:

Linkshirniger Insult	Rechtshirniger Insult
Halbseitenlähmung rechts	Halbseitenlähmung links
Ausfall der rechten Gesichtsfeldhälfte	Ausfall der linken Gesichtsfeldhälfte
Sprachstörung **(Aphasie)**	Vernachlässigung der linken Körperseite **(Hemineglect)**
Werkzeugstörung **(Apraxie)**	Störung des Raumsinns (räumliche **Agnosie**), Verlust der Umweltvertrautheit
Patient nimmt Defizite deutlich wahr, reaktive Depression, Wut, Verzweiflung	Patient bemerkt Defizite nicht, bagatellisiert die **(Anosognosie)**
Beeinträchtigung des abstrakten, analytischen Denkens	Beeinträchtigung der emotionalen Wahrnehmung und der Kontaktfähigkeit
Patienten überfordern sich und die Pflegepersonen	Patienten wirken phlegmatisch, desinteressiert, gefühllos

Das Symptom eines halbseitigen **Neglects**, das bei rechtshirnigen Insulten auftreten kann, erschwert die Behandlung und Rehabilitation erheblich. Da der Patient die gelähmte Körperseite vernachlässigt und nicht wahrnimmt, hat er kein Bedürfnis, die Ausfälle zu kompensieren oder die gelähmte Seite zu trainieren. Nicht selten stehen die Betroffenen beispielsweise alleine aus dem Rollstuhl auf und stürzen dann hin, weil sie nicht an ihre Lähmung denken oder vergessen, dass sie nicht alleine gehen können. Selten kann ein Schlaganfall auch das **Kleinhirn** betreffen, dann kommt es zu Erbrechen, Schwindel, Fallneigung, verwaschener Sprache, Augenmuskellähmungen und Ataxie.

Zusammenfassung der möglichen Schlaganfallsymptome (einzeln oder in Kombination):

* Schwäche, Lähmung oder Gefühlsstörung einer Körperseite oder einer Gliedmaße
* Schwäche oder Gefühlsstörung einer Gesichtshälfte
* Sprachstörung (Sprachverständnis oder Sprachproduktion)
* Sehstörung: Gesichtsfeldausfälle oder Sehverlust auf einem Auge
* Bewusstseinsstörung: Verwirrtheit, Ratlosigkeit, Erregung oder Somnolenz/Koma
* Schwindel, Doppelbilder, Übelkeit, Erbrechen
* Kopfschmerzen (bei Blutungen).

Große Schlaganfälle können einen ungünstigen Verlauf nehmen, wenn das geschädigte Hirnareal anschwillt und sich ein **Hirnödem** als Komplikation entwickelt. Erkennbar ist eine solche Entwicklung an einer zunehmenden Bewusstseinstrübung, Übelkeit, Erbrechen, veränderter Pupillenreaktion, im fortgeschrittenen Stadium dann Atemlähmung und Blutdruckabfall. Ein Hirnödem ist immer ein akut lebensbedrohlicher Zustand und muss auf einer Intensivstation überwacht und behandelt werden.

Pflege bei Schlaganfallpatienten

Hier werden die Sofortmaßnahmen, die zu ergreifen sind, wenn ein Bewohner im Altenheim oder ein Klient in der ambulanten Altenpflege einen Schlaganfall erleidet, unterschieden von den Prinzipien im Umgang mit Schlaganfallpatienten, die unter einer bleibenden Behinderung leiden. Noch vor einigen Jahren galt beim Schlaganfall die Devise: „Pech gehabt, da kann man nichts machen." Das führte oft dazu, dass die Betroffenen nicht einmal in ein Krankenhaus eingeliefert wurden, geschweige denn in eine neurologische Fachabteilung. In den letzten Jahren hat sich diese Situation aber grundlegend geändert. In allen größeren Städten und zum Teil auch in ländlichen Regionen gibt es inzwischen so genannte „stroke units" (Schlaganfall-Einheiten), die sich auf die Untersuchung und Behandlung von Schlaganfällen spezialisiert haben. Wenn Sie einen Patienten mit den oben beschriebenen Symptomen vorfinden und den Verdacht auf einen Schlaganfall haben, sind folgende **Erstmaßnahmen** erforderlich:

* Atemwege freihalten, bei Bewusstseinstrübung stabile Seitenlage und ggf. Zahnprothese entfernen,
* sofort Arzt verständigen, wenn außerhalb der Sprechzeiten: Notarzt rufen,
* wachen Patienten beruhigen, nicht alleine lassen,

- Vitalwerte kontrollieren und dokumentieren,
- notwendige Unterlagen und persönliche Sachen für die Krankenhauseinweisung vorbereiten, ggf. Angehörige verständigen.

In der langfristigen Betreuung von Schlaganfallpatienten hat sich das **Bobath-Konzept** als eine Therapieform besonders bewährt. Die von Berta (*1906) und Karl (*1908) Bobath entwickelte bewegungstherapeutische Methode trägt dazu bei, den erhöhten Muskeltonus der gelähmten Seite zu reduzieren und pathologische Reflexmuster zu unterdrücken (siehe auch Lehrbücher der Krankengymnastik und der Pflege). Sie basiert auf der Grundlage, dass das Nervengewebe nach einer Schädigung zwar nicht wieder hergestellt werden kann, dass aber eine Übernahme ausgefallener Funktionen durch Nervenzellen in der Umgebung der Schädigung übernommen werden kann (Prinzip der Neuroplastizität). Wichtige Bestandteile des Bobath-Konzeptes sind:

- **Wahrnehmungsförderung**: durch Lagerung und Lagewechsel und passives Bewegen der gelähmten Seite.
- **Tonusnormalisierung**: durch spastikhemmende Übungen und Lagerungen (siehe Abbildung unten).
- **24-Stunden-Anwendung**: alle beteiligten Berufsgruppen arbeiten nach dem gleichen Prinzip
  Wenn Sie viele Schlaganfallpatienten zu versorgen haben, sollten Sie sich in entsprechenden Bobath-Kursen weiterbilden.

Bei Annäherung, Kommunikation und Transfer des Patienten ist es wichtig, die gelähmte Seite immer mit einzubeziehen, besonders bei linksseitigen Lähmungen, da hier in der Regel kein Störungsbewusstsein besteht und der Patient seine betroffene Seite vernachlässigt.

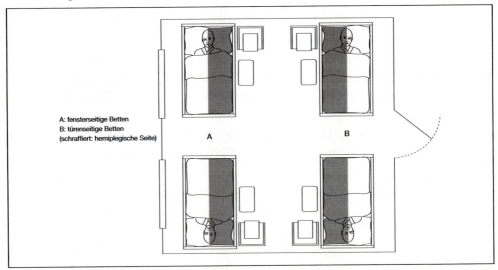

A: fensterseitige Betten
B: türenseitige Betten
(schraffiert: hemiplegische Seite)

In der Akutphase muss der Patient alle zwei bis drei Stunden umgelagert werden. Die möglichen günstigen (weil spastik-hemmenden) Positionen sind in der folgenden Abbildung dargestellt:

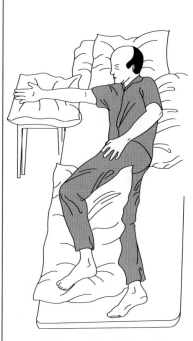

A. liegende Positiom auf der hemiplegischen Seite

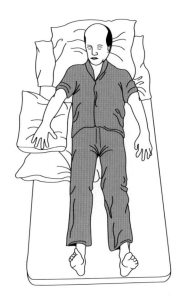

B. Rückenlage

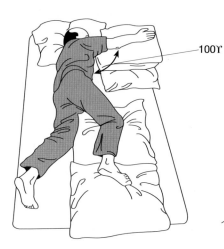

100ϓ

C. liegende Position auf der gesunden Seite

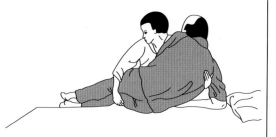

D. Umlagerung von der liegenden in die sitzende Position (passiv): Aufsitzen über die betroffene Seite

Spezielle Pflegeprobleme bei Schlaganfallpatienten

Entwicklung von Spitzfuß und Kontrakturen auf der gelähmten Körperseite
Die entscheidende Vorbeugemaßnahme ist regelmäßige Bewegungstherapie und häufiges Stehen. Auch wenn der Patient nicht mehr laufen lernen kann, ist das Stehen für die Wahrnehmung der betroffenen Seite und für die Prophylaxe von Kontrakturen sehr wichtig.

Die subluxierte Schulter
Fast 80 % aller Schlaganfallpatienten haben eine Fehlstellung des Oberarmkopfes im Schultergelenk der gelähmten Seite. Durch die Lähmung der Schultermuskulatur wird der Oberarmkopf nicht mehr in der richtigen Position zur Gelenkfläche gehalten, sondern rutscht tiefer. Dies kann, insbesondere bei falschem Umgang zu Schmerzen und Gelenkverkalkungen führen. Darum Schlaganfallpatienten nie am gelähmten Arm hochziehen oder dort beim Gehen unterhaken! Beim Transfer immer darauf achten, dass der Betroffene seinen Arm selbst mit führt (mit gefalteten Händen, den gelähmten Daumen oben).

Das Pusher-Syndrom
Der Begriff leitet sich vom englischen Wort push = schieben ab. Er beschreibt das Verhalten von etwa einem Drittel aller linksseitig gelähmten Schlaganfallpatienten. Durch die Störung des Raumsinns und die fehlende Wahrnehmung der betroffenen Körperseite verschiebt sich die innere Achse/Mittellinie der Patienten zur linken Seite hin, d. h. sie haben das Gefühl, gerade zu sitzen, wenn sich ihr Körper ca. 10° nach links neigt. Dies verursacht massive Probleme bei der Mobilisation, beim Stehen und Gehen und kann auch dazu führen, dass der Patient durch die Schieflage aus dem Rollstuhl oder aus dem Bett fällt.

Therapie des Schlaganfalls

Akutphase:
- sofortige Einweisung in ein Krankenhaus, wenn möglich auf eine spezielle Schlaganfallstation (stroke unit).
- Vitalwerte stabilisieren (RR, Puls, Sauerstoffversorgung, Blutzucker), Herzleistung optimieren, ggf. Sauerstoffgabe, Pneumonie- und Thromboseprophylaxe.
- Ursachenabklärung mittels Ultraschall der Hirngefäße und des Herzens, CCT, EKG und Labordiagnostik: liegt eine Embolie aus dem Herzen vor? Besteht eine Arteriosklerose der hirnversorgenden Gefäße? Besteht eine Gerinnungsstörung? Ist ein akuter Gefäßverschluss nachweisbar? Welche Risikofaktoren sind vorhanden (Diabetes, Hypertonie ...)? Kann eine operative Entfernung der Verengung im Bereich der Carotisarterie ein Rezidiv verhindern?
- Evtl. bestehenden Gefässverschluss auflösen (Lyse-Therapie wie bei Herzinfarkt). Dies ist nur in ausgewählten Fällen und innerhalb der ersten drei Stunden nach Eintreten der Symptomatik möglich. Da das Lysemedikament das Risiko einer Hirnblutung mit sich bringt, muss der Patient auf einer Intensivstation überwacht werden.

- Verhütung eines Frührezidivs durch blutverdünnende Medikamente wie z. B. Heparin®.
- Möglichst frühzeitige Einleitung einer Rehabilitationsbehandlung.
- So genannte Neuroprotektive Therapien, die einen Schutz des minderdurchbluteten Gewebes gewähren sollen und die Zellen dort vor dem Absterben schützen, befinden sich erst im experimentellen Stadium. Versuchsweise werden hier Substanzen wie Vitamin C, Glutamat-Antagonisten oder Calzium-Antagonisten eingesetzt.

Rehabilitationsphase:

Sie sollte möglichst frühzeitig beginnen. Für jeden Schlaganfallpatienten ein individueller Therapieplan erstellt, je nach Lokalisation und Schweregrad seiner Schädigung:

Für einen Patienten steht die **Sprachtherapie** (Logopädie) im Vordergrund, für den nächsten die **Krankengymnastik** oder das **neuropsychologische Training** oder das **Selbsthilfetraining** zur Verbesserung der Alltagspraktischen Fähigkeiten (Anziehen, Waschen etc.). Auch die Versorgung mit **Hilfsmitteln** wird hier in die Wege geleitet (z. B. Rollstuhl, Gehwagen, Tellerranderhöhung, Anziehhilfen etc.).

Die medikamentöse Dauertherapie nach einem Schlaganfall betrifft zum einen die Risikofaktoren. Es kommen Hypertonie-Medikamente zum Einsatz, außerdem Lipidsenker, Antidiabetika und Harnsäure senkende Medikamente. Zum anderen wird abhängig von der Insultursache zur langfristigen Rezidiv-Vorbeugung entweder Aspirin® oder Marcumar® zur Blutverdünnung eingesetzt, neuere Medikamente mit ähnlicher Wirkung sind Tiklyd® und Plavix®, sie liegen in der Wirkstärke zwischen Aspirin® und Marcumar®.

Aufgaben

1. Welche Risikofaktoren begünstigen das Auftreten eines Schlaganfalls?
2. Erkundigen Sie sich bei Schlaganfallpatienten in Ihrer Einrichtung nach den jeweiligen Risikofaktoren.
3. Gibt es einen Betroffenen, der keinen einzigen Risikofaktor aufweist?
4. Sie finden im Pflegeheim einen Bewohner im Zimmer vor, er sitzt am Tisch, wirkt geistesabwesend, beantwortet ihre Fragen nicht und sein rechter Arm hängt bewegungslos über der Stuhllehne.
    a) Welchen Verdacht haben Sie?
    b) Welche Maßnahmen veranlassen Sie?
5. Erklären Sie die Grundprinzipien des Bobath-Konzepts in der Schlaganfalltherapie.

Zusammenfassung:

Dieses Kapitel zeigt Risikofaktoren, Ursachen und Symptome eines Schlaganfalls auf. Es wird erklärt, wie die Symptome und der Ort der Durchblutungsstörung im Gehirn zusammenhängen und wie sich rechte und linke Hirnhälfte in ihren Funktionen unterscheiden. Ein Schlaganfall wird als akuter Notfall behandelt werden und es muss dafür gesorgt werden, dass der Patient schnellstmöglich in eine geeignete Klinik eingewiesen wird. Es werden Komplikationen, welche nach einem Schlaganfall auftreten können erklärt und dargestellt wie Logopäden, Ergotherapeuten, Pflegekräfte, Neuropsychologen und Krankengymnasten gemeinsam an der Rehabilitation des Patienten arbeiten. Die Grundzüge des Bobath-Konzeptes im Umgang mit Schlaganfallpatienten werden dargestellt und es wird erklärt, welche Hilfsmittel bei bleibenden Funktionsstörungen eingesetzt werden können und wie durch Abbau von Risikofaktoren und durch medikamentöse Behandlung einem Rezidiv (Wiederauftreten einer Erkrankung) vorgebeugt werden kann.

5.1.3 Tumore

Fallbeispiel

Frau A. lebt seit zwei Jahren im Altenheim. Sie war mit 68 Jahren an Brustkrebs erkrankt und durch die Operation und anschließende Chemotherapie so geschwächt, dass sie sich mit der Haushaltsführung und Selbstversorgung überfordert fühlte. Seit drei Wochen kommt sie Schwester Petra verändert vor: Sie wirkt verlangsamt und gleichgültig. Während sie sonst immer zu einem „Schwätzchen" aufgelegt war, ist sie jetzt einsilbig und klagt über Gedächtnisstörungen. Seit gestern ist sie unsicher beim Laufen, fühlt sich schwindlig und hat Kopfschmerzen. Schwester Petra verständigt den Hausarzt, der bei der Untersuchung eine leichte Schwäche des rechten Armes feststellt und daraufhin die Überweisung zum Neurologen und zur Computertomographie des Kopfes veranlasst. Das Bild zeigt folgenden Befund:

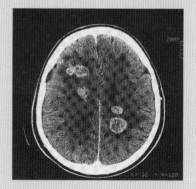

Der Neurologe diagnosti- ziert „multiple (viele) Hirn- metastasen bei bekanntem Brustkrebs".

Definition:
Unter Hirntumor versteht man eine Gewebeneubildung im Schädelinneren, die gutartiger oder bösartiger Natur sein kann.

Durch den Sitz im Schädelinneren können aber auch gutartige Hirntumore einen sehr ungünstigen Verlauf nehmen, weil sie unter Umständen nicht operativ entfernt werden können und durch ihr Wachstum Druck auf das umgebende Hirngewebe ausüben.

Nur ein kleiner Teil (etwa 10 %) aller bösartigen Tumoren ist im Gehirn lokalisiert, das Erkrankungsalter liegt je nach Tumorart am häufigsten zwischen dem 25. und 35. Lebensjahr sowie zwischen dem 55. und 65. Lebensjahr, selten können auch Kinder betroffen sein (Medulloblastome).

Metastasen von anderen Tumoren (Bronchialkarzinom, Mammakarzinom) können ebenfalls im Gehirn auftreten. In der bildgebenden Diagnostik (CCT oder Kernspin) sind sie meist dadurch zu erkennen, dass gleich mehrere Rundherde auffallen (so wie im Bild oben dargestellt). Die Tabelle gibt einen Überblick über die verschiedenen Tumorarten, wobei bei den Glioblastomen noch verschiedene Unterformen unterschieden werden:

	Art des Tumors	Charakteristische Eigenschaften
gutartig	Menigeom	von den Hirnhäuten ausgehend, langsam wachsend, meist gut operabel
	Hypophysenadenom	von den Zellen der Hirnanhangdrüse (Hypophyse) ausgehend, verursacht Hormonstörungen (Schilddrüsenunterfunktion, Menstruationsstörungen), weil die Tumorzellen das gesunde Hypophysengewebe verdrängen
bösartig	Glioblastom	von den Gehirnzellen selbst ausgehend, sehr schnelles Wachstum, oft inoperabel, tödlicher Verlauf innerhalb weniger Monate, selten Überleben länger als 1-2 Jahre
	Metastasen	von Primärtumoren in Lunge, Brust oder Niere ausgehend, oft mehrere gleichzeitig, sprechen auf Bestrahlung an, bei mehreren Metastasen Prognose aber trotzdem sehr ungünstig

Die Symptome eines Hirntumors sind abhängig von Tumorsitz, Tumorgröße, von der Wachstumsgeschwindigkeit und von der Art des Tumors. So wachsen gutartige Tumore eher langsam und führen durch Verdrängungserscheinungen gelegentlich zu Kopfschmerzen, während bösartige Tumore schnell wachsen und häufiger zu Einblutungen oder epileptischen Anfällen führen.

Mögliche Symptome sind **Hirndruckzeichen** (häufig bei schnellem Tumorwachstum) wie Kopfschmerzen mit Übelkeit und Erbrechen, Benommenheit, Atemstörungen und Pupillenerweiterung.

Außerdem können **epileptische Anfälle** auftreten oder langsam zunehmende **Lähmungen** oder Sensibilitätsstörungen (im Gegensatz zum Schlaganfall nicht plötzlich sondern über mehrere Tage langsam zunehmend).

Es kann auch zu Sprachstörungen, Ausfällen von Hirnnerven (Schluckstörungen, Sehstörungen, Hörminderung...) oder psychischen Veränderungen wie Gedächtnisstörungen, Depression, Verwirrtheit oder Apathie kommen.

Die Diagnose wird durch Computertomographie oder Kernspintomographie gestellt, in seltenen Fällen kann eine Biopsie des Tumors mit feingeweblicher Untersuchung zur Artdiagnose erforderlich sein.

Pflege von Patienten mit Hirntumoren

Patienten mit einem gutartigen Hirntumor sind nach der operativen Tumorentfernung in der Regel gesund und benötigen keine spezielle Pflege.

Bei bösartigen Hirntumoren ist die Prognose in den meisten Fällen sehr schlecht, hier kann eine pflegerische Aufgabe in der Sterbebegleitung bestehen. Um eine optimale Betreuung zu gewährleisten, müssen Betroffene, Angehörige, Pflegekräfte und Arzt möglichst frühzeitig die weitere Therapie abstimmen: Welche Schmerzmittel in welcher Dosierung? Welche Ernährung? Soll eine Ernährungssonde (PEG) gelegt werden, falls eine Nahrungsaufnahme oral nicht mehr möglich ist? Krankenhauseinweisung oder Versorgung in der vertrauten Umgebung? Sollen in jedem Fall lebensverlängernde Maßnahmen ergriffen werden? etc.

Zusammengefasst werden kann die Betreuung Sterbender und die Anwendung Palliativer (lindernder) Maßnahmen mit dem Begriff „Balsam":

Befinden: genaue Beobachtung des Zustandes, Beistand gegen Angst und Einsamkeit

Atmung: gegen Atemnot Oberkörperhochlagerung, evtl. Sauerstoff oder Diuretika

Lagerung: regelmäßiges Umlagern beugt Schmerzen und Druckstellen vor

Schmerzen: ausreichende Schmerztherapie, in der Regel Opiate

Augen: bei unvollständigem Lidschluss gegen die Austrocknung der Hornhaut Augentropfen

Mundpflege: gegen die Austrocknung der Schleimhäute regelmäßige Mundpflege

Therapie bei Hirntumoren

- Versuch einer operativen Tumorentfernung, was bei gutartigen Tumoren meist gelingt, bei bösartigen kann manchmal nur ein Teil des Tumors entfernt werden.
- Bei inoperablem Tumor kann eine Bestrahlung (Schädelbestrahlung von außen oder durch kleine, Strahlung abgebende Kügelchen, die in den Tumor implantiert werden) zu einer Verkleinerung des Tumors und dadurch zu einem Rückgang der Symptome beitragen.
- Eine Chemotherapie ist bislang bei bösartigen Hirntumoren nicht erfolgreich.
- Kommt es durch den Tumor zu einer Hirndrucksteigerung, so kann eine Medikation mit Cortison durch die Verringerung der Wassereinlagrung in das umgebende Gewebe vorübergehend symptomlindernd wirken.
- Bei gutartigen Hirntumoren ist die Lebenserwartung in der Regel nicht beeinträchtigt, bei bösartigen ist die Prognose sehr schlecht. Sowohl bei Glioblastomen als auch bei Hirnmetastasen überleben nur wenige Patienten länger als ein Jahr nach Diagnosestellung.

5.1.4 Epilepsien

Fallbeispiel

Herr T. erlitt im Alter von 63 Jahren einen Autounfall, bei dem er sich eine schwere Gehirnverletzung zuzog. Er lag drei Tage lang bewusstlos auf der Intensivstation, hatte dann in den folgenden Wochen erhebliche Gedächtnisstörungen und ist jetzt, ein Jahr danach, noch immer beeinträchtigt: Er kann sich schlechter konzentrieren als vor dem Unfall, er ist leichter reizbar, ungeduldiger und leidet häufig unter Kopfschmerzen.

Vor vier Wochen feierte er seinen Geburtstag mit Freunden. Das Fest ging bis spät in die Nacht, er trank einige Flaschen Bier und als er zu Bett ging, hatte er ein komisches Gefühl im Magen. „Vielleicht doch ein Bier zu viel", dachte er im Einschlafen. Kurz darauf wurde seine Frau durch sein lautes Stöhnen wach und sah dann, wie er am ganzen Körper zuckte. Sie sprach ihn an, aber er reagierte nicht. Als die Zuckungen nach etwa drei Minuten aufhörten, war er immer noch nicht ansprechbar, sondern schien tief zu schlafen. Der hinzu gerufene Hausarzt diagnostizierte einen epileptischen Anfall und empfahl eine Krankenhauseinweisung zur Ursachenabklärung.

Aufgaben
1. Welche anfallsauslösenden Faktoren finden Sie im obigen Fallbeispiel?
2. Haben Sie schon einmal einen epileptischen Anfall beobachtet?
3. Versuchen Sie eine möglichst genaue Beschreibung des Ablaufs zu geben.

Definition

Der Begriff Epilepsie heißt auf deutsch „Fallsucht", die Römer nannten die Erkrankung „morbus sacer" = heilige Krankheit.

Ein **Epileptischer Anfall** ist eine pathologische Reaktion des Gehirns, bei der abnorme elektrische Entladungsvorgänge ablaufen, die zu einer vorübergehenden Hirnfunktionsstörung führen. Jeder Mensch kann unter bestimmten Umständen, etwa bei Schlafmangel oder unter Alkoholeinfluss einen epileptischen Anfall erleiden (Gelegenheitsanfall). Epileptische Anfälle sind häufig, etwa 5 % aller Menschen erleiden einmal in ihrem Leben einen epileptischen Anfall.

Eine **Epilepsie** ist eine chronische Erkrankung, bei der es immer wieder zum Auftreten epileptischer Anfälle kommt.
Eine Epilepsie besteht bei ca. 1 % der Bevölkerung, ist also etwa so häufig wie eine Schizophrenie. Epilepsien können in jedem Lebensalter auftreten und kommen auf allen Kontinenten und bei allen Rassen gleich häufig vor.

Ursachen

Bei den Epilepsien werden **angeborene**, meist genetisch bedingte (genuine) Epilepsien und **symptomatische** Epilepsien, die infolge einer nachweisbaren Hirn- oder Stoffwechselveränderung entstehen unterschieden. Diese kann verursacht sein durch eine frühkindliche Hirnschädigung, durch Alkohol- und Drogenkonsum oder Entzug, durch einen Anstieg der harnpflichtigen Substanzen im Blut (Urämie), durch einen Hirntumor oder eine Hirnblutung, durch Medikamente wie Neuroleptika, Penicillin, Cortison, durch ein Schädel-Hirn-Trauma, eine Meningitis oder Enzephalitis oder einen Schlaganfall.

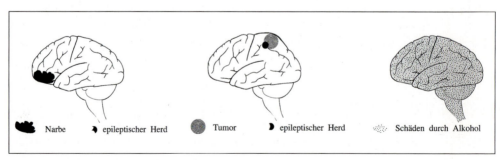

Mögliche ursächliche Schädigungen bei Epilepsie

Symptome

Die Symptome einer Epilepsie hängen von der Art der Anfälle ab. Aus der Vielzahl unterschiedlicher Anfallsformen werden hier nur einige wesentliche herausgegriffen:

Grundsätzlich unterscheidet man **generalisierte** (das ganze Gehirn betreffende) **Anfälle** (Grand mal Anfall, Absence) und **fokale** (im Gehirn örtlich begrenzte) **Anfälle** (Jackson-Anfälle). Im Anfall kommt es zu einer unkontrollierten Ausbreitung von elektrischer Erregung zwischen den Nervenzellen des Gehirns. Je nachdem an welcher Stelle des Gehirns solche Impulse entstehen und ob sie an dieser Stelle bleiben (fokaler Anfall), oder sich von dort auf das ganze Gehirn ausbreiten (generalisierter Anfall), entstehen unterschiedliche Anfallsarten und Symptome. Zur Abgrenzung, welche Gehirnregion besonders betroffen ist, ist das EEG eine wichtige Untersuchungsmethode, bei fokalen Anfällen lässt sich manchmal im Kernspintomogramm des Kopfes eine umschriebene Gewebsveränderung im Gehirn als Anfallsursache darstellen.

Generalisierte Anfälle

a) Einem **Grand-mal-Anfall (generalisierter tonisch-klonischer Anfall)** kann eine so genannte „Aura" vorangehen: Minuten bis Stunden oder Tage dauernde Phase mit Übelkeit, Unruhe oder depressiver Verstimmung, der Betroffene spürt, dass ein Anfall kommt.

Bei Anfallsbeginn kommt es zu einer abrupt einsetzenden generalisierten (tonischen) Muskelkontraktur für 10-20 Sekunden, der Patient stürzt zu Boden, ist bewusstlos, die Pupillen sind weit und lichtstarr, er atmet nicht, wird zyanotisch, beißt sich evtl. auf Zunge oder Innenseite der Wange.

Dann erfolgt der Übergang in die klonische Phase mit rhythmischen Muskelzuckungen am ganzen Körper für ca. 1 Minute.

Nach dem Anfall (postiktal) ist der Patient für 15-30 Minuten benommen bis komatös und hat eine vertiefte Atmung, Einnässen oder Einkoten ist möglich. Der Puls ist beschleunigt, der Blutdruck erhöht.

b) Bei einer **Absence** (zu deutsch „Abwesenheit") kommt es zu einer plötzlich einsetzenden, kurzen Bewusstseinsstörung für 5-10 Sekunden, die Betroffenen verharren in ihrer Position, schauen ins Leere, reagieren nicht auf Ansprache, es kommt **nicht** zu generalisierten Muskelverkrampfungen, allenfalls treten kleine automatisierte Bewegungen wie Schmatzen, Lecken oder Kauen auf. Anschließend sind die Patienten wieder ganz unauffällig, es entsteht keine postiktale Benommenheitsphase.

Das EEG zeigt bei generalisierten Anfällen den folgenden Befund:

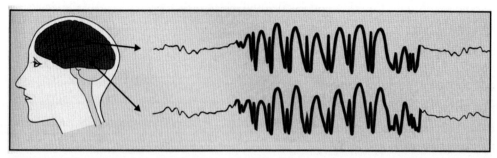

EEG-Kurve bei einem generalisierten Anfall: Über allen Hirnregionen finden sich anfallstypische Wellenmuster

Fokale Anfälle

Bei einem fokalen Anfall, nach dem Neurologen John Jackson (1835-1911) auch Jackson-Anfall genannt, besteht in der Regel keine Bewusstseinsstörung.

Die Symptome des fokalen Anfalls hängen von seiner Lokalisation im Gehirn ab:

Ist das **Sprachzentrum** betroffen, kommt es zu einer vorübergehenden Sprachstörung, ist die **motorische Hirnrinde** betroffen, kommt es zu unwillkürlichen Zuckungen oder Bewegungen der entsprechenden Muskeln, ist die **sensible Hirnrinde** betroffen, kommt es zu Taubheits- oder Kribbelgefühlen z. B. in den Armen oder Beinen.

Das EEG zeigt bei einem fokalen Anfall den folgenden Befund:

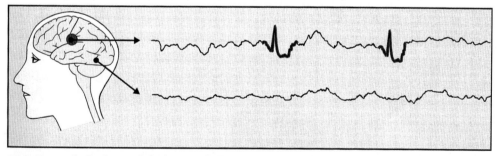

EEG-Kurve bei einem fokalen Anfall: Nur an einer bestimmten Hirnregion finden sich anfallstypische Wellenmuster

Bei allen epileptischen Anfällen kann sich als Komplikation ein Status epilepticus entwickeln. Darunter versteht man eine Serie von Krampfanfällen, innerhalb derer der Patient zwischen den einzelnen Anfällen für mehr als 30 Minuten das Bewusstsein nicht wieder erlangt. Meist handelt es sich um Grand-mal-Anfälle. Der Status epilepticus ist wegen der unzureichenden Atmung ein akuter Notfall und erfordert eine sofortige Klinikeinweisung! Die Sterblichkeit liegt bei etwa 10 %.

Pflege bei Epilepsie

Beim Auftreten eines epileptischen Anfalls:
- Patient nicht alleine lassen.
- Ruhe bewahren, Patienten aus Gefahrenbereich bringen, vor Verletzungen schützen, nicht gewaltsam festhalten.
- Nach dem Anfall: stabile Seitenlage, Beobachtung.
  Dauert die Bewusstlosigkeit nach einem Anfall länger als 15 Minuten oder treten mehrere Anfälle auf, ohne dass der Patient zwischendurch das Bewusstsein erlangt, muss ein Arzt/Notarzt verständigt werden.

Im Umgang mit Epilepsiekranken:
- Auf regelmäßige Medikamenteneinnahme achten, Nebenwirkungen dokumentieren.
- Anfallshäufigkeit, -dauer, -art beobachten und sorgfältig dokumentieren (Anfallskalender): Wie sah der Anfall aus? War der Betroffene bewusstlos? Hat er sich verletzt? Wie lange hat der Anfall gedauert?
- Auf regelmäßige Lebensführung und ausreichend Schlaf achten.
- Epilepsie und Alkohol vertragen sich nicht!
- Bei Freizeitaktivitäten ggf. vorher Rücksprache mit dem Arzt (z. B. ob Schwimmen oder Reiten möglich ist).
- Auf die Vermeidung anfallsauslösender Faktoren wie Flackerlicht, Schlafentzug oder Alkoholgenuss achten.

Therapie der Epilepsien

Bei einer Epilepsie steht zunächst die Ursachenabklärung im Vordergrund. Ist die Ursache behandelbar (z. B. ein Hirntumor oder eine Zyste, die operativ entfernt werden kann), ist die Epilepsie nach der Therapie oft geheilt. Eine solche Operation ist natürlich nur möglich, wenn die Entfernung des kranken Hirngewebes die normale Hirnfunktion nicht beeinträchtigt, d. h. wenn der „Herd" außerhalb wichtiger Hirnzentren (wie motorische Rinde, Sprachzentrum etc.) liegt.

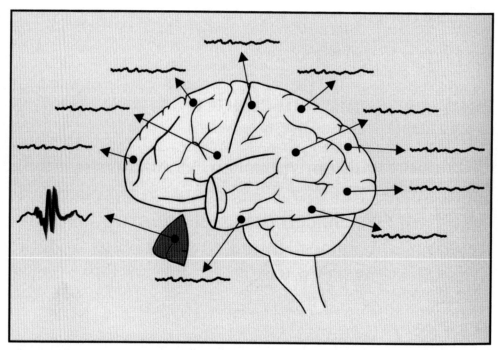

Mit der EEG-Ableitung kann der Ort der Anfallsentstehung (Herd) lokalisiert werden, sodass ggf. eine operative Entfernung möglich ist.

Ist die Ursache nicht behandelbar (z. B. Narbe im Hirngewebe nach Schädel-Hirn-Trauma), oder findet sich keine fassbare Ursache (wie bei den angeborenen Epilepsien), werden Epilepsien mit **Antiepileptika** (Antikonvulsiva) behandelt. Es ist nicht richtig, dass ein epileptischer Anfall zu einer Zerstörung von Gehirnzellen oder zu einer geistigen Behinderung führt, dennoch sollte ein Anfallsleiden behandelt werden. Weniger/keine Anfälle bedeutet für den Betroffenen eine geringere Verletzungsgefahr durch Stürze oder unvorhersehbare Bewusstlosigkeit. Darüber hinaus bietet eine ausreichend lange Anfallsfreiheit die Möglichkeit, wieder selbst Auto zu fahren. Unter der medikamentösen Therapie, die in der Regel langfristig durchgeführt werden muss, werden etwa 50-70 % der Patienten anfallsfrei. Manchmal ist hierzu die Kombination von zwei oder drei Antiepileptika erforderlich. Wenn ein Betroffener länger als zwei bis drei Jahre keinen Anfall mehr hatte, kann man in manchen Fällen versuchen, die Medikamente ganz langsam (über mehrere Monate) auszuschleichen, dies muss unter natürlich engmaschiger ärztlicher Kontrolle erfolgen.

Eine langjährige Epilepsie kann zu einer Veränderung der Persönlichkeit mit Störungen der Konzentration und der Aufmerksamkeit und einer Verlangsamung des Denkens führen. Zusätzlich können die Medikamente auch Antriebsstörungen und Müdigkeit verursachen.

In sozialer Hinsicht ist die Fahrtauglichkeit eingeschränkt, viele Berufe können nicht ausgeübt werden (z. B. an laufenden Maschinen arbeiten, auf Leitern und Gerüsten stehen etc.) und für viele Menschen ist „Epileptiker" noch immer ein Schimpfwort, das zu Ausgrenzung und Diskriminierung führt.

Antiepileptika

Antiepileptika sind Medikamente zur Behandlung epileptischer Anfälle. Sie können einen akuten Anfall unterbrechen bzw. das Auftreten von Anfällen verhindern. Antiepileptika hemmen die Freisetzung erregender Botenstoffe im ZNS und reduzieren so die Anfallsbereitschaft des Gehirns. Die gebräuchlichsten Antiepileptika sind in der nachfolgenden Tabelle dargestellt.

Antiepileptikum	Indikation	Nebenwirkungen
Benzodiazepine (Valium®, Rivotril®)	Notfallmedikament, Status epilepticus	Müdigkeit, Muskelrelaxierung, Atemdepression
Barbiturate (Luminal®)	Grand-mal-Anfälle, (werden nur noch selten eingesetzt)	erhebliche Sedierung und Müdigkeit (werden auch als Schlafmittel verwendet), Atemdepression, Blutdruckabfall
Carbamazepin (Tegretal®, Timonil®)	fokale Anfälle, Grand-mal-Anfälle	Müdigkeit, Schwindel, Allergien, Leberschädigung
Valproat (Orfiril®, Ergenyl®)	Grand-mal-Anfälle, Absencen	Haarausfall, Übelkeit, Gewichtszunahme, Gerinnungsstörungen
Hydantoine (Zentropil®)	Grand-mal-Anfälle	Allergien, Zahnfleischwucherung
Neue Antiepileptika (Neurontin® Lamictal®, Sabril®....)	in Kombination mit anderen Antiepileptika bei therapieresistenten Epilepsien	Blutbildveränderungen, Gesichtsfeldausfälle, Psychosen

Ein wirksamer Schutz gegen Anfälle besteht nur, wenn die Medikamente regelmäßig und in ausreichender Menge eingenommen werden, nur dann kann sich im Blut ein konstanter Wirkspiegel aufbauen, der zuverlässig schützt. Bei zu hoher Dosierung steigt das Risiko unerwünschter Nebenwirkungen wie Übelkeit, Schwindel oder Gewichtszunahme. Manchmal dauert es mehrere Monate, bis für einen Patienten das richtige Medikament in der richtigen Dosierung gefunden ist.

5.1.5 Multiple Sklerose (MS)

Fallbeispiel

Obwohl Frau G. erst 45 Jahre alt ist, lebt sie schon seit vier Jahren im Pflegeheim. Sie sitzt im Rollstuhl, kann mit erheblicher Unterstützung noch einige Schritte gehen und braucht umfangreiche Hilfe bei allen Alltagsaktivitäten. Besonders behindert ist sie durch einen starken Tremor, der bei Zielbewegungen auftritt. Dadurch kann sie nicht mehr schreiben, hat große Mühe beim Essen, kann sich nicht alleine an- und ausziehen. Ihre Beine sind spastisch gelähmt, oft verursacht die starke Muskelanspannung ihr Schmerzen. Schon seit zwei Jahren hat sie einen suprapubischen Blasenkatheter zur Urinableitung. Die Diagnose einer Multiplen Sklerose wurde gestellt, als sie 24 Jahre alt war. Angefangen hatte alles mit einer plötzlichen Sehstörung, die dann als Sehnervenentzündung im Rahmen der MS erkannt wurde. In den ersten Jahren der Erkrankung bildeten sich die Symptome eines Krankheitsschubes unter Cortisonbehandlung immer wieder gut zurück, dann kam es aber zu einer fortschreitenden Behinderung. Trotz der schweren Krankheit ist Frau G. meist guter Dinge und bagatellisiert ihre Beschwerden eher, Klagen hört man selten von ihr.

Definition

Multiple Sklerose ist eine entzündliche Erkrankung des ZNS (Gehirn und Rückenmark), die zu vielen (multiplen) Vernarbungen (Sklerose) und damit zu Funktionsstörungen des Nervengewebes führt, sie wird auch Enzephalomyelitis disseminata (ED) genannt. Vor allem die Myelinscheiden der Nerven sind von dem entzündlichen Prozess betroffen. Frauen erkranken häufiger als Männer (Verhältnis 3:2), das Erkrankungsalter liegt meist zwischen dem 20. und 40. Lebensjahr.

Die Erkrankung verläuft in 80 % der Fälle schubförmig (mit teilweiser oder vollständiger Rückbildung der Symptome zwischen den Schüben), in 20 % der Fälle chronisch progredient (fortschreitend). Ein einzelner Krankheitsschub kann einige Tage bis mehrere Monate dauern.

Ursachen

Die Ursachen der MS sind letztlich noch unklar, vieles spricht für die Hypothese einer Autoimmunerkrankung mit Bildung von Antikörpern gegen Bestandteile der Myelinscheiden der Nervenzellen. Außerdem ist eine familiäre Häufung zu beobachten, die für einen erblichen Anteil an der Krankheitsentstehung spricht. Epidemiologische Beobachtungen zeigen, dass die MS in Nord- und Mitteleuropa häufig, in Afrika und Südamerika dagegen selten vorkommt.

Bei bereits bestehender Erkrankung können Infektionskrankheiten, Stress, Verletzungen, Operationen und Schwangerschaft schubauslösend wirken. Im folgenden Schema ist die multifaktorielle Genese der MS zusammengefasst:

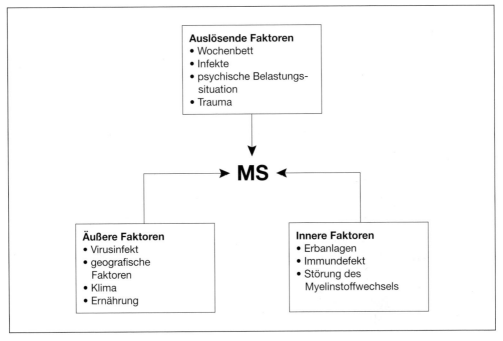

Multifaktorielles Ursachenmodell der Multiplen Sklerose

Symptome

Die Symptome der MS sind sehr variabel. Dies ist leicht nachvollziehbar, wenn man sich klar macht, dass neurologische Symptome immer von dem geschädigten Areal im Nervensystem abhängig sind. Wie beim Schlaganfall besprochen wurde, dass die Symptome vom Ort der Durchblutungsstörung abhängen, so hängen bei der MS die Symptome vom Ort der Entzündungsherde in Gehirn und Rückenmark ab. Die Myelinscheiden werden durch die Entzündungsreaktion zerstört, der Nerv kann keine Information mehr weiterleiten.

Möglich sind:
- Spastische Lähmung (halbseitig oder nur Beine oder Arme und Beine)
- Kleinhirnsymptome wie
  Intentionstremor (Zittern bei zielgerichteten Bewegungen)
  Ataxie (gestörte Feinregulation/Koordination der Bewegungen)
  skandierende (abgehackte) Sprache

- Nystagmus (Augenzittern)
- sensible Störungen (Taubheitsgefühl, Kribbeln, Schmerzen, Kältegefühl, gestörte Temperaturempfindung an einer Körperhälfte oder einer Gliedmaße)
- Sehstörungen (durch Entzündung des Sehnervs)
- Blasenstörungen, Inkontinenz
- Psychische Symptome: Depressionen, Euphorie, Kritikminderung

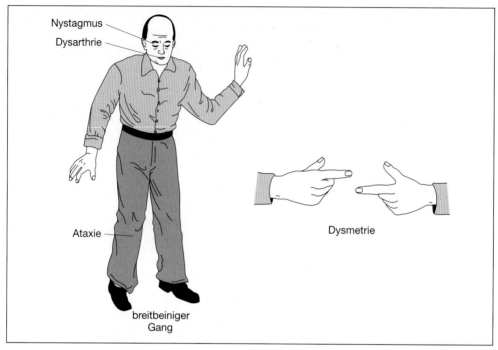

Kleinhirnsymptome bei Multipler Sklerose

Die Diagnosestellung erfolgt anhand der klinischen Symptome, des schubförmigen Verlaufs, typischer Liquorbefunde (entzündliche Veränderung mit Eiweißerhöhung) und des Nachweises herdförmiger Läsionen in der Kernspintomographie von Kopf und/oder Rückenmark.

Komplikationen der Erkrankung können in einer frühzeitigen Sehbehinderung durch wiederholte Sehnervenentzündungen bestehen, es können rezidivierende Harnwegsinfekte bei Blasenstörungen auftreten, ein erhöhtes Dekubitusrisiko bei Immobilität und fehlender/gestörter Sensibilität, außerdem Gelenkkontrakturen und Schmerzen bei starker Spastik, sowie eine erhöhte Suizidgefährdung bei fortschreitender Behinderung.

Pflege bei Multipler Sklerose

Der Verlauf der Erkrankung über viele Jahre führt oft zu langjährigen pflegerischen Beziehungen. Die Angst vieler Patienten, die Diagnose einer MS sei gleichbedeutend mit

Rollstuhlversorgung und jahrelangem Siechtum muss im pflegerischen Umgang berücksichtigt werden, gerade die psychische Verfassung und Motivationslage hat einen entscheidenen Einfluss auf den Krankheitsverlauf. Die Gratwanderung in der Betreuung besteht darin, unrealistische Heilserwartungen an neue Medikamente oder Therapieverfahren zu dämpfen und gleichzeitig die Hoffnung auf einen Stillstand der Erkrankung oder eine Verbesserung bestehender Symptome zu erhalten. Daneben sind einfühlsame Gespräche zur Erleichterung der Krankheitsverarbeitung hilfreich. Der Patient sollte immer wieder zu möglichst viel Selbstständigkeit angeregt und für jeden (noch so kleinen) Erfolg gelobt werden.

Viele Betroffene empfinden den Kontakt zu Selbsthilfegruppen als hilfreich.

Wichtig ist die regelmäßige und konsequente Durchführung der verordneten Krankengymnastik, um zunehmenden Bewegungseinschränkungen und spastischer Muskeltonuserhöhung vorzubeugen.

Wenn Betroffene schon bettlägerig sind, können Lagerungen nach Bobath (siehe Kapitel 5.1.2) spastikhemmend eingesetzt werden, außerdem sind Dekubitus- und Thromboseprohylaxen erforderlich.

Wegen des erhöhten Risikos von Harnwegsinfektionen sollten die Betroffenen viel trinken, bei ausgeprägter Blasenstörung muss eine suprapubische Harnableitung erfolgen.

Bei Betroffenen, die einen akuten Krankheitsschub erleiden und medikamentös behandelt werden, ist die Beobachtung und Dokumentation unerwünschter Nebenwirkungen eine weitere pflegerische Aufgabe (Euphorie, Infektanfälligkeit, Gewichtszunahme bei Cortison, Depressionen bei Interferon etc.).

Aufgaben

1. Stellen Sie sich die Patientin aus dem Fallbeispiel vor: Wie mag es ihr mit 45 Jahren im Pflegeheim gehen?

2. Sammeln Sie positive und negative Aspekte der Heimunterbringung.

3. Was können Sie als Pflegeperson tun, um der Bewohnerin den Aufenthalt unter so vielen älteren Menschen zu erleichtern?

4. Eine MS-Patientin, die Sie im ambulanten Pflegedienst betreuen, treffen Sie weinend zu Hause an: „Jetzt nehme ich schon seit Jahren die Tabletten, mache regelmäßig meine Übungen und trotzdem ist jetzt ein neuer Krankheitsschub aufgetreten, morgen muss ich schon wieder ins Krankenhaus. Am liebsten würde ich gar nicht mehr leben, ich habe das Alles so satt." Wie können Sie die Situation entschärfen?

5. Üben Sie ein entsprechendes Gespräch im Rollenspiel.

Therapie der Multiplen Sklerose

Akuter Krankheitsschub

Ein akuter Schub wird in der Regel mit Cortison behandelt. Die Cortisontherapie wird meist als Infusion für einige Tage verabreicht, sie wirkt entzündungshemmend, was oft zu einer Besserung der Symptome führt und sie verkürzt die Schubdauer. Nebenwirkungen des Cortisons sind bei so kurz dauernder Anwendung zu vernachlässigen, selten kommt es zu einer erhöhten Infektanfälligkeit. Bei längerdauernder Anwendung sind die Nebenwirkungen erheblich (Osteoporose, Gewichtszunahme, Diabetes......)

Langfristige Therapie

In der Langzeittherapie gibt es unterschiedliche Strategien für die verschiedenen Verlaufsformen der MS:

Bei **schubförmigem Verlauf** kann eine Reduktion der Schubdauer und Häufigkeit durch Gabe von **Interferon** (Rebif®, Betaferon®, Nebenwirkungen: Grippeähnliche Symptome, Depressionen) oder **Copolymer** (Copaxone®, keine relevanten Nebenwirkungen) oder **Immunglobulinen** (Sandoglobulin®, Nebenwirkungen: Kopfschmerzen, Übelkeit, Erbrechen) erreicht werden.

Bei **chronisch progredientem Verlauf** versucht man, das Fortschreiten der Erkrankung durch Medikamente zu verlangsamen, die die Antikörperbildung und somit die Entzündungsreaktion hemmen wie z. B. **Endoxan®, Novantron®** (zum Teil schwerwiegende Nebenwirkungen).

Bei beiden Verlaufsformen gehört regelmäßige Krankengymnastik zur Spastikreduktion und Mobilitätsförderung ebenso zum täglichen Behandlungsprogramm wie Blasentraining, Logopädie und wo erforderlich Schmerztherapie. In vielen Fällen müssen Hilfsmittel verordnet werden (Rollator, Rollstuhl etc.), die Teilnahme an regelmäßig stattfindenden Selbsthilfegruppen erleichtert vielen Betroffenen die Krankheitsbewältigung. Hier können sie über ihre Ängste und Schwierigkeiten mit der Erkrankung sprechen, können von den Erfahrungen anderer Betroffener profitieren und erfahren Solidarität und Unterstützung.

Definition

Muskelrelaxantien sind Medikamente, die den Tonus (Spannungsgrad) der Muskulatur herabsetzen können. Sie wirken direkt an der Muskelzelle oder im Rückenmark.

Indikation:
- Muskelentspannung bei Schmerzzuständen (z. B. Bandscheibenvorfall)
- krankhafte Muskeltonuserhöhung (Spastik) bei Multipler Sklerose, bei Querschnittlähmung oder frühkindlicher Hirnschädigung.

Nebenwirkungen:	(zu starke) Muskelschwäche, Müdigkeit, Blutdruckabfall, Schwindel.
Präparatebeispiele:	Baclofen (Lioresal®)
	Sirdalud (Tizanidin®)
	Dantrolen (Dantamacrin®)
	Orphenadrin (Norflex®)
	Tetrazepam (Musaril®)

Die **Prognose** der Multiplen Skleose ist im Hinblick auf die Lebenserwartung gut (der Patient stirbt nicht an seiner MS, sondern mit seiner MS), im Bezug auf den Grad der Behinderung mäßig:

Zehn Jahre nach dem ersten Krankheitsschub sind

1/3 der Erkrankten noch nicht nennenswert behindert,

1/3 der Erkrankten deutlich behindert (z. B. im Rollstuhl aber Selbstversorger),

1/3 der Erkrankten schwer behindert (dauernd auf fremde Hilfe angewiesen).

Prognostisch ungünstig sind frühe Kleinhirnsymptome (also Tremor, Ataxie, skandierende Sprache), lange Schubdauer und eine schlechte Rückbildungstendenz der ersten Schübe.

5.1.6. Morbus Parkinson

Fallbeispiel

Mit 58 Jahren bemerkte Herr V. eine zunehmende Unbeholfenheit des rechten Armes, seiner Frau fiel sein schlurfender Gang auf. Bei der neurologischen Untersuchung zeigte sich ein vermindertes Mitschwingen des rechten Armes beim Gehen, außerdem ein leichter Rigor und eine Verlangsamung der Koordinationsbewegungen. Unter der Diagnose einer Parkinson-Erkrankung wurde er mit L-Dopa behandelt, worauf sich die Symptome für zwei Jahre deutlich besserten. Dann verschlechterte sich die Beweglichkeit wieder zunehmend und eine Erhöhung der Medikamentendosis wurde erforderlich. Gleichzeitig fiel auch eine Beeinträchtigung des Antriebs und eine depressive Verstimmung auf. Im Verlauf des folgenden Jahres musste die Dopamindosis mehrfach erhöht werden, um eine zufriedenstellende Beweglichkeit zu erreichen. Darunter kam es dann zu nächtlichen Verwirrtheitszuständen und Episoden mit optischen Halluzinationen. So „sah" Herr V. eines Nachts mehrere fremde Männer in seinem Schlafzimmer, die sich unterhielten und Sachen aus seinem Kleiderschrank in Koffer packten. Darüber war er so erregt, dass eine stationäre Einweisung erforderlich wurde.

Definition

Nach dem Erstbeschreiber James Parkinson (1755-1824) benannte Erkrankung, die v. a. zu einer Störung der Feinabstimmung der (extrapyramidalen)
Motorik führt. Der deutsche Name „Schüttellähmung" ist irreführend, da
eine wirkliche Lähmung der Muskulatur nicht besteht, gestört ist vielmehr
das „in Gang bringen" von Bewegungen und die Koordination. Die Erkrankung entsteht durch einen Mangel an dem Überträgerstoff Dopamin in den
Nervenzellen der Basalganglien. Diese sind ein wichtiger Bestandteil des
EPMS, des extrapyramidalen motorischen Systems, das für die Feinabstimmung von Bewegungsabläufen notwendig ist. Durch den Mangel an Dopamin kommt es zu einem Überwiegen der Aktivität von Acetylcholin, dem
Gegenspieler des Dopamins als Überträgerstoff.

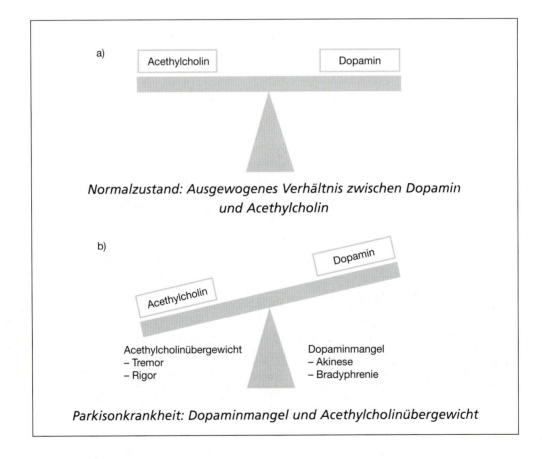

a) Acethylcholin — Dopamin

Normalzustand: Ausgewogenes Verhältnis zwischen Dopamin und Acethylcholin

b) Dopamin — Acethylcholin

Acethylcholinübergewicht
– Tremor
– Rigor

Dopaminmangel
– Akinese
– Bradyphrenie

Parkisonkrankheit: Dopaminmangel und Acethylcholinübergewicht

Das Parkinson-Syndrom ist eine häufige Erkrankung, etwa 1 % der 60-Jährigen und 3 % der 80-Jährigen sind davon betroffen, es ist oft Ursache für eine Pflegebedürftigkeit bei alten Menschen. Wie oben bereits erwähnt besteht bei der Parkinson-Erkrankung keine Lähmung, da das extrapyramidale motorische System nicht den Bewegungsimpuls an sich sondern seine Feinabstimmung regelt.

	Pyramidenbahn	EPMS (extrapyramidal-motorisches System)
Funktion	willkürliche Bewegungen	Koordination und Feinab-stimmung von Bewegungen
Symptom bei Schädigung	Halbseitenlähmung	Parkinson-Syndrom

Aufgaben:

1. Denken Sie an Parkinson-Kranke, die Sie gepflegt haben: Bei welchen Aktivitäten bestand Hilfsbedürftigkeit?
2. Beschreiben Sie die Symptome und die daraus resultierenden Behinderungen im Alltag.

Eine Parkinson-Symptomatik kann **idiopathisch** (ohne nachweisbare Ursache) auftreten, dann wird sie als Morbus Parkinson bezeichnet. Seltener kann sie **symptomatisch** (als Symptom einer nachweisbaren Grunderkrankung z. B. nach Hirnentzündung, nach Vergiftungen oder als Nebenwirkung von Medikamenten wie Neuroleptika) auftreten, dann spricht man von einem Parkinson–Syndrom. Das häufigste Erkrankungsalter liegt zwischen dem 40.-60. Lebensjahr, Männer sind etwas häufiger betroffen als Frauen.

Symptome

- **Akinese**: allgemeine Bewegungsarmut mit starrer Mimik (Maskengesicht) fehlendes Mitschwingen der Arme beim Gehen, leise Stimme, typischer kleinschrittiger, schlurfender, vornüber gebeugter Gang, Loslaufhemmung, jede Bewegung verläuft wie in Zeitlupe
- **Tremor**: Zittern der Hände besonders in Ruhe, kann einseitig beginnen. Wegen des Tremors entstand im Volksmund der Name „Schüttellähmung".
- **Rigor**: Steifigkeit der Muskulatur, bei passiver Bewegung „Zahnradphänomen" (ruckartig nachlassender Widerstand der Muskeln)

Neben dieser klassischen Trias gibt es noch weitere Anzeichen der Erkrankung:
- **Vegetaive Störungen**: niedriger Blutdruck, gestörte Schweißsekretion, vermehrte Talgproduktion („Salbengesicht", glänzende Haut)
- **Psychische Symptome**: Depressionen, Antriebsminderung, psychomotorische Verlangsamung, auch als „Bradyphrenie" bezeichnet.

Manchmal können durch den erhöhten Muskeltonus auch Gelenkschmerzen entstehen. Die Erkrankung beginnt schleichend und die Symptome verstärken sich zunehmend über Jahre (chronisch-progredienter Verlauf). Die zunehmende Bewegungseinschränkung wird durch Stress verstärkt und führt oft zu einem sozialen Rückzug der Betroffenen. Typisch für die Parkinson-Erkrankung ist die Fluktuation der Symptome, d. h. der wellenförmige Verlauf mit Zeiten der Besserung im Wechsel mit Tagen sehr schlechter Beweglichkeit. Sind diese Wirkungsschwankungen sehr stark ausgeprägt, werden sie als „on-off-Phasen" bezeichnet, weil die Beweglichkeit dann zeitweise wie „abgeschaltet" wirkt, der Patient kann den für Minuten, manchmal auch Stunden ganz bewegungsunfähig sein.

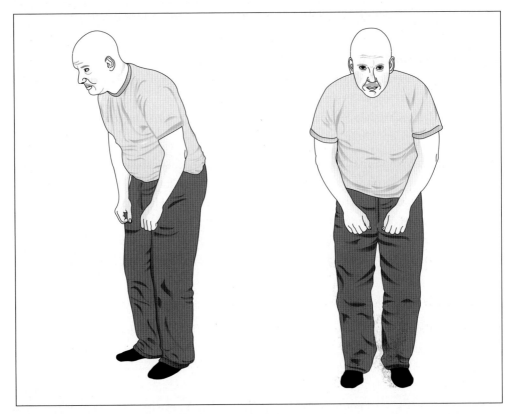

Typische Haltung eines Parkinson-Kranken

Nach einer Skala der amerikanische Ärzte Hoehn und Yahr wird der Schweregrad eines Parkinson-Syndroms in fünf Stufen eingeteilt:
1. Einseitige Symptomatik, nur geringe funktionelle Beeinträchtigung (Beispiel: Geringer Tremor der linken Hand bei einem Rechtshänder)
2. Beidseitige Symptomatik, keine Gleichgewichtsstörungen (Beispiel: Akinese und Rigor beider Arme)

3. Unsicherheit beim Gehen, Fallneigung bei geschlossenen Augen, Patient kann sich aber noch selbst versorgen

4. Schwere Beeinträchtigung durch die Symptome, Patient kann aber trotz starker Behinderung noch stehen und gehen

5. Der Patient ist rollstuhlpflichtig oder bettlägerig, auf Pflege angewiesen

Im Verlauf der Erkrankung über mehrere Jahre können verschiedene Komplikationen entstehen, die wichtigsten sind:

- **Psychische Symptome wie Demenz oder Depression**

  Etwa 20-30 % der Parkinsonpatienten über 65 Jahre entwickeln eine Demenz, das sind deutlich mehr als in der gleichaltrigen Normalbevölkerung (5-10 %). Schwierig ist oft die Abgrenzung von der krankheitsbedingten Verlangsamung, der Bradyphrenie. Oft werden die Betroffenen für dement gehalten, obwohl sie in ihrer Denkfähigkeit nur extrem verlangsamt sind.

  Depressionen sind ebenfalls sehr häufig, die depressive Stimmung und Antriebsstörung wird verstärkt durch die Akinese, oft besteht eine ängstliche, übergenaue Selbstbeobachtung mit Sorge vor möglicher Verschlechterung der Symptome. Manchmal ist die Stimmung auch extrem wechselhaft (Affektlabiliät), was Angehörige und Betreuer überfordern kann.

- **Gangstörungen und Stürze**

  Durch die Störung der unbewussten Halte- und Stellreflexe unseres Körpers, die ebenfalls in den Bahnen des Extrapyramidalen Systems weitergeleitet werden, treten Gleichgewichtsstörungen auf, die zu gehäuften Stürzen führen. Kleine Unebenheiten des Bodens oder ein Hängenbleiben im Türrahmen kann der Patient nicht mehr kompensieren, sondern stürzt hin. Durch die Akinese fällt der Betroffene „wie ein Baum", er kann sich nicht noch eben schnell abfangen oder abstützen, dadurch ist die Verletzungsgefahr besonders hoch.

- **Paranoid-Halluzinatorische Syndrome**

Fallbeispiel

> Frau C. leidet seit 10 Jahren an Parkinson. Seit einigen Wochen ist sie überzeugt, dass in ihrem Essen Madenwürmer sind. Sie durchsucht jede Mahlzeit genauestens, legt am Tellerrand Reiskörner oder Nudelteile ab, um der Schwester die gefundenen „Würmer" zu zeigen. Jede Nahrungsaufnahme verweigert sie, trinkt nur noch Wasser und Tee, den sie vorher durch ein Sieb gießt.

Wahngedanken und Halluzinationen kommen bei vielen Parkinsonkranken vor, besonders in den Abendstunden oder nachts. Manchmal hängen die Symptome mit einer Überdosierung der Antiparkinsonmedikamente zusammen und können durch eine entsprechende Medikamentenumstellung gebessert werden. Deshalb ist die Dokumentation solcher Erlebnisse und die Weitergabe an den Arzt besonders wichtig.

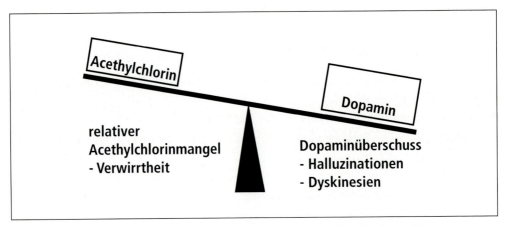

Parkinsonsyndrom: Dopaminüberschuss als unerwünschte Nebenwirkung der Therapie

- **Schluckstörungen**
  Bei fortgeschrittener Erkrankung bestehen oft Schluckstörungen, der Schluckakt ist stark verlangsamt oder durch den Rigor erschwert. Aspiration von Nahrung oder Flüssigkeit kann zu einer Aspirations-Pneumonie führen, eine der häufigsten Todesursachen von Parkinson-Kranken.

Aufgaben
1. Versuchen Sie bei den Parkinson-Kranken in Ihrer Einrichtung eine Stadieneinteilung entsprechend der Skala von Hoehn und Yahr.
2. Welche Komplikationen können Sie bei ihnen beobachten?

Pflege bei Parkinson-Kranken

Im Umgang mit Parkinson-Kranken ist es wichtig, auf ihre Verlangsamung Rücksicht zu nehmen und diese als Symptom der Erkrankung und nicht als Desinteresse oder mürrische Stimmung aufzufassen. Ferner muss die Pflege sich immer dem aktuellen Zustand des Patienten anpassen, gerade im fortgeschrittenen Krankheitsstadium kann dieser sehr wechselhaft sein (Fluktuationen), sodass ein Betroffener beispielsweise an einem Tag alleine aufstehen und zur Toilette gehen kann, während er am anderen Tage nicht einmal in der Lage ist, alleine zu stehen. Diese Fluktuationen sind krankheitsbedingt und kein böser Wille. Bei fortgeschrittener Erkrankung wird die Sprache zunehmend leiser, monotoner und schlechter verständlich. Darum Kommunikation trainieren, indem man den Patienten immer wieder ermutigt, laut und deutlich zu sprechen, ihm genügend Zeit lässt zu antworten und bei Bedarf auch über Schreibübungen kommuniziert. Singen verbindet Sprachtraining mit Atemgymnastik und ist daher besonders geeignet.

Regelmäßige Bewegungsübungen nach Anleitung durch die Krankengymnastik, zusätzlich Gymnastik zur Musik oder wenn noch möglich im Wasser, intensives Gehtraining, Schulung der Feinmotorik im Selbsthilfetraining und in der Ergotherapie helfen eine möglichst umfassende Selbstständigkeit möglichst lange zu erhalten. Nur Funktionen, die trainiert werden, können erhalten bleiben. Bei allen Tätigkeiten und Überlegungen muss dem Betroffenen immer genügend Zeit gelassen werden, er darf nicht überfordert werden.

Die Nahrungsaufnahme sollte möglichst lange selbstständig erfolgen, Hilfsmittel wie Tellerranderhöhung, Warmhalteteller oder Tasse mit Gewicht (wegen des Zitterns) erleichtern das Essen und Trinken.

Durch die vermehrte Talg- und Schweißproduktion ist eine regelmäßige Hautpflege, manchmal mehrmals täglich erforderlich, dabei sollten fettende Salben vermieden werden. Da die Pflegekraft in der Regel wesentlich mehr Zeit mit dem Patienten verbringt als der Arzt, ist es wichtig, dass Sie Nebenwirkungen der Medikation erkennen und dokumentieren, ebenso auch eine Wirkungsabschwächung oder starke Fluktuationen an den Arzt weitergeben.

Therapie der Parkinson-Krankheit

Die Therapie der Parkinsonerkrankung besteht in der Kombination von Medikamenten mit regelmäßigen Bewegungsübungen zur Verbesserung der Koordination und der Beweglichkeit, daneben kann bei fortgeschrittener Erkrankung auch der Einsatz von Hilfsmitteln wie Spezialbesteck, Gehhilfen, Klettverschlüsse an Kleidern, Schuhen etc. notwendig werden. Weiterhin ist die psycho-soziale Betreuung des Betroffenen und seiner Angehörigen in Selbsthilfegruppen, durch Sozialdienste und spezielle Fachkliniken oder Ambulanzen ein entscheidender Bestandteil der Therapie. Die Prinzipien der medikamentösen Therapie werden im folgenden Abschnitt kurz erläutert.

Medikamentöse Therapie

Ziel der medikamentösen Parkinson-Therapie ist es, das gestörte Gleichgewicht der Überträgerstoffe Dopamin und Azetylcholin wiederherzustellen. Dies kann durch die Gabe von Dopamin oder Substanzen erfolgen, welche den Dopaminabbau hemmen (Ausgleich des Dopaminmangels) oder durch Substanzen, die das Azetylcholinübergewicht ausgleichen (Anticholinergika).

Nach langfristiger Anwendung kommt es oft zu einer Wirkungsabschwächung der Medikamente, sodass die Dosis immer mehr gesteigert werden muss, damit nehmen natürlich auch die Nebenwirkungen zu. Zu Beginn wird meist mit einem Medikament behandelt, im Laufe der Erkrankung erfolgt dann regelmäßig eine Kombinationstherapie. Manche der Medikamente haben eine kurze Halbwertszeit, deshalb ist die regelmäßige und pünktliche Medikamenteneinnahme sehr wichtig.

Wirkprinzip	Substanz	Indikation	Nebenwirkungen
künstliches Dopamin (L-Dopa)	Nacom®, Madopar®	Grundtherapie der Parkinsonerkrankung, wirkt besonders auf Akinese und Rigor	Übelkeit, Erbrechen, Dyskinesien, Halluzinationen
Dopaminersatzstoffe (Dpoaminagonisten)	Pravidel®, Parkotil®, Dopergin®	Akinese, Einsparen von L-Dopa	Übelkeit, Erbrechen, Psychosen, Blutdruckabfall
Dopaminabbau-hemmer (MAO-B-Hemmer)	Movergan®	Akinese, Einsparen von L-Dopa	Schwindel, Blutdruckabfall, Übelkeit, Dyskinesien
Anticholinergika	Akinteon®, Tremarit®, Sormodren®	beste Wirkung bei Tremor, weniger gut bei Rigor	Verwirrtheit, Psychosen, Verstopfung, Schlafstörungen, Mundtrockenheit

Bei **Überdosierung** der Antiparkinsonmedikamente kann es zu überschießenden, unwillkürlichen Bewegungen kommen (Dyskinesien), außerdem zu psychischen Symptomen wie Halluzinationen und Verwirrtheit.

Zur Optimierung der medikamentösen Therapie können Beobachtungsbögen eingesetzt werden, die der Patient selbst oder das Pflegepersonal ausfüllt; ein Beispiel zeigt die folgende Abbildung:

Selbstbeurteilungsskala für Parkinsonpatienten

Die **Krankengymnastik** und **Ergotherapie** sind entscheidende tägliche Bausteine zu einem möglichst langfristigen Erhalt der Selbstständigkeit und Beweglichkeit. Es gibt spezielle Bücher oder Übungskassetten, nach denen die Betroffenen zu Musik ihr tägliches Bewegungsprogramm absolvieren können, oft brauchen sie dazu die Motivation durch Angehörige oder Betreuer. Gezielte Übungen reduzieren Akinese und Rigor, verbessern Atmung und Gleichgewicht, erleichtern Essen und Schlucken.

Bei vorherrschendem Tremor und bei schlechtem Ansprechen auf Medikamente ist auch eine **operative Behandlung** des Parkinson-Syndroms möglich. Seit den 50er Jahren werden Stereotaktische Operationen durchgeführt, die durch Zerstörung kleiner Gewebeareale im Thalamus zu einer Besserung des Tremors führen. Eine Weiterentwicklung dieser Verfahren ist die Implantation einer Stimulationssonde (ähnlich einem Herzschrittmacher) in den Thalamus, die durch kleinste elektrische Stromimpulse den Tremor deutlich verbessert, quasi „abschaltet".

Eine derzeit noch experimentelle Therapiemethode ist die Transplantation von Dopamin-produzierenden Zellen aus menschlichen Embryonen (Fehlgeburten) in das Gehirn Parkinson-Kranker. Diese werden vom Empfänger nicht abgestoßen, weil sie noch nicht ausgereift sind und daher von seinem Immunsystem nicht als „fremd" erkannt werden. Die Zellen siedeln sich im Gehirn an und produzieren nach einigen Wochen Dopamin. So kann das fehlende Dopamin vom Körper selbst wieder hergestellt werden, nach bisherigen Beobachtungen überleben die transplantierten Zellen mindestens fünf Jahre lang. Einer weiten Verbreitung der Methode steht neben dem Mangel an embryonalen Zellen, die sich zur Transplantation eignen, auch die ethische Problematik („Embryonen als Ersatzteillager") entgegen.

Die **Prognose** des Parkinsonsyndroms ist mäßig: Eine ursächliche Behandlung ist bislang nicht möglich, auch unter der medikamentösen Therapie kommt es zu einer langsamen Krankheitsprogredienz. Nach 5-10 Jahren Behandlungsdauer zeigen die eingesetzten Medikamente eine immer schlechtere Wirkung. Akinese und Gleichgewichtsstörungen nehmen zu, die Betroffenen werden zunehmend pflegebedürftig.

Todesursache ist oft eine Pneumonie (Lungenentzündung), denn die Akinese betrifft auch die Atemmuskulatur, dadurch wird die Lunge schlechter belüftet, das Abhusten erschwert und das Infektionsrisiko steigt an. Zusätzlich bestehen oft Schluckstörungen, die ebenfalls das Pneumonierisiko erhöhen.

5.1.7 Schwindel

Eines der häufigsten Symptome, über das im Alter geklagt wird, ist Schwindel. Ähnlich wie der Schmerz ist Schwindel eine Empfindung, die nur schwer messbar oder objektivierbar ist. Ursachen des Schwindels finden sich entsprechend der beteiligten Organsysteme in verschiedenen medizinischen Fachgebieten wie Hals-Nasen-Ohrenheilkunde,

Innere Medizin, Augenheilkunde, Neurologie und Psychiatrie. Im Einzelfall kann die Ursachenabklärung sehr aufwändig und manchmal auch ergebnislos verlaufen. Gerade beim alten Menschen ist das häufiger der Fall, weil sich hier oft mehrere Ursachen in ungünstiger Konstellation verstärken (z. B. Sensibilitätsstörung durch Erkrankung der Beinnerven und Störung der Hirndurchblutung).

Definition

Schwindel lässt sich definieren als Unsicherheit des eigenen Körpers im Raum.

Dabei sind grundsätzlich zu unterscheiden:

Ein **systematischer Schwindel**, auch Richtungsschwindel genannt, der mit einem Dreh-, Lift- oder Schwankgefühl des eigenen Körpers verbunden ist. Der Betroffene schildert: „Ich fahre Karussell", „Ich falle nach rechts um", „Mich dreht es im Kreis."

Anders ist es beim **unsystematischen Schwindel**, der als Benommenheit oder Unsicherheit, meist Gangunsicherheit geschildert wird. Die Patienten sagen: „Mir ist ganz taumelig", „Ich bin so schwach", „Ich bin ganz benommen" oder Ähnliches.

Um die Entstehung des Symptoms Schwindel zu verstehen werden die anatomische Grundlagen der Orientierung des Körpers im Raum nochmals dargestellt: Folgende Strukturen und Systeme sind daran beteiligt:

a) Das **Gleichgewichtsorgan im Innenohr** (Vestibuläres System). Es registriert in den Bogengängen die Lage des Körpers im Raum.

b) Das **Kleinhirn** registriert die Information aus Innenohr und sensiblen Nervenbahnen. Es reagiert auf die eingehenden Impulse mit Muskeltonusregulation und der permanenten Kontrolle unserer Körperhaltung durch die sog. Haltungsreflexe.

c) **Das sensible System mit Oberflächen- und Tiefensensibilität**, das aus den Rezeptoren in Haut und Muskulatur ständig Informationen über Lage, Druck, Temperatur etc. aus der Peripherie unseres Körpers zum Gehirn leitet.

d) Das **Auge** und die Sehrinde (optisches System), die die Gleichgewichtsempfindungen des Körpers um den Seheindruck ergänzen und so die Bewegung erleichtern (man kann sich vorstellen mit geschlossenen Augen auf einem schmalen Balken zu gehen und wie viel einfacher die gleiche Übung mit offenen Augen ist, um die Bedeutung des optischen Systems für die Schwindelentstehung nachzuvollziehen).

e) Das **Großhirn**, welches die Verarbeitung der Information aus den untergeordneten Zentren zu einer bewussten räumlichen Orientierung übernimmt.

Schwindel entsteht, wenn
**zwei der oben genanntenSysteme widersprüchliche Informationen liefern
oder wenn eines dieser Systeme erkrankt oder ausfällt.**

Das bekannteste Beispiel für widersprüchliche Informationen ist die „Seekrankheit": Auf einem großen Schiff sieht unser Auge den Boden (das Schiffsdeck) als unbewegt oder ruhig an, es meldet an das Gehirn: „Fester Untergrund". Unser Gleichgewichtsorgan im Innenohr dagegen registriert bereits feinste Bewegungen des Schiffes in den Wellen und meldet an das Gehirn: „bewegter Untergrund, Wellengang". Diese beiden Informationen sind für das Gehirn unvereinbar und führen zu einer „Störungsmeldung", es entsteht Schwindel, Übelkeit und Erbrechen.

Beispiele für Erkrankungen der einzelnen Systeme sind in der nachfolgenden Tabelle aufgeführt:

Betroffenes System	Ursachen, besondere Symptome
Vestibuläres System	Schwindel durch akute Erkrankung des Gleichgewichtsorgans im Innenohr (Entzündung, Durchblutungsstörung): Drehschwindel mit Übelkeit und Erbrechen aber ohne Hörstörung
Akustisches System	Schwindel durch akute Erkrankung des Innenohres: Drehschwindel mit Hörstörung (Morbus Menière oder bei Tumor des Hörnerven = Akustikusneurinom)
Visuelles System	Schwindel durch starke Sehbehinderung (hochgradige Fehlsichtigkeit, Infarkt der Sehrinde): ungerichteter Schwindel mit Gangunsicherheit
Sensibles System	Schwindel und Gangunsicherheit bei Störungen der Sensibilität, z. B. bei Erkrankungen der peripheren Nerven oder durch Störungen der zentralen Informationsverarbeitung bzw. der Weiterleitung sensibler Information zum Gehirn, z. B. nach Schlaganfall
Schwindel bei internistischen Erkrankungen	ungerichteter Schwindel mit Schwächegefühl, Sturzneigung, Taumeligkeit, Gangunsicherheit. Verschiedene internistische Erkrankungen wie Hypotonie, Herzinsuffizienz, Ateminsuffizienz, Anämie... führen zu einer Minderdurchblutung bzw. zu einem Sauerstoffmangel im Gehirn und damit zu einer Störung der zentralen Informationsverarbeitung.
Psychogener Schwindel	oft zusammen mit Angsterkrankungen, kann als anfallsweiser Schwindel oder als Dauerschwindel auftreten, meist diffus als Gangunsicherheit oder Fallneigung erlebt, keine Richtungskomponente, eine ursächliche organische Schädigung läßt sich nicht feststellen

Pflege und Therapie bei Schwindel

Eine generelle Therapieempfehlung für Schwindel ist angesichts der vielfältigen Ursachen nicht möglich. Die Behandlung muss sich immer nach der Art und Ursache des Schwindels richten, setzt also eine oder mehrere Untersuchungen voraus. Grundsätzlich sollte immer angestrebt werden, die ursächliche Grunderkrankung zu erkennen und entsprechend zu behandeln (die Herzinsuffizienz, die Polyneuropathie...). In manchen Fällen ist dies gut möglich, beispielsweise kann eine durchblutungsfördernde Behandlung bei akuter Durchblutungsstörung des Innenohres die Schwindelsymptome bessern. In anderen Fällen ist dies nicht möglich, manchmal auch deswegen nicht, weil sich keine Ursache finden lässt, dann können symptomatisch vorübergehend Medikamente eingesetzt werden:

So genannte **Antivertiginosa** (Arzneimittel, die dämpfend auf das Gleichgewichtsorgan wirken und so den Schwindel unterdrücken). Diese wirken jedoch nur, wenn die Schwindelursache im Gleichgewichtsorgan liegt, also nicht bei psychogenem oder visuellem Schwindel.

Bei der „Seekrankheit" sind sie wirksam, weil sie die Widersprüchlichkeit der Informationen dadurch auflösen, dass sie den Informationsfluss vom Gleichgewichtsorgan zum Gehirn blockieren und so nur noch die visuelle Botschaft ankommt.

Präparatebeispiele:

Wirkstoff	Handelsname
Dimenhydrinat	Vomex A®
Flunarizin	Sibelium®
Betahistin	Aequamen®, Vasomotal®

Über längere Zeit gegeben verlieren diese Medikamente häufig ihre Wirksamkeit, sie machen außerdem müde und sollten daher nur bei akuten Schwindelzuständen verordnet werden.

Leidet ein alter Mensch länger unter Schwindel, für den keine behandelbare Ursache gefunden werden kann, ist es wichtig, zum Schutz vor Stürzen entsprechende Hilfsmittel (Stock, Gehwagen) zu verordnen und die Umgebung entsprechend zu sichern (Stolperfallen wie Teppiche, schlecht sichtbare Treppenabsätze u. ä. zu beseitigen oder zu entschärfen).

5.1.8 Kopfschmerzen

Kopfschmerzen sind wie der Schwindel kein eigenständiges Krankheitsbild, sondern ein sehr häufiges Symptom, das bei den unterschiedlichsten Erkrankungen auftreten kann. Nach wissenschaftlichen Untersuchungen leiden 20-40 % der Bevölkerung gelegentlich bis häufig an Kopfschmerzen, schon 10 % der Schulkinder klagen gelegentlich darüber.

Wichtig ist, zu unterscheiden, ob es sich um einen „harmlosen" Kopfschmerz (z. B. Kater nach Alkoholrausch) oder um einen „gefährlichen" Kopfschmerz (z. B. bei Hirntumor) handelt. Diese Unterscheidung erfordert in der Regel eine genaue Anamnese

(Art, Dauer, Intensität, Lokalisation, Begleiterscheinungen des Schmerzes, Auslösefaktoren, Verstärker) und eine ärztliche Untersuchung, manchmal auch apparative Zusatzuntersuchungen wie CCT oder EEG.

 Aufgaben

1. Überlegen Sie, wann Sie zum letzten Mal Kopfschmerzen hatten: Vergegenwärtigen Sie sich die Situation, in welcher der Schmerz entstand, worüber haben Sie sich den Kopf zerbrochen? Was ging Ihnen nicht aus dem Kopf? Was ist Ihnen in den Kopf gestiegen?
2. Was bedeuten diese Fragen im Hinblick auf mögliche Ursachen von Kopfschmerzen?
3. Denken Sie an Heimbewohner, die häufiger über Kopfschmerzen klagen, ist Ihnen die Ursache bekannt/klar?

Anhand der Schmerzsymptomatik, der Begleiterscheinungen und der Untersuchungsergebnisse lassen sich folgende Kopfschmerztypen unterscheiden:

• **Migräne**: Die anfallsartigen Schmerzen treten zumeist einseitig auf, sind von pulsierendem Charakter, Lichtscheu, Übelkeit und Erbrechen kommen hinzu. Wenn neurologische Ausfälle wie Sehstörungen mit Flimmern vor den Augen oder Sensibilitätsstörungen auftreten, spricht man von einer „Migräne mit Aura". Der Migräneanfall dauert 4-72 Stunden, der Schmerz nimmt bei körperlicher Aktivität zu und lässt in Ruhe nach. Frauen sind häufiger betroffen als Männer (Verhältnis 3:1), als Auslösefaktoren gelten hormonelle Einflüsse (Zyklus, Hormoneinnahme, Schwangerschaft), Nahrungsmittel (Käse, Rotwein, Schokolade), Stress, Medikamente (Nitrospray), Schlafentzug, Lärm u. a. Die Behandlung eines Migräneanfalls erfolgt mit Schmerzmitteln wie Aspirin® in Kombination mit Paspertin® gegen die Übelkeit oder mit speziellen Migränemedikamenten (Ergotamine, Imigran®). Der Patient sollte sich hinlegen und versuchen, zu entspannen, auslösende Situationen sollten nach Möglichkeit vermieden werden. Bei sehr häufigen Anfällen (mehr als 2 pro Monat) wird eine Anfallsvorbeugende Dauertherapie (mit Beloc®, Sibelium®) empfohlen. Nach dem fünfzigsten Lebensjahr lässt die Zahl und die Intensität der Migräneattacken in der Regel nach, hier ist nur noch selten eine prophylaktische Therapie erforderlich.

• **Spannungskopfschmerz**: Drückender oder ziehender Dauerschmerz, behindert in den Alltagsaktivitäten im Unterschied zur Migräne weniger, kann wenige Stunden bis mehrere Tage anhalten, ist häufig mit psychischen Symptomen (starke innere Anspannung, Überlastung, fehlende Entspannung, Schlafmangel) verbunden. Es kann Licht- oder Lärmempfindlichkeit auftreten, aber kein Erbrechen. Spannungskopfschmerzen treten bevorzugt am Hinterkopf auf und strahlen diffus in die Schultern oder zur Stirn aus. Derartige Schmerzen können gelegentlich auftreten, dann können sie mit Entspannungsverfahren oder mit Schmerzmitteln behandelt werden. Bei der Gabe von Schmerzmitteln ist auf das Risiko einer Gewöhnung zu achten, maximal 10mal pro

254 Neurologische Krankheitsbilder

Monat sollte ein Schmerzmittel angewendet werden. Bei chronisch auftretenden Spannungskopfschmerzen werden nicht medikamentöse Verfahren wie Muskelentspannung, Massage, Pfefferminzöl oder Wärmeanwendungen empfohlen. Statt häufiger Schmerzmitteleinnahme werden hier Antidepressiva zur Schmerzvorbeugung eingesetzt (z. B. Saroten®).

- **Trigeminusneuralgie:** (Neuralgie=Nervenschmerz) blitzartig einschießender, stärkster Schmerz, einseitig im Gesicht, meist Unterkiefer- und Wangenbereich im Versorgungsgebiet des Nervus trigeminus (Gesichtsnerv). Der Schmerz ist von unerträglicher Intensität, dauert Sekunden bis Minuten, eine Schmerzauslösung ist durch Berührung oder Mundbewegung (essen, trinken) möglich. Die Trigeminusneuralgie ist die häufigste Form des Kopf-/Gesichtsschmerzes, die im Alter beginnt. Tage oder Wochen mit häufigen Schmerzanfällen (bis 100mal täglich!) wechseln mit Perioden relativer Ruhe. Die Ursache ist letztlich unklar, vermutet wird eine Kompression des Nerven unter einer Gefäßschlinge im Schädelinneren, andere Hypothesen nehmen eine „epileptiforme" Störung an, eine Übererregbarkeit des Nerven, die wie ein epileptischer Anfall abläuft. Dementsprechend sind die beiden gängigen Therapieverfahren einmal der operative Versuch einer Druckentlastung des Nerven, oder medikamentös der Einsatz von Carbamazepin (ein Antiepileptikum), um die Schmerzattacken zu verringern. Herkömmliche Schmerzmittel wie Aspirin oder Paracetamol sind wirkungslos. Die Schmerzintensität ist so unerträglich, dass manche Betroffene sich aus Verzweiflung das Leben nehmen, bei derartigen Ankündigungen oder Beobachtung entsprechender Vorbereitungen ist höchste Aufmerksamkeit geboten, ggf. Krankenhauseinweisung veranlassen.
- Kopfschmerz bei **intrakraniellen Raumforderungen**, z. B. Hirntumor, Hirnblutung.
- Kopfschmerz bei **Infektionskrankheiten**, z. B. Meningitis, Enzephalitis.
- Kopfschmerz nach **Schädel-Hirn-Verletzungen**, z. B. Gehirnerschütterung.
- Kopfschmerz bei anderen **Erkrankungen**, z. B. Augen- und Zahnerkrankungen oder bei degenerativen (abnutzungsbedingten) Veränderungen der Halswirbelsäule.
- Kopfschmerz durch **Medikamente**, z. B. Schmerzmittel, Nitrate, Hormone ect., oder Gifte, z. B. Kohlenmonoxid, Methanol etc.

Die Therapie der letztgenannten Formen richtet sich nach der Ursache. Bei Hirntumor Versuch der operativen Entfernung, bei Meningitis antibiotische Behandlung, bei Gehirnerschütterung Bettruhe, bei Halswirbelsäulenschäden Krankengymnastik, evtl. Operation. Schmerzmittel können bei regelmäßiger Einnahme zur Abhängigkeit führen, d. h. auch zu Entzugserscheinungen bei Dosisverringerung. Dazu gehört auch eine verstärkte Intensität der bekämpften Schmerzen, man spricht dann von einem analgetikainduzierten Kopfschmerz (siehe auch Kapitel Medikamentenabhängigkeit).

Pflege bei Kopfschmerzen

Im Alter sind Kopfschmerzen eher seltener als bei jungen Menschen, Migräneanfälle kommen kaum noch vor, die Trigeminusneuralgie ist aber bei älteren Menschen deutlich häufiger als bei jüngeren und kann von sehr quälender Intensität sein. Pflegerisch ist bei allen Kopfschmerzformen Ruhe und Entspannung förderlich, am besten so, wie es dem Betroffenen am angenehmsten ist. Ein Patient bevorzugt Wärme, bei anderen wirkt eine Wärmflasche eher schmerzverstärkend. In den meisten Fällen ist Ruhe und Rückzug angenehm, bei gelegentlichen Kopfschmerzen ist natürlich auch nichts gegen die Gabe eines Schmerzmittels wie Aspirin® einzuwenden. Treten die Schmerzen aber häufiger auf (mehr als fünfmal pro Monat), sollte eine diagnostische Abklärung erfolgen.

5.2 Erkrankungen peripherer Nerven

5.2.1 Polyneuropathie

Fallbeispiel

Frau A. ist seit vielen Jahren zuckerkrank. Mit der Diät nimmt sie es nicht so genau, die Blutzuckerwerte liegen oft über 250 mg%. Schon seit mindestens einem Jahr hat sie häufig ein unangenehmes Kribbelgefühl in den Füßen, welches sie in letzter Zeit besonders abends im Bett bemerkt und beim Einschlafen stört. Sie hat auch festgestellt, dass sie beim Gehen unsicherer geworden ist, besonders auf unebenen Flächen wie Kopfsteinpflaster tut sie sich schwer und hat Angst, hinzufallen. Von ihren neuen Schuhen hat sie eine Druckstelle an der großen Zehe bekommen, ohne etwas davon zu merken. Darüber ist sie besorgt, denn der Arzt hat sie sehr eindrücklich vor solchen Druckstellen gewarnt. Sie geht deswegen in die Sprechstunde und bei der Untersuchung fällt auf, dass die Reflexe an den Beinen stark abgeschwächt sind, ebenso wie die Sensibilität für Berührung und Schmerz. Der Arzt diagnostiziert eine „diabetische Polyneuropathie".

Definition

Poly=viel, Neuropathie=Nervenleiden
Schädigung mehrerer peripherer Nerven, Arme oder/und Beine betreffend, bei sensibler Polyneuropathie meist symmetrischer Befall, an den Zehen beginnend, nach oben aufsteigend. Bei motorischer Polyneuropathie meist asymmetrischer Befall mit einseitiger Lähmung von ein oder zwei Muskeln, meist rumpfnah, z. B. Gluteus-Muskel oder Oberschenkel-Muskel.

Aufgaben

1. Warum ist die Sorge von Frau A. wegen ihrer Druckstelle am Fuß berechtigt?
2. Diskutieren Sie das Problem „diabetischer Fuß" anhand von Ihnen bekannten Fallbeispielen.
3. Erklären Sie das negative Zusammenwirken der Einzelfaktoren Sensibilitätsstörung, Durchblutungsstörung und erhöhtes Infektionsrisiko beim Diabetiker.

Ursachen

Die Ursachen einer Polyneuropathie sind ausgesprochen vielfältig. Zu den häufigsten gehört der Diabetes mellitus und der Alkoholmissbrauch.

Daneben gibt es eine fast unüberschaubare Flut weiterer möglicher Ursachen etwa bei rheumatischen Erkrankungen, als Medikamentennebenwirkung (Zytostatika, Lithium, Penicillin...), bei Vitaminmangel (B12, Folsäure), toxisch nach Blei, Benzol, Quecksilber, Arsen oder anderen Giften, bei Nierenversagen/Urämie oder auch erblich bedingt, bei Tumorleiden, bei Infektionen (Borrelien, HIV, Lues, Masern, Mumps....), bei Schilddrüsenfunktionsstörungen und so genannten idiopathische Formen, wo sich trotz umfangreicher Untersuchungen keine Ursache finden lässt.

Symptome

Ebenso vielfältig wie die Ursachen sind auch die Symptome einer Polyneuropathie.

Es können sensible, motorische und/oder vegetative Nervenfasern betroffen sein, selten auch Hirnnerven, daraus ergeben sich die unterschiedlichen Symptome:

- **Motorische Symptome:** Muskelschwäche oder Lähmung, Muskelatrophie an Beinen und/oder Armen, meist asymmetrischer Befall mit Beginn an rumpfnahen Muskeln, Ausfall der Muskeleigenreflexe.
- **Sensible Symptome:** Gestörtes Berührungs- und Schmerzempfinden (Socken- bzw. Handschuhförmige Verteilung), gestörtes Temperatur-, Druck- und Vibrationsempfinden, brennende Schmerzen an den Fußsohlen, Parästhesien (kribbelnde Missempfindungen, wie Ameisenlaufen), Wadenkrämpfe.
- **Vegetative Symptome:** (Hier sind die Fasern des Sympathicus und Parasympathicus betroffen) niedriger Blutdruck, Durchfälle, Verstopfung, starre Herzfrequenz, gestörte Schweißsekretion, Ernährungsstörungen an Haut und Nägeln, Impotenz, Inkontinenz.

Die **Diagnosestellung** erfolgt durch klinische Untersuchung und Messung der Nervenleitgeschwindigkeit (meist deutlich vermindert) und des EMG, wo sich eine unzureichende Innervierung der Muskeln zeigt.

Komplikationen

- Gangunsicherheit: Die verminderte sensible Rückmeldung von den Beinen bedingt erhöhte Sturzgefahr.
- Druckstellen und offene Füße: Die verminderte Druckempfindlichkeit führt leicht zu Ulcera bei unpassendem Schuhwerk.
- Bei vegetativer Polyneuropathie: Obstipation und Erbrechen, Blasenentleerungsstörungen mit Neigung zu Harnwegsinfektionen, Harnverhalt oder Überlaufblase.

Pflege bei Polyneuropathien

Unrealistische Erwartungen des Patienten an die Behandlung dämpfen. Es handelt sich um eine chronische Erkrankung, die meist progredient verläuft, ein Medikament kann in der Regel nur die Verschlimmerung verlangsamen, nicht zu einer Heilung führen. Ein besonderes Augenmerk verdienen die Füße von Patienten mit Polyneuropathie. Durch die bestehende Sensibilitätsstörung sind sie besonders gefährdet für Druckstellen und Decubitalulcera, äußerste Sorgfalt bei der Fußpflege ist hier angesagt, besonders bei gleichzeitig bestehenden Durchblutungsstörungen, z. B. bei Diabetes.

Therapie bei Polyneuropathie

Zunächst immer der Versuch einer Ursachenabklärung (gelingt oft nicht) und nach Möglichkeit Behandlung der Ursache, z. B. Diabetes einstellen, Alkoholkonsum vermeiden etc. Falls die Ursache nicht herausgefunden werden kann oder die Ursache nicht behandelbar ist (etwa die langjährige Einwirkung eines Giftstoffes wie Blei), wird symptomatisch behandelt: B-Vitamine und Alpha-Liponsäure als Infusion oder Tabletten führen dem Nerven die nötigen Stoffe für seinen Aufbau zu. Bei Kribbelparästhesien und brennenden Schmerzen helfen Medikamente wie Tegretal® oder Saroten®. Auch physikalische Therapiemaßnahmen wie Zellenbäder können die Schmerzsymptomatik verbessern. Bei motorischen Polyneuropathien steht die Krankengymnastik an erster Stelle, um inaktivitätsbedingten Muskelatrophien vorzubeugen.

Eine Wiederherstellung des geschädigten Nervengewebes ist nicht möglich, bestenfalls gelingt es mit der Behandlung ein Fortschreiten der Erkrankung aufzuhalten und die Symptome etwas zu lindern.

5.2.2 Druckschädigung peripherer Nerven

Viele periphere Nerven verlaufen im Körper an Stellen, wo sie einer Druckschädigung ausgesetzt sein können. Jeder kennt den elektrisierenden Schmerz am Unterarm, wenn er sich den Ellenbogen an einer bestimmten Stelle angestoßen hat („Musikantenknochen") oder den eingeschlafenen Fuß nach langem Sitzen mit übereinandergeschlagenen

Beinen. Diese sensiblen Missempfindungen sind Beispiele für eine reversible Nervenschädigung durch eine kurz andauernde Druckbelastung.

Eine längerdauernde Druckeinwirkung kann zu irreversiblen Schäden des Nerven führen (z. B. des Wadenbeinnervs in einem falsch angelegten Unterschenkelgips).

Handelt es sich um einen **motorischen Nerv** kommt es dadurch zu einer Lähmung des innervierten Muskels, zur Inaktivitätsatrophie des gelähmten Muskels und zum Ausfall des entsprechenden Muskeleigenreflexes.

Ist ein **sensibler Nerv** betroffen, resultieren Gefühlsstörungen wie fehlende Schmerz- oder Berührungswahrnehmung und/oder sensible Reizerscheinungen wie Schmerzen oder Parästhesien (kribbelnde Missempfindungen).

Aus der Vielzahl der möglichen Nervenkompressionssyndrome soll hier nur das häufigste besprochen werden.

Carpaltunnel-Syndrom

Definition

Druckschädigung des Nervus medianus (Mittelhandnerv) durch ein bindegewebiges Band am Handgelenk, besonders häufig bei Diabetes, Schwangerschaft, Gicht, Dialysebehandlung und Sehnenscheidenverdickung.

Symptome

Kribbelnde Missempfindungen und nächtliche Schmerzen in Daumen, Zeige- und Mittelfinger, mit Ausstrahlung in den Arm, manchmal bis in die Schulter. Erst spät Atrophie der Daumenballenmuskeln und Schwäche der Daumenabspreizung.

Therapie

Zunächst wird versucht mit nächtlicher Ruhigstellung des Handgelenks in einer Unterarmschiene (verhindert Beugung im Handgelenk) den Druck auf den Nerven zu verringern. Führt diese Maßnahme nach drei bis vier Wochen nicht zu einer Besserung, durchtrennt man das komprimierende Band am Handgelenk in einer kleinen Operation und bewirkt so eine Druckentlastung des Nervs.

5.2.3 Entzündungen peripherer Nerven

Ähnlich wie eine Druckschädigung kann auch eine Nervenentzündung zu einer vorübergehenden oder dauerhaften Funktionsstörung eines Nervs führen. Die häufigste derartige Entzündung beim alten Menschen ist die Gürtelrose.

Gürtelrose (Herpes Zoster)

Definition

Die Gürtelrose ist eine Infektionserkrankung, die durch das Varicella-Zoster-Virus hervorgerufen wird. Bei der erstmaligen Infektion mit dem Virus, die zumeist im Kindesalter erfolgt, erkrankt der Betroffene an Windpocken. Die Viren können nun in einer inaktiven Form Jahre bis Jahrzehnte in den Nervenzellen der Spinalganglien überleben. Sie halten dort eine Art „Winterschlaf" und warten auf eine Schwäche des Immunsystems, um sich dann plötzlich wieder zu vermehren. Im höheren Lebensalter kann ein Grund für eine Immunschwäche beispielsweise eine Grippeerkrankung sein. Bei dieser erneuten Aktivierung der Viren kommt es dann zur Gürtelrose.

Symptome

- Allgemeine Krankheitszeichen, wie Fieber, Gliederschmerzen, Müdigkeit können dem Ausschlag um zwei bis drei Tage vorausgehen.
- Dann tritt ein bläschenförmiger, nässender Hautausschlag im Versorgungsgebiet eines Spinalnervs am Rumpf (von Rücken bis vor zur Brust ziehend) auf.
- Der Ausschlag ist von heftigen, brennenden Schmerzen im Bereich der Hautveränderungen begleitet.
- Selten kann der Herpes Zoster auch im Gesicht auftreten, je nachdem welcher Ast des Gesichtsnerven betroffen ist, spricht man von einem Zoster ophthalmicus (Auge) oder einem Zoster oticus (Ohr). Diese beiden Formen sind besonders unangenehm, weil der Zoster am Auge zu Hornhautschäden und Entzündungen bis hin zur Erblindung führen kann. Bei einem Zoster oticus kann durch die enge Lagebeziehung des Nervus facialis zum Innenohr häufig eine Gesichtslähmung (Facialisparese) und eine Hörstörung entstehen.
  Eine Zostererkrankung dauert von ersten Auftreten der Schmerzen bis zur vollständigen Abheilung des Ausschlags ca. vier Wochen, manchmal auch länger.

Die wichtigste Komplikationen nach einer Gürtelrose ist die so genannte **Post-Zoster-Neuralgie**. Sie betrifft vorwiegend ältere Patienten mit einer Gürtelrose, von den 60jährigen etwa 50 %, von den über 80jährigen etwa 80 %. Man versteht darunter nach Abheilen der Bläschen zurückbleibende, mitunter jahrelang andauernde, starke, brennende Schmerzen an der Stelle des ehemaligen Hautausschlages. Die Beschwerden sind mit herkömmlichen Schmerzmitteln nicht zu bessern. Oft ist der Schmerz so unerträglich, dass die Betroffenen suizidgefährdet sind.

Die Therapie der Gürtelrose besteht in der Gabe von Virustatika (Zovirax®) schnellstmöglich nach Beginn des Hautausschlages. Hier liegt die wichtige Aufgabe der Pflege darin, Hautveränderungen frühzeitig zu erkennen und an die Möglichkeit einer Gürtelrose zu denken. Daneben werden die betroffenen Hautabschnitte lokal mit schmerzlindernden Salben behandelt. Ist die Schmerzsymptomatik sehr stark ausgeprägt, werden zusätzlich noch Schmerzmittel verabreicht.

Zu beachten ist, dass sich Kleinkinder, die noch keine Windpocken hatten, an dem Inhalt der Bläschen anstecken können, sie erkranken dann (da Erstkontakt mit dem Virus) an Windpocken. Für Personen, die bereits Windpocken hatten, ist die Gürtelrose nicht ansteckend.

5.2.4 Bandscheibenvorfall (BSV)

Fallbeispiel

Schwester Petra hat schon seit einigen Jahren gelegentlich Rückenschmerzen, besonders bei Kälte und nach anstrengenden Arbeitstagen. Die Untersuchung beim Orthopäden hat degenerative Veränderungen (Abnutzungserscheinungen) der Wirbelsäule ergeben und der Arzt hat ihr eine Rücken schonende Arbeitsweise empfohlen. Daran versucht sie sich nach Möglichkeit auch zu halten. Gestern war aber ihre Kollegin erkrankt und sie musste im Spätdienst die Patienten alleine zu Bett bringen. Unglücklicherweise fiel Herr K. aus seinem Rollstuhl und Petra hob ihn von Boden auf ins Bett. Dabei fuhr ihr ein stechender Schmerz in die Lendenwirbelsäule, „wie wenn sich ein Messer hinein bohrt", sagte sie später. Der Schmerz war so stark, dass sie nicht mehr gerade stehen konnte, er strahlte vom Rücken in den rechten Fuß bis zur Großzehe aus. Dass im Bereich der Schmerzausstrahlung auch die Sensibilität gestört war, merkte sei erst später bei der ärztlichen Untersuchung. In der Computertomographie wurde dann ein Bandscheibenvorfall zwischen dem vierten und fünften Lendenwirbel festgestellt. Petra wurde zur Behandlung stationär aufgenommen und hofft nun, dass die Beschwerden sich mit Schmerzmitteln, Krankengymnastik und physikalischer Therapie bessern, denn vor einer Operation hat sie große Angst.

Definition

Zwischen den Wirbelkörpern befinden sich zur Federung und Druckentlastung die Bandscheiben. Vom Rückenmark ist das Bandscheibengewebe durch das hintere Längsband abgetrennt. Bei starkem Druck (etwa bei sehr schwerem Heben, beim Husten, Niesen oder Pressen) oder bei degenerativen Veränderungen der Wirbelsäule kann sich das Bandscheibengewebe vorwölben, in den Spinalkanal hinein ragen und das Rückenmark oder eine abgehende Nervenwurzel komprimieren.

Begriffe:
- „Hexenschuss" = **Lumbago** = akut einsetzender, starker Rückenschmerz
- „Ischias" = **Lumboischialgie** = akut einsetzender, starker Rückenschmerz mit Ausstrahlung in das Bein (je nach Höhe des BSV mehr in den Oberschenkel, in die Wade oder Richtung Großzehe)
- **„Cervico-brachialgie"** = akut einsetzender, starker Nackenschmerz mit Ausstrahlung in den Arm (je nach Höhe des BSV mehr in die Schulter, den Oberarm, den Unterarm oder die Hand)

Fast 90 % aller Bandscheibenvorfälle ereignen sich zwischen dem 4. und 5. Lendenwirbel bzw. zwischen dem 5. Lendenwirbel und dem 1.Sakralwirbel. Bandscheibenvorfälle im Bereich der Halswirbelsäule sind eher selten, sie sind aber problematischer, da eine Bandscheiben-Vorwölbung im Bereich des Halses zu einer Kompression des Rückenmarks und im schlimmsten Fall zu einer Querschnittssymptomatik führen kann, während bei einem BSV im Bereich der Lendenwirbelsäule nur noch einzelne Nervenwurzeln geschädigt werden können, weil das Rückenmark ja in Höhe des 12. Brustwirbels endet. Der Schmerz bei einem lumbalen BSV führt zu einer typischen Schonhaltung, die in der folgenden Abbildung dargestellt ist:

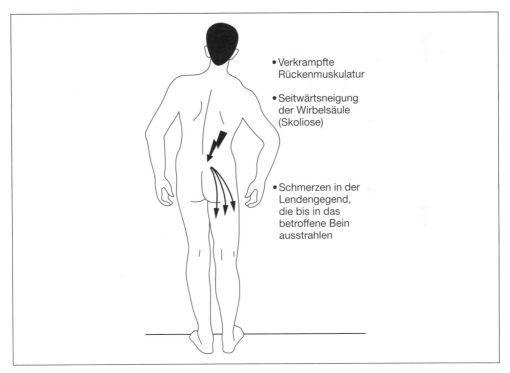

- Verkrampfte Rückenmuskulatur
- Seitwärtsneigung der Wirbelsäule (Skoliose)
- Schmerzen in der Lendengegend, die bis in das betroffene Bein ausstrahlen

Schonhaltung bei Lumboischialgie

Symptome

Ein Bandscheibenvorfall verursacht **Schmerzen** im betroffenen WS-Abschnitt (cervikal oder lumbal) mit Ausstrahlung in Arm oder Bein, es kommt zu einer Schmerzverstärkung bei Bewegungen, beim Husten, Niesen und Pressen. Der Patient nimmt eine Schonhaltung (Hals gerade bzw. Beine angezogen) ein, in der die Schmerzsymptomatik erträglicher wird. Neben dem Schmerz kommt es zu **Sensibilitätsstörungen** im Versorgungsgebiet der entsprechenden Nervenwurzel. Es kann sich hierbei um Missempfindungen oder um einen Ausfall der Sensibilität (Taubheitsgefühl) handeln. In schweren Fällen treten Lähmungen im Versorgungsgebiet der entsprechenden Nervenwurzel auf (z. B. Fußheberlähmung bei ausgedehntem BSV L4/L5).

Bei der neurologischen Untersuchung findet sich eine **Reflexabschwächung** oder sogar ein Reflexausfall (z. B. Patellarsehnenreflex bei BSV L3/L4).

Selten kommt es durch einen großen BSV zu einer Blasen-Mastdarmstörung mit Inkontinenz und Taubheitsgefühl im Genitalbereich und an der Innenseite der Oberschenkel (Reithosenanästhesie), hier handelt es sich um einen Notfall, der eine sofortige Bandscheibenoperation erforderlich macht.

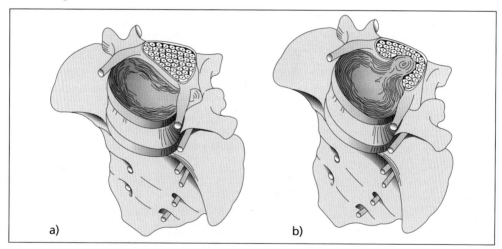

a)   b)

Lagebeziehungen zwischen Bandscheibe und Nervenwurzel
a) seitlicher Bandscheibenvorfall, drückt auf die abgehende Nervenwurzel
b) mittlerer Bandscheibenvorfall, drückt auf mehrere, weiter nach unten ziehende Nervenfasern

Die Diagnose wird nach der klinischen Untersuchung durch den Nachweis des BSV mittels Computertomographie oder Kernspintomographie gestellt.

Pflege und Therapie bei Bandscheibenvorfall

Sofern keine Lähmungen bestehen, ist immer ein konservativer Behandlungsversuch gerechtfertigt. Auch bei leichteren Lähmungen kann man zunächst versuchen, ohne

Operation zu behandeln, man muss aber dabei im Auge behalten, dass die Wahrscheinlichkeit einer vollständigen Rückbildung der Lähmung um so geringer wird, je länger sie bestanden hat.

Die **konservative Therapie** beinhaltet Bettruhe, Stufenlagerung zur Druckentlastung, ausreichende Gabe von Schmerzmitteln (Voltaren® oder Anco®) und Muskelrelaxantien (Norvflex® oder Muskeltrankopal®), regelmäßige, schonende Krankengymnastik zur Lockerung der Muskulatur, Fangoanwendungen, Bewegungsbad und Extensionsbehandlung (Dehnung der Wirbelsäule am Schlingentisch). Diese Maßnahmen können bei korrekter Anwendung dazu führen, dass sich das vorgewölbte Bandscheibengewebe wieder zwischen die Wirbelkörper zurück zieht und so der Druck auf die Nervenwurzel nachlässt.

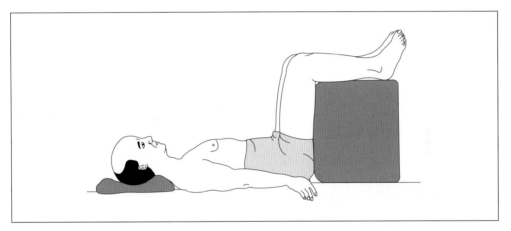

Stufenlagerung bei Lumboischialgie

Bei Erfolglosigkeit der konservativen Therapie (intensiv über 14 Tage durchgeführt, mehrere Anwendungen täglich, Schmerzen trotzdem unverändert) wird man sich für eine **operative Therapie** entscheiden. Dabei wird das Bandscheibengewebe, das auf die Nervenwurzel drückt, entfernt. Der Nachteil der Operation liegt einerseits im Narkoserisiko, andererseits können narbige Verwachsungen im OP-Gebiet später wieder zu einer Nervenwurzelirritation führen.

Nach einer cervikalen Bandscheibenoperation erhalten die Patienten für etwa vier Wochen eine Halskrawatte, die extreme Kopfbewegungen vermeiden helfen soll. Danach kann dann die Krankengymnastik intensiviert werden. Nach einer lumbalen Bandscheibenoperation werden die Patienten zunächst flach gelagert, in den ersten sechs Wochen danach sollen sie möglichst nicht sitzen (ungünstige Belastung der LWS) sondern stehen oder liegen. Gewichtsbelastungen durch schweres Heben (5-10 kg) sind frühestens drei Monate nach der OP wieder erlaubt.

Prophylaxe

Rückenschmerzen sind oft ein chronisches Problem, gerade auch in Pflegeberufen, deren Tätigkeit oft mit schwerem Heben und Tragen verbunden ist. In den vielerorts angebotenen Kursen zur Rückenschule lernen die Betroffenen rückenschonende Arbeitsweisen beim Bücken, richtiges Heben und Tragen. Ferner gehört ein Muskelaufbautraining zur Haltungskorrektur und Kräftigung der Rückenstrecker zum Inhalt dieser Kurse. Im Alltag ist das Vermeiden von schwerem Heben und Tagen bei Bandscheibenproblemen in der Vorgeschichte ebenso wichtig wie das Vermeiden langer, einseitiger Körperhaltungen.

5.3 Muskelerkrankungen

Jeder Muskel erhält seine Befehle zur Anspannung oder Entspannung von seinen zugehörigen Nerven, die Übertragung der Information findet an einer Vielzahl von Synapsen statt. Ist hier die Übertragung gestört, kann der Muskel trotz intaktem Nerv nicht oder nur fehlerhaft innerviert werden.

Symptome einer Muskelkrankheit

- Muskelschwäche bis Lähmung
- Muskelkrämpfe (Crampi)
- Muskelschmerzen (Myalgien)
- Veränderung des Muskeltonus (hypoton=schlaff oder hyperton=angespannt)
- Muskelschwund (Atrophie)
- unwillkürliche Verlängerung der Muskelkontraktion (Myotonie)

Ursachen

Schädigung des Muskels durch **Medikamente** oder **Giftstoffe** (Toxische Myopathie)

  z.B. Cortison, Carbimazol, Chloroquin

Tumoren oder **Traumen** (Muskelriss oder Muskelquetschung)

Entzündungen des Muskels (Myositis), meist Autoimmunerkrankungen

Angeborene degenerative Muskelerkrankungen wie

Muskeldystrophie (erblicher Defekt in der Muskelzellmembran führt zu fortschreitenden Lähmungen und Atrophie des Muskels) oder

Myotonie (erblicher Defekt in der Muskelzellmembran führt zu Dauerkontraktionen des Muskels mit deutlich verzögerter Entspannung)

Störung der Neuro-muskulären Übertragung an der Synapse:

Die **Myasthenia gravis** ist eine Autoimmun-Erkrankung, die mit einer abnormen Ermüdbarkeit verschiedener Muskelgruppen einhergeht, weil Autoantikörper die postsynaptischen Acetylcholin-Rezeptoren blockieren oder zerstören. Meist sind zuerst die Augenmuskeln betroffen, später kommen Schluckstörungen und Kopfheberschwäche hinzu. Die Behandlung erfolgt mit Cholinesterasehemmern, welche die Konzentration des Überträgerstoffes Azetylcholin im synaptischen Spalt erhöhen (Präparatebeispiele: Pyridostigmin = Mestinon®, Neostigmin = Prostigmin®).

Insgesamt sind Muskelerkrankungen seltene Krankheiten. Die angeborenen Störungen machen sich schon im Kindesalter bemerkbar, im Alter treten am ehesten noch Entzündungen des Muskels (Myositis) auf, manchmal in Begleitung einer Krebserkrankung als so genanntes „paraneoplastisches Syndrom" (para=neben, Neoplasma=Neubildung, Tumor). Die häufigste Veränderung der Muskulatur beim alten Menschen ist die Atrophie durch Inaktivität.

Therapie

Je nach Ursache, die entzündlichen Muskelerkrankungen werden meist mit Cortison behandelt, bei den angeborenen ist häufig der Verlauf progredient und keine kausale Therapie möglich.

Zusammenfassung

Dieses Kapitel stellt die häufigsten neurologischen Krankheitsbilder, die für die Altenpglege relevant sind dar. Man gewinnt eine Vorstellung von den Ursachen z. B. der Parkinson –Erkrankung oder der Multiplen Sklerose, kann die Symptome eines Schlaganfalls beschreiben und darlegen, worin die wichtigsten Unterschiede zwischen rechtshirnigen und linkshirnigen Schlaganfällen bestehen. Es werden die die Trigeminusneuralgie und die Gürtelrose als beispielhafte Erkrankungen einzelner Nerven dargestellt und vermittelt wie Symptome und Behandlungsmöglichkeiten bei einem Bandscheibenvorfall aussehen.

6. Psychohygiene

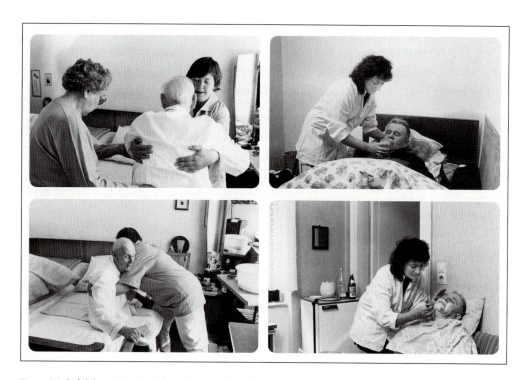

Das Bielefelder EMNID-Institut ermittelte 1992/1993, dass Altenpflegerinnen ihren Beruf meist nur neun bis zehn Jahre ausüben. Das BIBB (Bundesinstitut für Berufsbildung) kam zu dem Ergebniss, dass ein Drittel der Altenpflegeschülerinnen des Ausbildungsjahres 1992 bereits während der Ausbildung den Ausstieg aus dem kurz zuvor noch angestrebten Beruf planten. Etwa ein Viertel der Ausbildungs-Absolventen gab dann im ersten Berufsjahr tatsächlich den gerade ersterlernten Beruf auf.

Aufgabe:
Diskutieren Sie in der Klasse, welche Gründe zu diesen Zahlen geführt haben können.

In diesem Kapitel geht es darum, wie Altenpflegerinnen geholfen werden kann und wie sie sich selber helfen können, mit den zahlreichen Belastungen dieses Berufes zurecht zu kommen. Allgemein spricht man dabei von Psychohygiene.

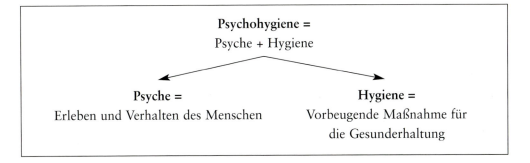

Psychohygiene beschäftigt sich also mit vorbeugenden Maßnahmen, um schädliche Folgen von Lebensbedingungen auf das Erleben und Verhalten von Menschen abzuwenden. Diese Maßnahmen können sowohl die belastenden Bedingungen betreffen, als auch das Erleben und Verhalten der Altenpflegerinnen zum Ziel haben.

Definition

Psychohygiene in der Altenpflege beschäftigt sich damit, die zahlreichen Belastungsquellen aufzudecken, zu beseitigen oder die Betroffenen zu befähigen, mit den Belastungen umzugehen, sodass sie nicht mehr schädlich für das psychische Befinden sind.

6.1 Belastungen in der Gerontopsychiatrie

Die Aufgaben in der Altenpflege allgemein und speziell in der Gerontopsychiatrie sind anspruchsvoll und vielfältig. Neben medizinischen und therapeutischen Kenntnissen müssen spezifische gerontopsychiatrische, geriatrische und rehabilitative Sachgebiete in die Pflege integriert werden. Wenn beim Waschen, Anziehen, Bewegen oder Essen geholfen wird, wird auch die psychosoziale Betreuung immer bedeutender. Neben Fachkompetenz und körperlicher Belastbarkeit müssen Altenpflegerinnen die Fähigkeit besitzen, Beziehungen aufzubauen. Gleichzeitig müssen sie fähig sein, sich abzugrenzen. Sie müssen Menschen über lange Zeit begleiten können und akzeptieren, dass diese Menschen über kurz oder lang sterben werden.

Altenpflegerinnen sind ständig dem Spannungsbogen zwischen geduldiger, liebevoller Zuwendung zu den Bewohnern und gleichzeitig bestehenden klaren Anforderungen ausgesetzt. Sie müssen mit der Unvereinbarkeit zwischen der unendlichen Zuwendungsbedürftigkeit der Bewohner und der klaren Begrenztheit von Zeit Personal und Hilfsmitteln klarkommen.

Einige der Probleme werden im Folgenden näher betrachtet.

Rollenvielfalt

Als Altenpflegerin hat man sowohl die Rolle der Betreuerin als auch die der Kranken-schwester. Es wird von der Altenpflegerin erwartet, dass sie manchmal Seelsorgerin ist und gleichzeitig Reinigungskraft. Sie muss die eigene Arbeit selbstständig organisieren und gleichzeitig ist sie dem Arzt gegenüber weisungsgebunden. Die Altenpflegerin muss gleichzeitig Körperpflege und Seelenpflege, Tagesgestaltung und Terminmanagement betreiben. Außerdem sind Dokumentationsarbeiten zu erledigen und häufig auch noch Praxisanleitung oder andere Sonderaufgaben zu bewältigen.

Soziales Ansehen

Trotz dieser vielfältigen Anforderungen ist das Ansehen der Altenpflegekräfte in der Gesellschaft eher gering. Betrachtet man die Berufe, die junge Menschen anstreben, so steht Altenpflege sehr weit hinten auf der „Hitliste". Immer noch besteht die Vorstel-lung, Altenpflegerinnen verrichten „nur" Haushaltstätigkeiten. Sie säubern und versor-gen alte Menschen, sie tun Tätigkeiten, die jede Hausfrau ohne jegliche Ausbildung schafft.

Körperliche Belastungen

Alte, psychisch kranke Menschen sind rund um die Uhr pflegebedürftig. Altenpflege bedeutet also Schichtdienst, häufig Wechselschicht. Dieser unregelmäßige Arbeitszeit-rhythmus führt häufig zu Beschwerden wie Schlafstörungen und wird von vielen als große Belastung empfunden.

Neben den Dienstzeiten macht die körperliche Beanspruchung den Pflegenden zu schaf-fen. Rückenprobleme sind häufig vorkommende Beschwerden von Altenpflegerinnen. Außerdem belastet das Arbeiten in geschlossenen und häufig überheizten Räumen den Kreislauf und die Haut. Auch die baulichen Gegebenheiten und die schlechte Ausstat-tung der einzelnen Pflegebereiche mit Arbeitsmitteln können zur körperlichen Belastung beitragen.

Umgang mit „Verrückten"

Wer sich auf den Umgang mit psychisch Kranken – insbesondere mit demenziell verän-derten Menschen – einlässt, der begibt sich in eine Welt, die nach anderen Regeln funk-tioniert als die der „großen Erwachsenen". Pflegekräfte können nur dann einen psy-chisch Erkrankten aufbauen, wenn sie sich in die Welt ihrer Patienten begeben, wenn sie bereit sind, die Regeln dieser Welt zu verstehen und zu akzeptieren. Häufig erscheint uns aber diese Welt bedrohlich. Schreien, Jammern, Weinen, Schmutz, unkontrollierte Lust, Bösartigkeit, Sprunghaftigkeit, Irrationalität und Widersprüchlichkeit, Plan- und Ziello-sigkeit der kranken Menschen bedrohen unsere Normalität.

Fallbeispiel

Schwester Ina sitzt in der Wohnküche der gerontopsychiatrischen Station und schält Äpfel für den Kuchen. Um sie herum sind 7 Bewohnerinnen und Bewohner, die sie beaufsichtigen soll. Einige der alten Damen und Herren sitzen auf ihren Stühlen und machen monotone Bewegungen. Andere gehen unablässig im Raum hin und her. Sie summen, brabbeln, führen Selbstgespräche. Herr M. fragt ohne Unterlass: „Wo soll ich hin? Wo soll ich hin?" Frau S. ruft: „Bitte helfen sie mir! Bitte helfen sie mir!" Frau G. kommt bei ihrem rastlosen Wandern durch den Raum an Inas Sitz vorbei und greift nach einem Apfel aus der Schüssel. Sie kann sich scheinbar nicht entscheiden welchen sie nehmen will und wühlt in der Schüssel, beginnt die Äpfel aus der Schüssel herauszunehmen, die Äpfel rollen vom Tisch auf den Boden.

Um in dieser Situation sinnvoll arbeiten zu können muss jede Pflegekraft Wege finden, um sich bewusst in die Welt der Kranken begeben zu können. Gleichzeitig braucht sie auch Wege, um aus dieser ver-rückten Welt wieder in unsere Normalität zurück zu finden. Erich Schützendorf (1996) nennt dies „Schleusen" in und aus ver-rückten Welten. Diese „Schleusen" sollen helfen die Bewohner in ihrer Welt, mit ihrer Normalität wahrnehmen zu können. Gleichzeitig sollen diese Schleusen der Altenpflegerin Sicherheit und Kraft geben, um sich auf die Realität der Bewohner einlassen zu können.

Erst wenn Altenpflegerinnen verstanden haben, dass sie demenziell veränderte Menschen nicht in unsere Realität zurück bringen können, hören sie auf dieses zu versuchen. Und erst dann bewahren sie sich vor dem ständigen Gefühl des Versagens, vor dem Bedürfnis sich noch mehr anzustrengen – nur um wieder zu scheitern.

Ina müsste verstehen, dass „Kuchen backen" durchaus eine sinnvolle Beschäftigung in unserer Welt ist. In einer ver-rückten Welt kann es viel mehr Spaß machen die Äpfel vom Tisch rollen zu lassen, ziel- und planlos mit Eiern, Mehl und Teig zu matschen.

Wenn Ina nun die Äpfel einsammelt, die Schüssel außer Reichweite stellt und Frau G. auf ihren angestammten Platz setzt (von wo sie sicherlich nach spätestens zwei Minuten später wieder aufsteht), so hat sie ihre Normalität wieder hergestellt. Allerdings wird sie nicht glücklich, da sie spürt, dass sie Frau G. nicht gerecht geworden ist. Dadurch ist sie gleichzeitig ihren eigenen Ansprüchen an sich selbst nicht gerecht geworden. Zurück bleibt ein ungutes Gefühl.

Umgang mit Angehörigen

Altenpflegerinnen müssen nicht nur mit den psychiatrisch veränderten Bewohnern arbeiten, sie müssen sich auch mit deren Angehörigen auseinandersetzen. Dabei ist diese

Beziehung häufig sehr belastend. Angehörige finden im Heim viele berechtigte und auch unberechtigte Angriffspunkte, Altenpflegerinnen werfen Angehörigen gerne Abschiebung der Alten und Interessenlosigkeit vor. Gleichzeitig sind Angehörige häufig die einzige Verbindung der Bewohner nach „draußen". Oft ist es nur über die Angehörigen möglich, etwas aus der Biographie der Bewohner zu erfahren, die Bewohner besser zu verstehen.

Die Altenpflegerinnen sind mit Angehörigen konfrontiert, die meistens genau so unter der psychischen Erkrankung des ihnen nahe stehenden Menschen leiden, wie der Betroffene selbst. Häufig haben sie schon über Jahre die Pflege zu übernommen, sie haben Überlastung, Hilflosigkeit, soziale Abgrenzung usw. ertragen, bis sie sich endlich zur Heimeinweisung durchgerungen haben. Es ist für einen Ehepartner kaum erträglich zu beobachten, wie der Lebenspartner sich langsam verändert. Viele Angehörige schämen sich angesichts von Verwirrtheit und Inkontinenz des Pflegebedürftigen. Sie haben Angst etwas verkehrt gemacht zu haben.

Es kommt häufig vor, dass Angehörige das psychatrisch veränderte Familienmitglied als fremd empfinden oder sich hilflos fühlen und mit der Pflege und Betreuung überfordert sind. Dies lässt Aggressionen und Schuldgefühle entstehen.

Die so belasteten Verwandten sehen in der Altenpflegerin häufig eine Beraterin. Sie glauben, dass die Altenpflegerin ihnen das Verhalten ihres Angehörigen erklären kann. Sie erwarten, dass die Altenpflegerin „endlich etwas unternimmt", was den unerträglichen Zustand möglichst dauerhaft bessert. Eigene Schuldgefühle und negative Gefühle dem Angehörigen gegenüber projezieren Angehörige auf Altenpflegerinnen.

Fallbeispiel

Ein vielbeschäftigter Sohn besucht nur alle zwei bis drei Monate seinen an einer schweren Demenz leidenden Vater. Der Vater erkennt seinen Sohn nicht mehr. Bei jedem Besuch findet der Sohn einen Grund, um sich über die Pflege seines Vaters zu beschweren.

Nach einem intensiven Gespräch mit dem Sohn stellt sich heraus, dass dieser unter schweren Schuldgefühlen leidet, da er sich in seiner Jugend im Streit von seinem Vater trennte. Er hatte zwar erfahren wie sehr der Vater unter diesem Streit leidet, doch war er nie bereit gewesen, das Problem mit dem Vater aus der Welt zu schaffen.

Nun ist es zu spät. Er kann das alte Problem nicht lösen und sieht auch sonst keine Möglichkeit einer Wiedergutmachung an seinem Vater. Eigene Unzulänglichkeiten und eigene Hilflosigkeit projeziert er auf die Altenpflegerinnen.

Zahlreiche Probleme beim Umgang mit Angehörigen ergeben sich aufgrund von Familienbeziehungen, die im Laufe eines langen Lebens entstanden sind.

Fallbeispiel

Tochter: „Schwester Ina, ich will das nicht, was Sie da gestern gemacht haben."

Schwester Ina: „Was meinen Sie?"

Tochter: „Ich habe gehört, dass Sie meine Mutter gestern in den Rollstuhl gesetzt haben und ihr eine Mundharmonika in den Mund gesteckt haben. Dann hat sie zur Belustigung aller reingeblasen."

Schwester Ina: „Das war nicht so! Wir setzen Ihre Mutter doch morgens immer in den Rollstuhl. Im Aufenthaltsraum hat sie dann eine Mundharmonika gesehen und wollte sie haben. Sie hat dann wirklich gut gespielt und wir haben sie und andere Bewohner im Rollstuhl zum Takt der Musik gedreht. Ihre Mutter ist richtig aufgeblüht."

Tochter: „Lassen Sie das bitte in Zukunft sein. Meine Mutter ist bettlägerig. Sie hat das in ihrem Alter nicht mehr nötig."

Hintergrund der Reaktion ist der Sachverhalt, dass die Tochter die Pflegekosten der Mutter selbst tragen muss. Finanziell ist das kein Problem, da ihre Mutter ihr lange vor der Heimaufnahme zahlreiche Häuser überschrieben hat, deren Mieteinnahmen die Kosten decken. Die Tochter ärgert sich aber über den Verlust des Geldes (Ich arbeite rund um die Uhr, um für Mutter die Pflegekosten zahlen zu können.). Später stellt sich heraus, dass die Beziehung zur Mutter seit ihrer Kindheit gestört ist. Sie hat ihre Kindheit als entbehrungsreich erlebt, die mit viel körperlicher Arbeit und wenig Liebe verbunden war. Der Tochter erscheint es ungerecht, dass sie zusätzlich zur entgangenen Liebe auch noch zahlen muss.

Arbeit im Team

Altenpflege ist ein Beruf, in dem der Einzelne alleine nie Erfolge erzielen kann. An der Pflege eines Menschen sind immer mehrere Personen beteiligt. Es ist nicht möglich mit der Einstellung „Ich mache meine Arbeit, was die anderen tun interessiert mich nicht" zur Arbeit zu gehen. Altenpflegerinnen müssen sich immer mit ihren Kolleginnen auseinandersetzen. Dabei nimmt jede aufgrund ihrer eigenen Persönlichkeit, ihrer Ausbildung, ihrer beruflichen Erfahrung und ihrer Auffassung von gerontopsychiatrischer Pflege die berufliche Wirklichkeit anders wahr. Das bringt die Chance, Problemlagen vollständiger zu erkennen und vielfältigere Lösungsmöglichkeiten zur Verfügung zu haben. Häufig geschieht es aber, dass gegensätzliche Meinungen und Ideen nicht als Chance sondern als Bedrohung erlebt werden. Konflikte werden häufig nicht offen gelegt, sodass es zu Missverständnissen, Rivalitäten und möglicherweise zu offenen Feindschaften oder Mobbing kommt.

Helfersyndrom

Nicht nur die äußeren Bedingungen können der Altenpflegerin Probleme bringen. Auch die eigene Persönlichkeitsstruktur kann zur Belastung werden.

Der Wunsch zu helfen, das Bedürfnis nach zwischenmenschlichem Kontakt und der Wunsch nach Selbstverwirklichung sind für viele der Grund, einen helfenden Beruf zu wählen. Viele Altenpflegerinnen vergessen dabei, dass das Gebot heißt: „Du sollst deinen Nächsten lieben wie dich selbst." Schmidtbauer (1983) nannte dieses Phänomen Helfersyndrom.

Definition

Helfersyndrom ist die zur Persönlichkeitsstruktur gewordene Unfähigkeit eigene Gefühle und Bedürfnisse zu äußern, verbunden mit einem allmächtigen Bedürfnis anderen zu helfen.

Vom Helfersyndrom Betroffene sind oft unbarmherzig gegen sich selbst. Sie geben alles für andere und leiden unter der Unfähigkeit, etwas für sich selbst zu tun. Sie gehen geradezu selbstzerstörerisch mit sich um. Sie leben und erleben sich immer nur durch die Bestätigung von außen, also von anderen Menschen die ihnen vermitteln: Du bist ok. Die Betroffenen selbst können von sich aus nur schwer daran glauben.

Zur Aufwertung solcher geschwächten Selbstwertgefühle eigenen sich in besonderem Maße Hilfsbedürftige. Sie scheinen in besonderem Maße dazu geeignet dem Helfer Dank, Anerkennung und Zuneigung entgegenzubringen. Für diese Menschen opfern sich manche Altenpflegerinnen auf. Ihr Handeln scheint nach dem Motto zu geschehen: „Schaut was ich alles für euch tue, ich opfere mich auf und was verlange ich dafür? Doch nur, dass ihr mich ein bisschen liebt."

Probleme entstehen, wenn Hilfsbedürftige diese Dankbarkeit nicht zeigen können oder wollen. Probleme entstehen außerdem, wenn die Hilfsbedürftigen die Hilfe nicht mehr benötigen. Es besteht die Gefahr, dass Helfer die Hilfsbedürftigen von sich abhängig machen. Für Menschen in helfenden Berufen gilt: wer immer nur Lob und Anerkennung sucht, tut oftmals das professionell Unrichtige.

Zu diesen Schwierigkeiten kommen meist noch Probleme im Team. Wer sich selbst im Beruf aufopfert, neigt dazu andere unter Druck zu setzen. Das können die Hilfsbedürftigen sein, aber auch die Kollegen.

Burn-out-Syndrom

Im Jahr 1974 prägte der Psychoanalytiker Herbert Freudenberger einen Begriff, der binnen kürzester Zeit populär wurde. Er beschrieb damit den psychischen und physischen Abbau der Mitarbeiter von Hilfsorganisationen. Oft innerhalb weniger Monate verwandeln sich diese Mitarbeiter von glühenden Idealisten, denen für ihre Aufgabe kein Einsatz zu groß ist, in erschöpfte, deprimierte, reizbare Zyniker, die immer weniger zustande bringen und die ihrem Klientel immer gleichgültiger und abweisender gegenüber stehen.

Die Gründe für dieses Ausbrennen sind vielfältig. Aronson et al. (1983) fassen sie folgendermaßen zusammen:

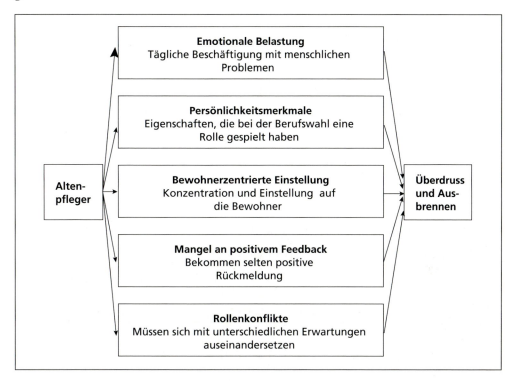

Definition

Burn Out ist gekennzeichnet durch eine andauernde hohe Energieabgabe für eine geringe Wirkung bei gleichzeitigem ungenügendem Energienachschub (Burisch, 1989)

Die Folge dieser andauernden Belastungen sind:

- **Emotionale Erschöpfung:** Resignation, Hilflosigkeit, wachsende Unzufriedenheit, Nervosität, Reizbarkeit, Leere und Verzweiflung, Versagen von Kontroll- und Bewältigungsmechanismen, Suizidgedanken.
- **Geistige Erschöpfung:** Verlust der Selbstachtung, Gefühle der Unzulänglichkeit und des Versagens, Dehumanisierung von Bewohnern, Negative Einstellung zu sich selbst, zur Arbeit und zum Leben.
- **Körperliche Erschöpfung:** Erkältungen, Kopfschmerzen, vegetative Beschwerden, psychosomatische Reaktionen wie Migräne, Magengeschwüre, Asthma usw., Schlafstörungen, Suchtneigung.

6.2 Entlastungsmöglichkeiten in der Gerontopsychiatrie

Betrachtet man diese vielfältigen Probleme bei der Arbeit in der gerontopsychiatrischen Pflege, so ist es wichtig möglichst vielfältige Möglichkeiten zu berücksichtigen, diese Probleme zu beseitigen oder einen Ausgleich zu schaffen, sodass diese Belastungen besser ertragen werden.

6.2.1 Verbesserungen auf gesellschaftlicher Ebene

Da unser Leben und Arbeiten in hohem Maße von gesellschaftlichen Bedingungen mitgeprägt ist, sollte man auch Maßnahmen auf der gesellschaftlichen Ebene nicht außer Acht lassen. Möglichkeiten wären:
- Erhöhung der Akzeptanz und des Ansehens der gerontopsychiatrischen Arbeit in der Gesellschaft.
- Verbesserung der sozialen und pflegenden Versorgungsnetze.
- Gleichstellung der somatischen und psychischen Pflege.

6.2.2 Verbesserungen auf organisatorischer Ebene

Nach Schmidtbauer (1977) ist in Einrichtungen der Gesundheitsfürsorge, also auch in Alteneinrichtungen das selbstlose und aufopferungsvolle Engagement der Helfer die Norm. Das kommt einer Institutionalisierung des Helfersyndroms gleich. Gleichzeitig wird häufig die Einordnung in die vorgegebene Hierarchie und ein reibungsloser medizinischer Pflegeablauf gefordert. Solch eine Betriebsphilosophie widerspricht aber allen arbeitspsychologischen Erkenntnissen. Die Ergebnisse dieser Forschungsrichtung zeigen, dass Mitsprachemöglichkeiten bei der Arbeitsplanung und Arbeitserledigung zu einer wesentlichen Verminderung der psychologischen Arbeitsbelastung der Beschäftigten führt.

Einige organisatorische Maßnahmen, mit denen Institutionen auf betrieblicher Ebene etwas gegen das Ausbrennen ihrer Mitarbeiter tun können:
- Förderung ganzheitlicher, sinnbestimmter Arbeitsansätze.
- Flexibel gehandhabte Arbeitsorganisation mit Rotation in verschiedenen Tätigkeitsbereichen.
- Förderung von Autonomie und Mitbestimmung der Mitarbeiter bei ihrer Arbeit.
- Delegation von Verantwortung und Raum für individuelle Gestaltung der Arbeit wie der Arbeitsumgebung.
- Formulierung der Arbeitsziele so klar und widerspruchsfrei wie möglich.
- Entwicklung einer überzeugenden spezifischen Arbeitsphilosophie.

- Schaffung eines Klimas in der Organisation, durch das Kommunikation, Offenheit und Vertrauen eher gefördert wird, so dass der Einzelne ermutigt wird, seine Ängste und Probleme zu äußern und wenn notwendig andere um Hilfe bitten kann.
- Anregung von Reflexion und Austausch über das eigene Tun, gemeinsame Suche nach Verbesserungsmaßnahmen und Förderung der Aus- und Weiterbildung der Mitarbeiter.
- Mitarbeiterbesprechungen und Kollegenkontakte sollen konstruktives Lob und Anerkennung enthalten.
- Unterstützung bei der Sinnfindung bezüglich der Arbeits- und Lebensperspektive.
- Aufbau bzw. Förderung sozialer Unterstützungssysteme.
- Offiziell eingeräumte Rückzugszeiten zum Ausspannen.

6.2.3 Verbesserungen auf der Teamebene (Teamentwicklung)

Ansätze der Teamentwicklung zielen darauf ab, die Leistungsfähigkeit eines Teams zu steigern. Sie ist in der Altenpflege besonders sinnvoll, da hier die Mitarbeiter, wegen hoher wechselseitiger Abhängigkeit sich reibungslos zuarbeiten müssen damit sie ihr Ziel erreichen. Außerdem hilft Teamentwicklung, Kommunikationsverbindungen zu verbessern, um dringend benötigte oder hilfreiche Informationen, Analysen, Bewertungen und Entscheidungen unter den Teammitgliedern austauschen zu können.

Wichtige Ziele der Teamentwicklung sind also:
- Rollenklärung,
- Steigerung der Kommunikationsfähigkeit und Kooperationsfähigkeit,
- Förderung der Problem- und Konfliktlösung im Team.

Training sozialer Fertigkeiten

Es gibt zahlreiche Programme, die den Erwerb und das Einüben spezieller Fertigkeiten zum Ziel haben (Kommunikationstraining, Kooperationstraining, Sensitivity-Training). Dabei sollen die Teilnehmer etwas über den Aufbau und die Erhaltung guter Beziehungen zu anderen lernen und erfahren. Außerdem sollen sie in der Lage sein, Gruppenprozesse zu verstehen und zu steuern.

Rollenanalyse/Rollenklärung: Jede Organisation überträgt ihren Mitgliedern bestimmte Funktionen und Aufgaben, eine Rolle. Der Einzelne zeigt sein Rollenverständnis durch die Verhaltensweisen mit denen er die Rolle erfüllt. Oft besteht ein Unterschied zwischen dem Rollenverständnis des Rollenträgers und den Rollenerwartungen der Organisation. Das führt zu Reibungsverlusten, Missverständnissen, Spannungen und Konflikten. Eine Rollenklärung kann beispielsweise mithilfe der Fishbowl-Situation (Goldfisch im Glas) vorgenommen werden:

- Die Zentralperson sitzt in der Mitte eines Kreises, die anderen Gruppenmitglieder sitzen rings herum.
- Die Zentralperson beschreibt ihre Arbeit, wie sie meint, dass sie getan werden sollte.
- Die anderen beschreiben die Arbeit, wie sie meinen, dass sie getan werden sollte.
- Die Zentralperson beschreibt, was sie von den anderen (Hilfestellung, Unterstützung, Zuarbeit) braucht, um ihre Arbeit gut zu erfüllen.
- Die anderen berichten der Zentralperson, was sie von ihr benötigen, um ihre Arbeit gut zu tun.

Das so erarbeitete Datenmaterial wird auf Flipchart dokumentiert. Die anschließende Diskussion soll zu einer Rollenklärung und zu konkreten Absprachen zwischen den Beteiligten führen.

6.2.4 Verbesserungen auf individueller Ebene

Jeder Mensch hat im Laufe seiner Entwicklungsgeschichte gelernt mit Belastungen umzugehen. Dementsprechend hat jeder seine eigenen Strategien dabei entwickelt. Hier werden einige zusätzliche Tipps gegeben, was man tun kann, damit Stress und Belastungen nicht zu Krankheit führen.

Zufriedenheitserlebnisse schaffen: Unter Dauerbelastung schränkt man oft Hobbys oder andere angenehme Freizeitaktivitäten ein. Altenpflegerinnen müssen lernen, sich Zufriedenheitserlebnisse zu erlauben und sie zu genießen, ohne ein schlechtes Gewissen zu entwickeln. Wer zu rastlos ist, sich aufwendigen Hobbys zu widmen, sollte mit kleinen Dingen beginnen.

 Aufgabe

Erstellen Sie eine Liste mit ihren Zufriedenheitserlebnissen (Alltagsenspannungen). Bringen Sie diese in eine Rangreihe – einmal je nach Zufriedenheitswert und einmal nach Durchführbarkeit.

Änderung der Einstellung: Ein häufiger Grund für Stress ist die eigene Einstellung. Typische Einstellungen, die zu dauernder Belastung führen sind:
- Starke Menschen brauchen keinen Hilfe.
- Keiner hat das Recht, mich zu kritisieren.
- Ich bin vom Pech verfolgt.
- Ich muss besser sein als die anderen.
- Es ist wichtig, dass alle mich akzeptieren.
- Es gibt immer eine perfekte Lösung.
- Ich darf niemandem weh tun.

Aufgabe

1. Suchen Sie bei sich nach weiteren Einstellungen, die möglicherweise bei Ihnen Streß erzeugen.

Um solche Einstellungen zu ändern, müssen sie zunächst einmal erkannt werden. Dabei hilft z. B. eine möglichst objektive Beschreibung der Stresssituation, die kritische Selbstbeobachtung der eigenen Gedanken und Gefühle und das Gespräch darüber mit guten Bekannten. Hilfreich ist auch die Beobachtung, wie andere mit ähnlichen Situationen umgehen.

Strategien positiven Denkens zu entwickeln ist eng an eine Einstellungsänderung gebunden. In Stresssituationen treten oft Gedanken auf, wie „Das schaffe ich nie" oder „Das wird schief gehen". Ziel soll es sein, diese negativen Selbstgespräche zu erkennen, um sie positiv umzuwandeln.

	negatives Denken	positives Denken
vor der Stresssituation	Das wird schief gehen. Ich weiß nicht, wie ich das schaffen soll. Du liebe Zeit, was da wieder auf mich zukommt.	Erst einmal probieren … Ich beginne langsam und deutlich zu sprechen. Ich werde daraus lernen.
in der Stresssituation	Ich werde schon wieder nervös. Mein Herz schlägt wie wild. Die Angst wird mich überwältigen.	Nur ruhig, entspanne dich. Bleibe ruhig. Ich kann Erregung nicht verhindern, aber ich werde sie steuern.
nach der Stresssituation	Ich habe versagt. Das kann ich nie.	Es war besser als ich gedacht habe. Jedesmal wird es besser werden.

Die folgenden Ansätze richten sich über den Weg der Selbsterfahrung stark auf den Beziehungsaspekt. Dabei geht es darum, die Fähigkeit zu entwickeln, individuelle Belastungsquellen aufzudecken und durch Selbsterfahrung individuelle Lösungsmöglichkeiten zu finden.

Encounter: Darunter versteht man Selbsterfahrungs- oder Begegnungsgruppen, in denen die Teilnehmer bemüht sind, sich offen und ehrlich, ohne Fassade oder Maske zu begegnen. Die eigenen und gegenseitigen Gefühle werden als wichtig angesehen und sollen nicht mehr mühsam überwacht oder versteckt werden. Aktives Zuhören ist dabei eine hilfreiche Technik und trägt dazu bei, eine Atmosphäre von Offenheit und Akzeptanz zu schaffen.

Themenzentrierte Interaktion (TZI): Hierbei sollen die Kommunikationsstrukturen im Lern- und Arbeitsprozess durch Personalisierung verbessert und die Ziele des Einzelnen (ich), der Gruppe (wir) und der Aufgabenstellung (es) in Einklang gebracht werden. Dadurch sollen Informationsverluste, Missverständnisse, Konflikte im Team vermieden oder besser bewältigt werden.

Methoden der Entspannung

Entspannung entspricht dem Kräftesammeln. Es gibt zahlreiche Möglichkeiten des Belastungsausgleichs: Sport, Schlaf, Hobbys, Lesen, Musik hören. Alle Aktivitäten, die zu Zufriedenheit führen haben einen entspannenden Effekt.

Zur Stressbewältigung sind systematische aktive Methoden der Entspannung besser geeignet. Sie setzen gezielt am Organismus an. Jeder kann lernen selber aktiv Entspannung herbeizuführen.

Systematische Entspannungsübungen bewirken:
- eine Senkung des Erregungsniveaus,
- eine Erhöhung der Belastbarkeit,
- einen Abbau psychosomatischer Beschwerden.

Es gibt Enspannungsmethoden die kognitiv, emotional, vegetativ oder muskulär ansetzen. Doch da diese Verhaltensebenen sich gegenseitig beeinflussen, wirkt jede positive Veränderung auf einer Ebene auch indirekt auf die drei anderen.

- **Progressive Muskelentspannung (PMR)** ist eine eher körperorientierte Methode. Hier wechseln jeweils maximale willkürliche Anspannung und willentliches Entspannen der Muskeln ab. Zunächst werden nur die Arme, dann auch die Beine, Brust-, Bauch-, Gesichtsmuskulatur in die Übung eingeschlossen. Über Konditionierung wird eine psychische Entspannung und Angstreduktion erreicht. Dieses Vorgehen kann in Gruppen vermittelt werden. Man kann es jederzeit in Stresssituationen anwenden um die Anspannung zu reduzieren.

- **Autogenes Training (AT)** gehört zu den konzentrativen Techniken. Durch Selbstsuggestion wird eine direkte Beeinflussung des vegetativen Nervensystems erreicht. Diese Selbstsuggestion erfolgt durch intensive gefühlsbetonte Vorstellungen, die auf eine gesamtorganische Ruhigstellung abzielen.

Die intensive Vorstellung einer Zitrone erzeugt zitronensauren Geschmack auf der Zunge und die Speicheldrüsen treten in Aktion – das Wasser läuft einem im Mund zusammen. Denkt man konzentriert an eine unangenehme Situation (Prüfung), kann es zu Herzklopfen kommen. Intensive Vorstellungen lösen Gefühle und gleichzeitig vegetative Funktionen (Speichelfluss, Herzklopfen) aus. Professor Schultz nutzte diese

Mechanismen um das vegetative Nervensystem in Richtung einer entspannten Reaktionsgrundlage zu verändern. Dadurch steigt die allgemeine Belastbarkeit und bestehende Erregungszustände und Verspannungen werden reduziert.

- **Meditation** ist die vollständige Hingabe an eine Vorstellung oder ein Gefühl mit dem Zweck der Vertiefung oder Erweiterung eben dieser Vorstellungen und Gefühle. Die Inhalte beziehen sich in erster Linie auf den religiösen oder religiös-philosophischen Bereich, sie können aber auch Probleme der Selbstfindung oder Selbstverwirklichung betreffen.

Fortbildung/Weiterbildung

Die bundesweite Studie des Bundesinstituts für Berufsbildung (BIBB) „Berufseinmündung und Berufsverbleib von Altenpflegekräften in den ersten Berufsjahren" zeigte, dass 82% der Befragten sich im ersten Berufsjahr nicht genügend vorbereitet fühlten. 71% bemängelten dabei die gerontopsychiatrische Ausbildung. Mangelnde Kenntnisse führen zu Unsicherheit, dem Gefühl der Überforderung. Fort- und Weiterbildungen können diesen Zustand mildern. Je mehr Handlungskompetenz Altenpflegerinnen haben, um so souveräner können sie viele Situationen bewältigen, um so weniger Belastungen empfinden sie.

Darüber hinaus besteht eine Wechselwirkung zwischen Fortbildungsinteresse und beruflicher Zufriedenheit. Wer sich um mehr Informationen über sein Arbeitsfeld bemüht, wird aktiver, kritischer und selbstbestimmter arbeiten. Es entwickelt sich das Gefühl der Kompetenz und Kontrolle und damit steigt auch die Arbeitszufriedenheit und Arbeitsmotivation. Wer bei Fortbildungsveranstaltungen andere Sicht- und Arbeitsweisen kennen lernt, erwirbt sich größere Handlungsspielräume und sieht möglicherweise die eigene Arbeit mit anderen Augen.

Möglichkeiten der ständigen aktualisierenden **Fortbildung** sind:
- Fachzeitschriften, Fachbücher: auf Station können Lesetipps ausgetauscht werden; es ist wichtig zu wissen, wo Bibliotheken genutzt werden können.
- Tageszeitungen, Nachrichten: dabei können lokale soziale Ereignisse, gesundheits- und geriatriepolitische Themen oder gesellschaftspolitische Entwicklungen verfolgt werden.
- Tagungen: berufsspezifische oder berufsgruppenübergreifende Angebote können genützt werden.
- Arbeitskreise, Gremien, Fallkonferenzen: dabei kann Wissen über die Arbeitsweisen anderer Institutionen und Berufsgruppen zu vorgegebenen Themen zusammengetragen werden. Mann kann sich intensiver mit bestimmten Fragestellungen befassen und Ergebnisse erzielen.
- Hospitationen: durch zeitlich begrenzte Mitarbeit in anderen Institutionen oder Wechsel innerhalb der Einrichtung kann der eigene Horizont erweitert werden. Durch den gewonnenen Abstand kann Kraft mitgebracht werden, Neues anzupacken.

- Anleitung: durch das Weitergeben von Wissen, Stellen und Aufgreifen von Fragen, das Herstellen von Lernsituationen, Rückmeldungen geben.
- Innerbetriebliche Fortbildungen: dabei müssen Themen vorgeschlagen werden, Informationen beschafft und vorbereitet werden.

Weiterbildung führt innerhalb des erlernten und ausgeübten Berufs zu einer Höherqualifizierung. Weiterbildungsangebote gibt es beispielsweise in Gerontopsychiatrie, Pflegemanagement, Pflegepädagogik usw.. Damit können Aufstiegschancen zur Teamleitung, Bereichsleitung, Heimleitung, Pflegedienstleitung, Lehrtätigkeit in Altenpflegeschulen u.s.w. wahrgenommen werden.

Zusammenfassung

Art der Verbesserung		Methode
Organisation	Betriebsphilosophie Betriebsklima	
Team	Training sozialer Fertigkeiten Rollenanalyse	Kommunikationstraining
Individuum	Persönlichkeitsentwicklung	Zufriedenheitserlebnisse Änderung der Einstellung Strategien positiven Denkens Encountergruppen Themenzentrierte Interaktion
	Entspannungsmethoden	PMR AT Meditiation
	Fortbildung/Weiterbildung	

6.3 Supervision

Seit einigen Jahren gewinnt die Supervision auch in der Altenpflege und speziell in der gerontopsychiatrischen Pflege immer mehr an Bedeutung.

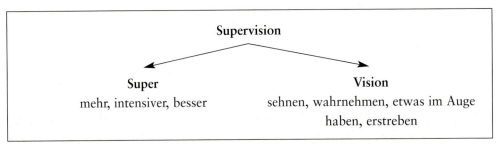

Supervision bedeutet also, dass etwas besser, intensiver betrachtet wird.

Im Rahmen der Supervision beschäftigen sich Altenpflegerinnen intensiv mit sich selbst, den alten Menschen, den Arbeitsabläufen, den Arbeitszusammenhängen, dem Team, der Organisation, der Rolle der gerontopsychiatrischen Pflege in der Gesellschaft. Durch diese intensive Betrachtung der eigenen Arbeit findet ein ständiger Lernprozess statt.

Definition

Supervision ist eine berufsbezogene Beratungsform. Sie dient zum einen der Weiterqualifizierung und zum anderen der Lösung von aktuellen Konflikten im Beruf. Gegenstand von Supervision ist die emotionale Dimension professioneller Beziehungen und ihre Auswirkungen auf die Arbeit mit Klienten und Kollegen, Vorgesetzten u. a..
(Deutsche Gesellschaft für Supervision e. V.)

Im ersten Teil dieses Kapitels wurde erarbeitet wie vielschichtig und vielgestaltig die Probleme bei der Pflege psychisch kranker alter Menschen sein können. Diese Konflikte können durch Supervision bearbeitet werden. Es werden Lösungs- und Entscheidungsstrategien sowie die eigenen körperlichen und seelischen Kräfte gespiegelt; ebenso die beruflichen Beziehungen, der Umgang mit Patienten, deren Angehörigen, Teammitgliedern und Vorgesetzten.

Supervision ist ein Verfahren, bei dem Einzelpersonen, Teams oder Organisationen mithilfe eines Supervisors über arbeitsbezogene Problemstellungen nachdenken.

6.3.1 Ziele der Supervision

Die Aufgaben der Supervision ergeben sich aus den täglichen Problemen, die eine gerontopsychiatrische Pflege aufwirft. Entsprechend der Vielfältigkeit dieser Probleme sind auch die Ziele der Supervision sehr komplex.

Definition

Das Ziel der Supervision ist, die persönlichen, sozialen und fachlichen Fähigkeiten der Beteiligten zu verbessern.

Supervision ist eine Möglichkeit Lernprozesse voranzutreiben, die eine Entlastung der Pflegekräfte ermöglichen. Ziel der Supervision ist die Wiedergewinnung von Ressourcen im Arbeitsfeld eines Einzelnen oder eines Teams.

Supervision bietet also einen Rahmen, in dem die Pflegepersonen die für sie wichtigen Themen und Probleme so bearbeiten können, dass sie in ihrem Leben und ihrer Arbeit unterstützt werden. Supervision muss sich mit den spezifischen Bedingungen institutioneller Vorgaben ebenso befassen, wie mit den personenbezogenen Besonderheiten der miteinander Handelnden und mit der Verflochtenheit beider Aspekte.

Diese Problembereiche kommen in der Supervision zur Sprache:

Probleme vom Bewohner aus	• fachliches, methodisches und theoretisches Wissen wird erarbeitet
Bewohner-Pfleger Beziehung	• Verbesserung der Abgrenzung von Ich und Du • Vertiefung und Klärung menschlicher Beziehungen
Probleme in der Organisation oder im Team	• Arbeitsabläufe optimieren • Konflikte, Schwierigkeiten unter Arbeitskollegen bearbeiten • lernen, sich auf Sach- und Beziehungsebene mit Kollegen auseinanderzusetzen • Erweiterung der Fähigkeit und Sensibilität, sich selbst und Kollegen zu verstehen und wahrzunehmen • Erfassung der Arbeitsvorgänge als Sach- und Beziehungszusammenhang auf verschiedenen Ebenen (individuelle Ebene, kollegiale Ebene, Teamebene, Leitungsebene) • Unterstützung der Kollegialität • bietet die Möglichkeit der Organisationsentwicklung
Probleme des Pflegers	• Wiedergewinnung von Ressourcen im Arbeitsfeld • soll Hilfen für die Bewältigung schwieriger Situationen in der Praxis geben • zwischenmenschliche, institutionelle und gesellschaftliche Zusammenhänge sollen bewusst werden • Training der persönlichen Sicherheit mit Konflikten umzugehen • Erweiterung der Sichtweisen über Sinn und Wert persönlicher Arbeit • Erkennen der Grenzen der eigenen Verantwortlichkeit • Stärkung der kommunikativen Kompetenz • Förderung der persönlichen emotionalen Entwicklung

Supervision soll helfen, die eigene Persönlichkeit so zu entwickeln, dass das fachliche Wissen richtig und ökonomisch eingesetzt werden kann. Sie soll das Wissen über sich selbst und den Umgang mit eigenen Vorurteilen und Einstellungen verbessern.

Es gibt unterschiedliche **Formen der Supervision**:
- Einzelsupervision: eine Einzelperson nimmt Supervision.
- Gruppensupervision: mehrere Personen aus verschiedenen Bereichen einer oder mehrerer Organisationen nehmen Supervision. Diese Personen bilden kein Team, da sie nicht eine gemeinsame Aufgabe haben, nicht zusammen arbeiten.
- Teamsupervision: ist die häufigste Form der Supervision in der Altenpflege. Eine Station, die an einer gemeinsamen Arbeitsaufgabe (Pflege der Bewohner) beteiligt ist, nimmt Supervision.

Diese Formen werden von einem Supervisor geleitet.

Der Supervisor

- schaut aus einem gewissen Abstand auf die Institution, das Team, die einzelnen Personen oder auf den vorgestellten Patienten.
- ist eine Person mit besonderem Wissen und Können und übernimmt Mitverantwortung für die Weiterentwicklung eines professionellen Helfers, Teams oder Arbeitsfeldes.
- kann durch den Abstand zur Situation die Problemverflechtungen orten und bei Lösungen helfen. Die Teilnehmer gewinnen mit der Zeit seine Distanz und Übersicht und verstehen die Situation.
- ist nicht der allwissende Heilbringer. Er gibt Hilfe zur Selbsthilfe.

Damit die Ziele der Supervision erreicht werden können, ist es wichtig, dass der Supervisor nicht ein Mitglied des Teams, der Organisation oder des Trägers ist in dem die Supervision stattfindet. Er muss völlig unabhängig sein.

Der Supervisor achtet darauf, dass Supervision keine negativen Konsequenzen hat. Er schafft eine Atmosphäre in der Ängste abgelegt werden können. Die häufigsten Ängste sind:

- Angst vor Kränkungen, Rollenverlust/Bloßstellung.
- Angst vor Verletzung der Intimsphäre.
- Angst vor Aufdeckung von Konkurrenz, Rivalität, Macht und Ohnmacht.
- Die Vertrautheit und Nähe der Kollegen erzeugt die Angst, dass die Kollegen zu viel über den Einzelnen erfahren.
- Bei Vorgesetzten besteht häufig die Angst, dass bestehende hierarchische Strukturen in Frage gestellt werden.

Unbedingt zu vermeiden ist die Suche nach Schuld und Rechtfertigung. Folgendes muss dabei beachtet werden:

- Supervision ist keine therapeutische Stütze für persönliche Belange.
- Supervision bietet keine Patentrezepte, Lösungen werden gemeinsam erarbeitet.
- Supervision ist keine Möglichkeit, Problempersonen anzupassen.
- Supervision ist keine Erziehungsmaßnahme, sie kann nicht angeordnet werden (Pflegedienstleitung: „Denen würde Supervision mal gut tun.") Sie kann keine Führungsschwäche ausgleichen oder Organisationsmängel verdecken. Der Supervisor kann keinem Heimleiter die „Kohlen aus dem Feuer holen."
- Supervision deckt Probleme auf. Wer das nicht will, soll sie nicht beginnen (z. B. Gewalt gegen alte Menschen, Inkompetenz etc.).
- Supervision ist kein Ersatz für fehlende Mitarbeiter und keine Methode, die Arbeitszufriedenheit zu steigern, ohne bestehende Mängel beheben zu müssen (z. B. „Wir können die zusätzlichen Planstellen leider nicht genehmigen, aber dafür gibt es jetzt 15 Sitzungen „Supervision").

Unter diesen Vorausetzungen ist Supervision sinnvoll:

- Der Wille zur Kooperation bei allen Beteiligten (dabei sind sowohl die Pfleger als auch die Verwaltung und der Träger gemeint).
- Vertrauen und Offenheit bei allen Beteiligten (deswegen keine Vorgesetzten bei Teamsupervision!!).
- Bei allen Beteiligten müssen folgende Grundeinstellungenm vorhanden sein: „Wir suchen neue Wege, haben eine Veränderung vor", „Wir haben ein Problem und wollen einen Dialog darüber, wie das Problem gelöst werden kann".

Supervision ist ein kontinuierlicher Lernprozess. Der Supervisor gibt Hilfe zur Selbsthilfe. Supervision ermöglicht einen kontinuierlichen Veränderungsprozess auf allen Ebenen (persönlich bis gesellschaftlich).

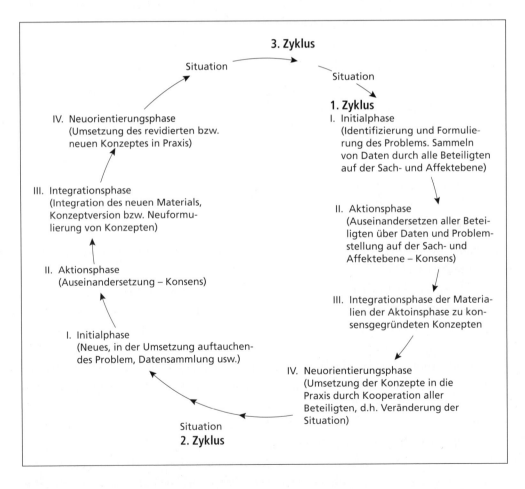

Supervision bietet nicht die Möglichkeit schneller Lösungen. Gemeinsam mit dem Supervisor müssen Probleme identifiziert werden. Erst dann können praktikable Lösungen gefunden werden. Gefundene Lösungen müssen verbessert und optimiert werden.

Lösungsvorschläge führen eventuell zu ganz neuen unvorhergesehenen Problemen, die wiederum gelöst werden müssen.

Dafür kann Supervision bei allgemeinem Veränderungswillen Prozesse in Gang setzen, die zu weitreichenden Entlastungen für die Altenpflegerinnen führen. Diese Veränderungen können sowohl die persönliche Ebene, die Teamebene, die Organisationsebene und mit der Zeit auch die gesellschaftiche Ebene betreffen.

Superversion ist eine sinnvolle Möglichkeit der Fortbildung und führt zu mehr beruflichem Selbstbewusstsein. Richtig angewendet kann Superversion einen Burn-out vorbeugen.

Sachwortverzeichnis